肿 瘤

细胞分化分子网络阻滞态

主编　齐锦生

U0201731

全国百佳图书出版单位

中国中医药出版社

·北 京·

图书在版编目（CIP）数据

肿瘤 : 细胞分化分子网络阻滞态 / 齐锦生主编 .
北京 : 中国中医药出版社 , 2024. 12
ISBN 978-7-5132-9199-6

Ⅰ . R73

中国国家版本馆 CIP 数据核字第 2024K6M158 号

中国中医药出版社出版

北京经济技术开发区科创十三街 31 号院二区 8 号楼
邮政编码　100176
传真　010-64405721
东港股份有限公司印刷
各地新华书店经销

开本 787×1092　1/16　印张 14.5　字数 291 千字
2024 年 12 月第 1 版　2024 年 12 月第 1 次印刷
书号　ISBN 978 – 7 – 5132 – 9199 – 6

定价　108.00 元
网址　www.cptcm.com

服 务 热 线　010-64405510
购 书 热 线　010-89535836
维 权 打 假　010-64405753

微信服务号　zgzyycbs
微商城网址　https://kdt.im/LIdUGr
官 方 微 博　http://e.weibo.com/cptcm
天猫旗舰店网址　https://zgzyycbs.tmall.com

如有印装质量问题请与本社出版部联系（010-64405510）

序　言

　　有关肿瘤，早在 4000 多年前，古埃及人就对乳腺癌肿块进行了描述。跨越几千年，在全球科学家的共同努力下，肿瘤研究领域取得了众多成果，但令人无奈的是，肿瘤依旧是危及人类生命健康最为严重的恶疾。肿瘤的本质是什么？治愈肿瘤的出路又在何方？

　　今天欣慰地看到我的学生齐锦生教授运用中西医结合的观念，全面深入地审视肿瘤发生发展的内、外因规律，独辟蹊径，开创性地提出了肿瘤为"细胞分化分子网络阻滞态"新认知理论，进而提出了"同源同步诱导与震荡重构"治疗肿瘤的全新策略，为实现肿瘤无毒治愈的人类追求，更新了观念，清晰了方向。

　　医道中西，各有所长。作为中国医学工作者，坚持中西医结合思维分析问题，走自己的创新之路，是我们文化自信的使命担当。让中医的"源"与西医的"靶"相得益彰，才能做出无愧于时代的震撼成就，这是一份中国医生献给世界的厚礼。

方思

2024 年 9 月

前　言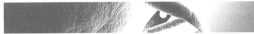

　　本书系统地梳理了肿瘤研究领域诸多代表性学说及发展历程，从细微之处与自然学科辩证角度仔细思考了各学说提出的历史背景对当下肿瘤研究的影响。更重要的是，我们从 G. B. 皮尔斯、威廉·科利等老一辈肿瘤研究先驱的光辉思想中汲取经验，开创性地提出了肿瘤分化阻滞理论，并给出了同源同步诱导与震荡重构两个解决方案。

　　纵观肿瘤研究历史，肿瘤这一人类"宿敌"，一方面危及我们的生命健康，另一方面让我们对生命和细胞有了更加深刻的认识与理解。肿瘤的研究几乎涵盖了生命科学所有研究领域——病毒学、基因组学、遗传学、干细胞研究、发育生物学、代谢研究、免疫学、细菌学、解剖学、病理学、表观遗传学等诸多学科，但是对于肿瘤本质仍然没有明确的解释，有待我们进行更深入的探索。

　　《黄帝内经》首篇便是《上古天真论》。"上古"即原始，"天真"即源泉。对于人体来说，受精卵便是生命的起始。在受精卵发育成为一个完整个体的过程中，众多分子及机制参与其中，可以说其中还蕴藏着许多生命与疾病的奥秘。我们便是从这个角度去考虑肿瘤的发生发展机制。我们发现肿瘤相关基因如癌基因、抑癌基因大多都与细胞增殖分化相关。

　　目前肿瘤研究存在一定的问题，其中最突出的便是肿瘤病理学与肿瘤分子生物学分离。在肿瘤病理学中，诸多病理学家都提出了肿瘤的发生与胚胎发育过程存在着众多的相似性；在肿瘤分子生物学中，科研人员发现了大量基因层面的改变，但是突变基因数量还在持续增长，庞大数量的肿瘤相关基因使得确定肿瘤本质更加困难。

　　随着系统生物学、生物信息学与基因组学的发展，我们逐渐发现细胞内部基因是一个庞大的网络，彼此相互作用、相互联系。我们认为肿瘤的发生实质是内部网络发生了紊乱，导致了幼稚细胞在分化为成熟功能细胞的过程中出现了分化受阻，阻滞在不同阶段的肿瘤细胞便会出现病理层面的不同分化程度的表现。同时，我们还认为细胞的增殖周期与分化周期是完全隔开的两个生命周期过程，但分化周期在一定程度上影响着增殖周期。如人体的造血干细胞分化程度较低，具有较强的增殖能力；分化完全的细胞，很少能够再进行分裂。这也就能够解释为什么肿瘤在低分化时能够大量增殖，而良性肿瘤很少进行增殖。

本书前十二章是对肿瘤主流学说的梗概介绍，对各学说发展历程和主要内容进行了叙述，之后以大篇幅对肿瘤复杂分子网络与分化阻滞理论进行了阐述。首先，我们从数学角度网络相关基本概念着手，逐渐过渡到生物学与肿瘤学领域；其次，我们分别从肿瘤干细胞、肿瘤与发育生物学、肿瘤与衰老、肿瘤细胞内部重编程角度阐述了该理论的可靠性；最后，我们提出了肿瘤本质以及对于肿瘤治疗的三个方案。在附录部分，我们将相关硕博士毕业论文、公开发表的论文、专利、第三方检验相关材料按时间顺序进行展示。

本书集中体现了主编齐锦生几十年如一日艰辛探寻、独辟蹊径的思想结晶，是有别于目前所有主流学术体系的学术思维的集中阐述和展示，由此开启了有史以来困扰人类的肿瘤难题的全新认知的大门。同时，本书对于其他密切相关的生命现象如衰老、再生等研究有极大的启示意义，也希望对从事其他领域研究的科技人员，能够在各自的研究领域，在追求新知识、构建新体系、提出新概念、建立新理论、揭示新规律过程中有所帮助，共同为新时代科技发展贡献力量。

我们尽力使本书完美地呈现在读者面前，但难免存在诸多不足、疏漏，还望读者及同人能够及时指正并提出更多宝贵意见。本书参考了大量同人的研究成果，在此再次表达我们的衷心感谢！由于时间仓促，相关内容未能及时找到相关作者，如有侵权，望及时联系。

《肿瘤——细胞分化分子网络阻滞态》编委会
2024 年 9 月

目 录

第一章

肿瘤病毒学说

第一节　肿瘤病毒学说概述

一、定义

肿瘤病毒学说认为，病毒感染细胞后，其遗传物质会导致细胞 DNA 发生变化，使其生长不受控制，并最终形成肿瘤。细胞通过摄取外源遗传物质而发生遗传学改变的过程称为转化，根据是否具有致瘤性分为一般转化与恶性转化。肿瘤病毒是指能够引起肿瘤发生的病毒，研究表明，人类的某些肿瘤很有可能是由某些病毒引起的。与病毒感染有关的肿瘤主要包括鼻咽癌、Burkitt 淋巴瘤、肝癌、宫颈癌和白血病等。病毒是肿瘤发生重要的环境因素之一，这些病毒基因在细胞内复制、表达，通过多种不同的途径，导致细胞恶性转化，引起肿瘤的发生。

二、研究发展历程

1903 年，法国细菌学家阿米迪·波瑞尔（Amedee Borrel）提出癌症是一种病毒性疾病的观点。1908 年，埃勒曼（W. Ellerman）和班（O. Bang）用鸡白血病的无细胞滤液感染鸡，鸡出现了白血病。1909 年，美国纽约洛克菲勒研究所的佩顿·劳斯（Peyton Rous）将患有肉瘤的鸡肿瘤细胞移植到另一些健康鸡身上，发现可使其中部分鸡发生肉瘤。1911 年，他又将除去肿瘤细胞的肿瘤滤液进行移植试验，也获得了同样的结果（图 1-1）。因此，他提出鸡肉瘤的发生与其滤液中存在的感染性媒介物有关。后来，他还发现了几种鸟类肿瘤病毒。1947 年，克劳德（Claude）在鸡肉瘤滤液中观察到了病毒颗粒，命名为 Rous 肉瘤病毒。佩顿·劳斯的研究开辟了肿瘤病因学的一个新领域，奠定了肿瘤病毒学的实验基础。1966 年 12 月，87 岁高龄的佩顿·劳斯获得了诺贝尔生理学或医学奖。

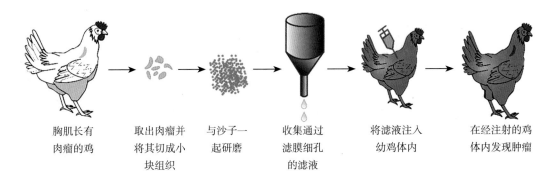

胸肌长有   取出肉瘤并   与沙子一   收集通过   将滤液注入   在经注射的鸡
肉瘤的鸡   将其切成小   起研磨   滤膜细孔   幼鸡体内   体内发现肿瘤
   块组织   的滤液

图 1-1 劳斯肉瘤相关实验

1932 年，理查德·肖普（Richard Shope）发现了第一个 DNA 肿瘤病毒即兔乳头瘤病毒。1953 年，路德维克·格罗斯（Ludwik Gross）等分离到一种能引起多种器官（腮腺、肾、骨、乳腺）发生肿瘤的病毒，并称之为多瘤病毒。这种多瘤病毒不仅可引起小鼠和田鼠患肿瘤，还可引起兔、海猪、黄鼠狼等动物患肿瘤。1960 年，班·斯威特（Ban Sweet）等在猴源肾细胞中找到一种猴空泡病毒。后来，研究者们将乳头瘤病毒、多瘤病毒、空泡病毒这三种病毒统归为乳多空病毒科（papovaviridae）。这些病毒主要感染鳞状上皮细胞和黏膜组织，引起多种疣和纤维肉瘤等，一般为良性，但少数可转变成癌。

1962 年，研究发现人的腺病毒能够在仓鼠中诱发肿瘤。这是第一个被证实有致瘤特性的人类病毒；同年，丹尼斯·伯基特（Dennis Burkitt）从流行病学调查与地理流行病学分析，认为东非儿童中高发特殊类型的淋巴瘤可能与传染因子有关。1962 年，爱泼斯坦（Epstein）和巴尔（Barr）在淋巴瘤细胞培养液中发现了病毒，并命名为 EB 病毒，之后其研究表明 EB 病毒与 Burkitt 淋巴瘤、鼻咽癌有密切关系。

1970 年，戴维·巴尔的摩（David Baltimore）用两种肿瘤病毒进行试验，试图找出其共同点，发现它们均含一种酶，能将病毒 RNA 转译为 DNA，从而发现了逆转录酶。随后，罗纳托·杜尔贝科（Renato Dulbecco）发现肿瘤病毒和细胞遗传物质之间的相互作用。霍华德·马丁·特明（Howard Martin Temin）发现劳斯肿瘤病毒中与 RNA 互补的 DNA 逆转录酶。因此，三人在 1975 年获得诺贝尔生理学或医学奖。

从 1974 年到 1984 年，德国科学家哈拉尔德·楚尔·豪森（Harald zur Hausen）发现引起女性宫颈癌的病毒是人乳头状瘤病毒。20 世纪 80 年代，他在宫颈癌的活组织切片中发现了新的人乳头状瘤病毒，并成功克隆了引起 70% 宫颈癌病例的两例人乳头状瘤病毒。这直接促进了预防宫颈癌的人乳头状瘤病毒疫苗研制成功，从而大大减少了世界上宫颈癌患者的比例。因此，哈拉尔德·楚尔·豪森也获得了 2008 年的诺贝尔生理学或医学奖。

1975 年，科学家发现了 HBV 感染与原发性肝细胞癌存在很强的相关性，并于 1976 年研制出第一例肿瘤疫苗，HBV 疫苗用于预防原发性肝癌。1989 年，世界上一些著名的病毒学家和肿瘤学家在智利圣地亚哥举行的"DNA 病毒在人类肿瘤中的作用"国际研讨会上，首次确定了至少 3 种病毒与人类肿瘤有密切关系，这就是肝炎病毒（HBV、HCV）与肝细胞癌，爱泼斯坦 – 巴尔病毒（EBV）与 Burkitt 淋巴瘤、鼻咽癌，人乳头瘤病毒（HPV）与宫颈癌有直接关联。1980 年，有学者曾发现人类嗜 T 淋巴细胞病毒（HTLV）与人类某些淋巴细胞性白血病的关系，使人类肿瘤病毒病因学获得巨大突破，这也是逆转录病毒科中发现的第一个人类肿瘤病毒。

三、主要内容

（一）致瘤病毒类型

1. RNA 肿瘤病毒　RNA 肿瘤病毒属于逆转录病毒科，包括急性转化病毒和慢性转化病毒。急性转化病毒含有病毒癌基因，如 v–src，v–abl，v–myb 等；慢性转化病毒本身不含癌基因，但是有很强的促进基因转录的启动子或增强子，逆转录后插入宿主细胞 DNA 的原癌基因附近，引起原癌基因激活和过度表达，使宿主细胞转化。

所有 RNA 肿瘤病毒都含有 60 ～ 70S 的单股 RNA 以及以 RNA 为模板的 DNA 多聚酶，即逆转录酶。根据在电镜下的形态，将 RNA 肿瘤病毒分为 A 型、B 型、C 型三种类型。

如今已被充分证明与人类肿瘤相关的致瘤性 RNA 病毒有：①人类嗜 T 淋巴细胞病毒（HTLV）：属于逆转录病毒，可诱发 T 细胞白血病，其致癌作用被认为与病毒编码蛋白 Tax 相关。②丙型肝炎病毒（HCV）：能诱发肝癌，其致癌原因与病毒蛋白引发的宿主反应有关。

2. DNA 肿瘤病毒　DNA 肿瘤病毒感染细胞后，病毒 DNA 有一定概率会被整合到宿主 DNA 中，它们的一些基因产物可以导致细胞转化。

与人类肿瘤发生有关的致瘤性 DNA 病毒大多隶属于乳多空病毒科（含乳头瘤病毒属和多瘤病毒属）、嗜肝 DNA 病毒科、疱疹病毒科（含 α、β 和 γ 亚科），其次是腺病毒科和痘病毒科。

每一科都有其代表的病毒，比如目前所知的 5 种致瘤性 DNA 病毒：①人乳头瘤病毒（HPV）：属乳多空病毒科乳头瘤病毒。HPV 的致癌机理是病毒 E6、E7 基因编码的蛋白与抑癌基因产物 p53 和 pRb 结合使之失活，导致细胞癌化。②乙型肝炎病毒（HBV）：属嗜肝 DNA 病毒科，其病毒基因编码的 X 蛋白不但能激活增殖及炎症相关信号通路，还与转录因子相互作用，扰乱了宿主免疫系统从而致癌。③ EB 病毒（EBV）：属疱疹病毒 γ 亚科，与鼻咽癌、Burkitt 淋巴瘤和甲状腺癌的发生相关。④人类疱疹病毒 8 型（HHV-8）：属疱疹病毒 γ 亚科，HHV-8 感染是卡波西肉瘤发生的重要因素。⑤默克尔细胞多瘤病毒（MCV）：属多瘤病毒，与原发性皮肤神经内分泌癌的发生联系密切。

（二）致瘤病毒及病毒转化后细胞的特征

1. 病毒诱发的肿瘤具有由病毒基因决定的肿瘤特异性抗原，即同一病毒诱发的肿瘤通常具有共同的抗原性。

2. 病毒致癌的发生率低于病毒感染率，而持续感染是病毒诱发癌症的前提条件。

3. 病毒转化的细胞可在不依赖或少依赖血清的情况下生长，通常通过自分泌或旁分泌的生长因子来促进其生长。

4. 病毒转化的细胞中常见的现象包括环核苷酸水平降低、细胞质内出现病毒转化蛋白和病毒抗原，以及病毒基因整合至细胞基因组中。

（三）病毒致瘤的机制（图1-2）

致瘤病毒种类不同，其致瘤的机制也会有所不同。

DNA 肿瘤病毒通过吸附在宿主细胞膜进入细胞后，脱去核壳蛋白，将 DNA 分子释放到细胞核中。部分（如多瘤病毒）或全部（如腺病毒、疱疹病毒、空泡病毒）的 DNA 分子会整合到宿主细胞核的 DNA 分子中，形成变异 DNA。整合后的 DNA 会随宿主 DNA 一起复制和转录，导致宿主细胞在分子层面或细胞层面发生生物学特征的改变，最终转化为肿瘤细胞。如果变异 DNA 转录出特异性 mRNA，并翻译成新的蛋白或者特异性的抗原，可能引发免疫反应，同时呈现恶性表型，也可能导致细胞丢失原有蛋白。

RNA 肿瘤病毒一般先由逆转录酶以病毒 RNA 为模板，形成病毒互补的 DNA，然后整合于 DNA 中，在一定条件下，可使正常细胞向肿瘤细胞转化。

DNA 肿瘤病毒引起的细胞转化：①病毒吸附而进入宿主细胞。②病毒在核膜处脱去核壳。③病毒 DNA 经转录和翻译形成早期蛋白。④病毒 DNA 复制并转录出后期 mRNA 再翻译成核壳蛋白。⑤细胞破裂释放出病毒，病毒 DNA 整合到宿主 DNA 中后经转录，还可以产出 mRNA 并合成肿瘤特异性抗原等蛋白质。

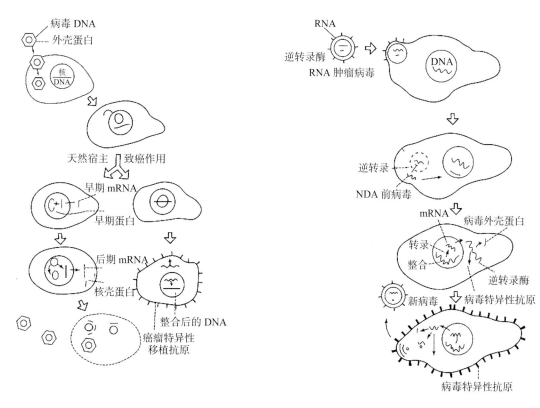

图 1-2　病毒的致瘤机制

RNA 肿瘤病毒引起的细胞转化：①病毒吸附于细胞膜上，并穿入细胞内。②在宿主细胞中，病毒 RNA 在逆转录酶的作用下，合成 DNA 前病毒。③ DNA 前病毒整合到宿主细胞的 DNA 中。④ DNA 前病毒转录形成 mRNA 并翻译成为病毒外壳蛋白、逆转录酶和病毒特异性抗原。⑤转化细胞通过出芽形成新的致瘤病毒。

（四）溶瘤病毒治疗肿瘤

由于传统的肿瘤治疗方法，如放化疗和靶向药物治疗，存在毒副作用大和易产生抗药性等缺点，寻找新的治疗突破口显得尤为重要。溶瘤病毒治疗是一种新兴的方法，它不仅副作用较小，还能刺激机体产生特异性抗肿瘤免疫，满足了多方面的需求。溶瘤病毒是指天然存在或经基因改造的病毒，专门用于感染和杀死肿瘤细胞。目前已有数十种溶瘤病毒被研究应用。

溶瘤病毒治疗的关键在于能够特异性地在肿瘤细胞中复制，并且这种复制会导致肿瘤细胞裂解死亡。与常规病毒疫苗不同，溶瘤病毒能够直接在肿瘤病灶原位感染并溶解肿瘤细胞。此外，溶瘤病毒不仅能借助肿瘤细胞死亡裂解释放的特定肿瘤相关抗原发挥作用，还能提供额外的"危险信号"，从而促进有效的抗肿瘤免疫反应。

与其他肿瘤免疫疗法相比，溶瘤病毒具有以下优势：高效的杀伤能力，良好的靶向性，较小的不良反应，能够通过多种途径杀伤肿瘤，减少耐药性问题，以及较低的成本。这使得溶瘤病毒能够应用于多种类型的肿瘤和不同进展阶段的癌症治疗，甚至在转移性和难治性的癌症中也有可能提高患者总体的生存率。

（五）溶瘤病毒相关机制

目前溶瘤病毒一般通过以下 3 种机制发挥抗肿瘤作用。

1. 肿瘤选择特异性机制　通过多种手段降低病毒对正常组织的感染，从而实现病毒对肿瘤细胞的特异性感染，并在肿瘤细胞内选择性复制。

2. 病毒介导的肿瘤杀伤机制　病毒在肿瘤细胞内大量复制，最终导致肿瘤细胞的裂解和死亡。

3. 抗肿瘤免疫反应机制　病毒通过增强机体自身的免疫反应，促进抗肿瘤免疫的产生和维持，形成长期的免疫记忆从而实现持久的抗肿瘤效果。

四、相关实验依据

实验一

劳斯将肉瘤从鸡的胸肌中移除，与沙子一起研磨，所得到的组织匀浆通过细孔径的滤膜过滤，随后将所得到的滤液注入幼鸡的翅膀，几周后能够观察到肉瘤的产生，取出新生的肉瘤，重复上述匀浆、过滤和注射的步骤，在另一只幼鸡中再次观察到了肉瘤。这表明肉瘤的致病因子可以通过滤液传播，支持了病毒理论。

实验二

查理德·肖普从长满疣的野生棉尾兔上分离出疣，用无菌沙子和生理盐水磨成细浆并制成悬液，将悬液进一步处理后注入家兔，诱发了乳头状瘤。与野生棉尾兔上的疣相比，家兔瘤组织中却几乎不含相应的病毒，但因为瘤组织的癌变细胞中可以检测到相应的病毒抗原，所以该实验为病毒诱发肿瘤提供了依据。

实验三

1970 年，加利福尼亚大学研究发现了一种 Rous 肉瘤病毒（RSV）突变株。该突变株在 37℃培养时，能够有效转化鸡细胞，而在 41℃时则失去转化能力。在鸡胚胎成纤维细胞被温度敏感性的 RSV 突变体感染后，将被感染细胞置于 37℃培养时，如所预料的一样，细胞发生转化。这些细胞能够在低温下被培养很多代，并表现出持续的癌症特征，如不断生长和分化，在形态学上显示出典型的转化细胞形态。而几周后，如果将被感染的鸡细胞培养温度提高至 41℃，这些细胞迅速丧失它们的转化特征，并转变为未被 RSV 感染时的细胞生长模式。被温度敏感性突变株感染的细胞，其后代继续表现出温度敏感性，这说明在最初感染发生后的几周内感染性病毒的基因组的拷贝仍然存在于这些细胞中，这表明病毒基因组在维持细胞的转化状态中扮演了关键角色。

实验四

临床人员对 23 例已发生转移的结直肠癌、黑色素瘤、卵巢癌以及肺癌患者注射 5 种不同剂量的 JX-594 病毒（一种经过基因改造的溶瘤病毒），结果显示，注射后的病毒成功地富集于肿瘤细胞中并进行了有效复制，表现出较好的抗肿瘤活性，并且高剂量的病毒治疗比低剂量有更好的效果。

同样在 436 例恶性黑色素瘤患者中，经过 T-VEC（一种溶瘤病毒）治疗的患者可实现持续应答。溶瘤病毒组的总体缓解率为 26%，而对照组仅为 6%，结果还显示溶瘤病毒治疗组与未注射组相比，肿瘤转移也呈现降低的趋势，证明了溶瘤病毒在肿瘤治疗方面的有效性。

这些临床研究表明，溶瘤病毒对于肿瘤治疗具有一定的效果。但在肿瘤治疗上，溶瘤病毒疗法还存在仅对特定类型肿瘤具有效果，缓解程度有限等问题。

实验五

高危型人乳头瘤病毒（human papilloma virus，HPV）持续感染是宫颈癌发病的主要危险因素，在几乎所有宫颈癌标本中均能检测到 HPV 的存在。在细胞学检查为低级别鳞状上皮内瘤变的女性中 HPV 的检出率为 20%～50%，在高级别鳞状上皮内瘤变的女性中 HPV 的检出率可达到 70%～90%。如果 HPV 持续感染时间超过 5 年，大约有 2% 的被感染者将会发展为宫颈上皮内瘤样病变。

实验六

人巨细胞病毒（human cytomegalovirus，HCMV）是疱疹病毒家族中基因组最大的成员，可编码 200 多种蛋白质。HCMV 感染宿主范围较窄，仅以人类为宿主，尚无感染动物模型。HCMV 裂解复制增殖较缓慢，周期较长，除了形成核内包涵体外，还能引发核周和细胞质包涵体的产生和细胞肿胀（巨细胞）。研究表明在肿瘤患者的肿瘤组织标本中可以检测到 HCMV DNA 或 mRNA，并且在其血清学样本中检测到的 HCMV

标志物的阳性率显著提高，HCMV 也被证实与尿路上皮癌、人脑胶质瘤等肿瘤的发生发展有一定关联。

实验七

丹尼斯·伯基特通过对 38 例穆拉戈医院的非洲儿童下巴"肉瘤"的观察，首次描述了 Burkitt 淋巴瘤。因此，人们将非洲特定分布的 BL 称为地方性 BL（endemic Burkitt's lymphomas，eBL），其余为散发型 BL（sporadic Burkitt's lymphomas，sBL）。研究发现 EB 病毒几乎存在于所有的 eBL 肿瘤细胞中，但只有 10% ～ 20% 的 sBL 病例中可以发现 EB 病毒 DNA，说明尽管 EB 病毒是 BL 发生的主要原因，但在不同的 BL 中 EB 病毒的作用似乎不同。

实验八

许布纳（Huebner）和拉普（Rapp）发现一株猴空泡病毒 40（SV40）和腺病毒 7 型的杂交种。此株病毒是一种缺损型病毒，它单独接种于人胚肾或猴肾细胞培养物时都无法繁殖，但与腺病毒共同感染这些细胞时则可产生出新的病毒颗粒。将此缺损型病毒接种于新生地鼠可诱发癌肿，在地鼠细胞培养管内可引起细胞转化。这说明在致瘤病毒转化细胞或癌肿组织内隐匿现象是相当普遍的，并且这种缺损型病毒与癌症发生的密切关系。

实验九

HPV 疫苗的问世标志着肿瘤预防领域取得了重大突破。疫苗通过预防 HPV 感染，从而预防了全球 2/3 以上的浸润性宫颈癌和一半的高级别鳞状上皮内病变。HPV 疫苗的核心技术是通过重组 DNA 技术产生的病毒样颗粒（virus–like particles，VLPs）。这些 VLPs 由 HPV 的主要外壳蛋白 L1 构成，而不含有 HPV 遗传物质。这些病毒颗粒模拟了 HPV 结构，但不具备实际感染能力。VLP 作为抗原可诱导人体产生强烈的保护性免疫应答（抗 L1 蛋白的抗体），在人体再次接触 HPV 时可抑制其遗传物质的释放。

实验十

1981 年，内源性反转录病毒的发现开启了人类对于人内源性反转录病毒（human endogenous retrovirus，HERV）的认知之路。随着人类基因组学的发展，科学家们深入对 HERV 的研究发现，其不仅参与了人类的进化过程，还与人类胚胎期的生长发育及某些癌症、神经系统疾病、自身免疫疾病等的发生有关。

HERV 的移动和插入可对周围基因组的编码有所影响，从而激发了某些原癌基因或者抑制了抑癌基因导致肿瘤的发生。有研究表明，HERV 插入可能对多效生长因子（pleiotrophin，PTN）基因引入新的启动子，从而转录出仅在绒毛膜癌中表达的 HERV–PTN 信使 RNA（messenger RNA，mRNA），且小鼠实验中去除 HERV–PTN 后可以有效抑制绒毛膜癌的增大、扩散和血管生成。

大部分的 HERV 由于长年的突变和重组已经不具备包装病毒的能力，只能合成部分病毒蛋白或者转录出游离的 RNA，如 HERV–K 可以形成一些病毒样颗粒（virus like particle，VLP），在黑色素瘤、乳腺癌和畸胎癌细胞系中都发现了 VLP 的存在。研究发现，淋巴瘤患者的 VLP 的滴度很高，以至于在电镜下血清中也能发现 HERV–K 的 VLP。

实验十一

1993 年，正吉氏（Masayoshi）等将细胞内存在 EB 病毒感染的胃癌定义为 EB 病毒相关胃癌（EBV–associated gastric carcinoma，EBVaGC），其余的为 EB 病毒非相关胃癌（EBV–negative gastric carcinomas，EBVnGC）。最近一项癌症基因组图谱（the cancer genome atlas，TCGA）计划提出了新的胃癌分子分型：EB 病毒感染型、微卫星不稳定型（MSI）、基因组稳定型（GS）和染色体不稳定型（CIN）。

BARF1 基因位于 EB 病毒基因组的 BamH1A 区域，研究发现 BARF1 是 EB 病毒裂解的早期基因。BARF1 几乎在所有的 EBVaGC 中均能被检测到。BARF1 与酪氨酸激酶的集落刺激因子受体（FMS）存在功能同源性。BARF1 与 FMS 争夺配体——巨噬细胞集落刺激因子（M–CSF），并形成一种坚实的环形复合物，从而降低了 M–CSF 与 FMS 的相互作用。这表明 BARF1 在肿瘤中可能发挥免疫调节功能。为了解 BARF1 的定位和生物学特性，萨卡（Sakka）等首先构建过表达 BARF1 基因的上皮角质形成细胞模型，然后用纯化的 BARF1 蛋白直接处理 HaCaT 细胞。过表达的 BARF1 能够促进 HaCaT 细胞的增殖和诱导裸鼠肿瘤生长。另外，BARF1 蛋白促进了细胞由 G1 期向 S 期的转化。这表明 BARF1 基因的活化与 EB 病毒相关的肿瘤发展有关。

这些实验表明，肿瘤细胞的某些特征的出现可能是重新激活或表达了相关基因，进而引发了一系列的恶性表型特征。此外，借助高通量测序技术，研究发现 EBVaGC 呈现出 CpG 岛甲基化以及各种基因的表观遗传沉默，尤其是在肿瘤发生中起关键作用的抑癌基因。

实验十二

1977 年，清志氏（Kiyoshi）等在日本成年人中发现一种变异 T 细胞白血病，称为成人 T 细胞白血病（ATL）。ATL 患病分布呈地域集中趋势，提示 ATL 可能与传染性病原体相关。1980 年，加洛（Gallo）等在人 T 细胞淋巴瘤细胞中分离出一种逆转录病毒，称之为人 T 细胞白血病病毒 1 型（HTLV-1）。随后不久寄夫氏（Yorio）等在 ATL 患者的白血病细胞系中观察到 HTLV-1 颗粒。HTLV-1 是 ATL 的病原体的证据有如下几点：①所有 ATL 患者都曾感染过 HTLV-1。②从 ATL 患者提取培养的白血病细胞都包含 HTLV-1 前病毒 DNA。③正常人 T 细胞感染 HTLV-1 后能够诱导转化。

第二节　病毒致瘤与相关治疗的局限性

通过相关病毒在动物致癌作用的实验研究，研究人员发现肿瘤病毒不仅会影响细胞的正常控制，促进细胞向肿瘤细胞转化；还发现只要致瘤病毒的某段基因序列存在，就能够将细胞转化为肿瘤细胞，而不必依赖完整的病毒结构。泽迈尔（Seemayer）等将地鼠肾细胞先用致癌的多环芳香烃或城市烟雾的提取物处理，随后利用猴空泡病毒 40（simian virus 40，SV40）感染，发现细胞的转化率比仅用化学致癌物质处理时提高了 3 ～ 10 倍。这一发现进一步证明了病毒在肿瘤细胞生成中的促进作用。

1974 年，加州大学旧金山分校的迈克尔·毕晓普（Michael Bishop）和瓦莫斯（Varmus）共同领导的实验室对 RSV 病毒感染细胞后宿主细胞中 src 基因的含量进行了测定。他们采用了一种特异性识别 src 基因的 DNA 探针来检测鸡细胞中 src 基因的含量。这次实验产生了意料之外的结果。他们发现，不仅在 RSV 病毒感染后的细胞中可以检测到 src 基因，在正常的细胞中也能够检测到 src 基因的存在。此外，研究人员将含有 src 基因但是不含有病毒复制基因的鸡肉瘤病毒注射到正常细胞后，发现能够转化细胞，但是不复制感染性病毒。这也能够说明为什么在肿瘤细胞中分离不到病毒颗粒。此后，一系列的实验证明，src 基因几乎在所有高等生物基因组中均存在，其中当然也包括人类的基因组。此后，为了将病毒和正常细胞中的 src 基因进行区分，人们将病毒 src 基因称为 v-src（v 即 viral），将正常细胞中的 src 基因称为 c-src（c 即 cellular）。

另外，有相关研究人员进行了如下实验：把去除 src 基因核苷酸序列的 Rous 肉瘤病毒接种在鹌鹑体内，并从感染的鹌鹑细胞里分离出病毒，对这种病毒的基因进行分析后发现 v-src 基因已经重新构成；它的核苷酸序列中有 3/4 鹌鹑的基因；重建的 v-src 基因依然能够再次诱发肿瘤，仍具有病毒癌基因的特征。这一系列结果有力证明了病毒癌基因来源于宿主细胞的基因（图 1-3）。

对于 RNA 肿瘤病毒的致癌机制也存在争论，曾经有过以下三种假说。

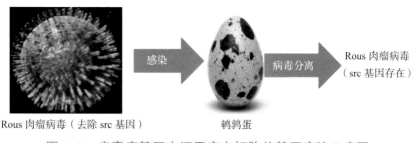

Rous 肉瘤病毒（去除 src 基因）　　　鹌鹑蛋

图 1-3　病毒癌基因来源于宿主细胞的基因实验示意图

1. 特敏（Temin）在 1964 年提出前病毒假说，认为 RNA 肿瘤病毒感染细胞后，通过逆转录酶，转录为病毒 DNA（即前病毒），前病毒再整合到宿主细胞的 DNA 上，并且前病毒中必需含有肿瘤病毒基因才能够引起癌变，如 v-src 基因能够引起肿瘤。但是该假说仅仅能够解释肿瘤病毒的水平传播方式，不能够解释在正常细胞中发现的一些内源性病毒垂直传播方式，更没有说明什么是肿瘤相关基因以及肿瘤相关基因的来源。

2. 罗伯特·许布纳（Robert Huebner）在 1969 年提出了致癌基因假说。他认为，由于正常细胞能够诱导出 C 型 RNA 病毒，致癌基因可能在生物进化的早期就已经成为脊椎动物遗传组成的一部分，也就是在正常状态下，细胞中就存在着 RNA 病毒基因组，含有肿瘤相关基因，只是由于某种生理因素的遏制作用没有表现出来，当受到一定的内、外因素作用（包括理化因素或者自然衰老等）后，遏制作用被解除，癌基因便会重新被激活，进而导致癌变。

3. 特敏在 1971 年又进一步提出了原生病毒假说。他认为逆转录作用是细胞的一种正常生理功能，是细胞分化演变传递信息的一种方式，正常细胞 DNA 链上具有某些能够从 DNA → RNA → DNA 信息传递的片段，这些片段被称为原生病毒，如果这种分化传递机制发生突变，能够形成肿瘤基因，则细胞发生癌变，但如果突变发生在其他 DNA 片段，则不发生癌变。

根据相关实验及前人假说，我们认为癌基因是正常细胞基因组中一段正常序列，病毒所致实验性肿瘤可分为两类。一类是病毒感染细胞后，其核酸链插入该细胞系列经常使用的癌基因、抑癌基因和细胞凋亡部位，常常位于基因脆点或热点部位。病毒整合部位与基因脆性部位和原癌基因的结构位点有明显的成簇性，并且这三者与肿瘤的发生确实存在某种内在联系。当诱发肿瘤病变的因素消失后，细胞的过度生长仍继续进行。部分启动的这一序列过程停止在某一阶段或状态，此时细胞分化受阻，增殖加速，表现为细胞周期功能紊乱。另一类是病毒所携带的基因序列包含了该病毒易感细胞成熟过程中经常开放的癌基因序列，使之过量表达，产生多量的细胞增殖信号，并停止在细胞成熟过程的某一阶段，使细胞处于分化不全、增殖不止状态。

在病毒治疗方面，溶瘤病毒靶向肿瘤治疗目前较适用于局部治疗，但其全身治疗仍需要克服以下几个问题：①溶瘤病毒如何克服人血液中抗体及补体的杀伤作用并成功到达病灶。②溶瘤病毒要如何穿过组织血管内皮细胞层，避免内皮细胞的转胞吞作用，并有效转导到靶细胞。③肿瘤细胞总是被基质细胞形成的膜状结构所包围，溶瘤病毒需要穿过基质及膜结构到达肿瘤，这大大降低了病毒在肿瘤内的扩散效率。④经基因工程改造而来的溶瘤病毒可能存在一定的感染致病潜力。

溶瘤病毒诱导的免疫反应虽然在病毒感染活跃期能够通过肿瘤抗原的呈递来促进机体抗肿瘤免疫反应，但同时产生的抗病毒中和效应却会抑制溶瘤病毒复制和感染肿瘤细胞，从而使得最终的医疗效果往往取决于两者之间的平衡。

此外，溶瘤病毒的给药方式包括瘤内注射、静脉内注射等。目前溶瘤病毒瘤内注射主要用于实体瘤的治疗。相较之下，溶瘤病毒的静脉内注射存在一些缺点，比如人血清中存在的常见病毒的特异性抗体，会很快中和杀死病毒；血液对病毒的稀释作用、肿瘤微环境抑制病毒对肿瘤组织的有效浸润等原因，导致溶瘤病毒很难特异性地聚集在肿瘤组织处并达到有效浓度。此外，静脉内注射还可能引起病毒全身扩散，引起严重的感染。这些局限性需要我们进一步改进技术，探究机制，完善治疗方法。

参考文献

1. 叶茂.阻断致瘤病毒复制的抗肿瘤药物筛选策略［J］.中国肿瘤，2003，（11）：32-35.

2. 李栋樑.肿瘤的病毒病因问题［J］.福建医大学报，1982，（1）：73-84，91.

3. 许艳冰，谭秀萍，胡薇.肿瘤病毒撷谈［J］.生物学教学，2018，43（4）：64-65.

4. 陈潇凡，周瑞，胡玉倩，等.病毒持续性感染诱导肿瘤发生的机制［J］.实验与检验医学，2018，36（2）：133-137.

5. 李毅敏，袁燕莉.病毒与人类肿瘤的关系［J］.吉林医学，2007，（5）：644-646.

6. 程一櫂.关于肿瘤的病毒病因（一）［J］.遵义医学院学报，1981，（2）：85-92.

7. 潘海娇，陈琴，黄承浩，等.溶瘤病毒与肿瘤治疗［J］.生命科学，2016，28（9）：1025-1032.

8. 涂艳阳，李倩，张永生，等.溶瘤病毒的肿瘤免疫治疗研究进展［J］.转化医学电子杂志，2017，4（1）：20-23.

9. 宁小平，虞淦军，吴艳峰.溶瘤病毒的肿瘤临床应用研究进展［J］.中国肿瘤生物治疗杂志，2020，27（6）：705-710.

10. Rous P. A SARCOMA OF THE FOWL TRANSMISSIBLE BY AN AGENT SEPARABLE

FROM THE TUMOR CELLS［J］. J Exp Med, 1911, 13(4): 397–411.

11. Shope RE, Hurst EW. INFECTIOUS PAPILLOMATOSIS OF RABBITS : WITH A NOTE ON THE HISTOPATHOLOGY［J］. J Exp Med, 1933, 58(5): 607.

12. Robert AW. 癌生物学［M］. 第 2 版. 北京：科学出版社，2009：56-88.

13. Breitbach CJ, Moon A, Burke J, et al. A Phase 2, Open–Label, Randomized Study of Pexa–Vec (JX–594) Administered by Intratumoral Injection in Patients with Unresectable Primary Hepatocellular Carcinoma［J］. Methods Mol Biol, 2015, 1317: 343–357.

14. Andtbacka RH, Kaufman HL, Collichio F, et al. Talimogene Laherparepvec Improves Durable Response Rate in Patients With Advanced Melanoma［J］. J Clin Oncol, 2015, 33(25): 2780–2788.

15. 艾海兵，陈亚楠，谷春会，等. 人乳头瘤病毒（HPV）相关性宫颈癌的研究进展［J］. 吉林医学，2017，38（1）：169–171.

16. 许越，施浩强，梁朝朝. 人巨细胞病毒与肿瘤相关性研究新进展［J］. 现代泌尿生殖肿瘤杂志，2016，8（1）：61–63.

17. 李法锦，施浩强，唐亮，等. 人巨细胞病毒感染对围手术期尿路上皮癌患者免疫功能的影响［J］. 肿瘤防治研究，2014，41（2）：119–123.

18. Mougin C, Schaal JP, Bassignot A, et al. Detection of human papillomavirus and human cytomegalovirus in cervical lesions by in situ hybridization using biotinylated probes［J］. Biomed Pharmacother, 1991, 45(8): 353–357.

19. Burkitt D. A sarcoma involving the jaws in African children［J］. Br J Surg, 1958, 46(197): 218–223.

20. 陈韧炜. 人乳头瘤病毒与肿瘤［J］. 微生物与感染，2019，14（4）：193–198.

21. 姚祎，支黎明，李文娟，等. 病毒化石人内源性反转录病毒对于肿瘤诊断治疗的意义［J］. 转化医学杂志，2017，6（3）：176–180，193.

22. 王久利，凌志强. EB 病毒相关胃癌的研究进展［J］. 中国肿瘤，2016，25（4）：278–281.

23. Sakka E, Zur Hausen A, Houali K, et al. Cellular localization of BARF1 oncoprotein and its cell stimulating activity in human epithelial cell［J］. Virus Res, 2013, 174(1–2): 8–17.

24. Yoshida M. Molecular approach to human leukemia: isolation and characterization of the first human retrovirus HTLV–1 and its impact on tumorigenesis in adult T–cell leukemia［J］. Proc Jpn Acad Ser B Phys Biol Sci, 2010, 86(2): 117–130.

25. 彭学勤，甘润良. 肿瘤病毒的发现历程及在肿瘤发生机制中的研究意义［J］. 现代生物医学进展，2012，12（18）：3596–3600.

第二章

肿瘤相关基因

第一节　肿瘤相关基因概述

一、定义

人体细胞携带着癌基因和抑癌基因，这两种基因在正常情况下相互作用，维持协调与平衡，对细胞的生长、增殖、分化和衰亡进行精确的调控。许多抑癌基因与原癌基因直接参与细胞周期的调控，或者本身就是细胞周期调控机制的核心部分。当这些基因发生突变时，会导致细胞周期失控，包括细胞周期驱动机制和监控机制的异常，从而使细胞呈现出失控的恶性增殖特征，最终引发肿瘤。

二、研究发展历程

1964 年，布鲁克斯（Brooks）通过实验证明了致癌物能够导致 DNA 突变，同时也明确了某些致癌物的致癌性与 DNA 的亲和性之间存在直接关系。这一发现为探究环境因素与遗传因素在肿瘤发生发展中的相互作用提供了理论与实验基础。1969 年，罗伯特·许布纳和乔治·托达罗（George Todaro）通过大量研究确认了脊椎动物所有细胞中都包含致癌病毒的全部遗传信息，从而提出了"癌基因理论"。

1969 年，艾弗鲁西（Ephrussi）和哈里斯（Harris）通过体细胞杂交实验提出，正常细胞中存在抑制肿瘤发生的基因。1971 年，克努森（Knudson）提出了著名的"二次突变"或"二次打击假说"（two-hit theory），阐明了遗传型与散发型视网膜母细胞瘤的遗传机制。1974 年，迈克尔·毕晓普等在正常细胞中检测出 src 基因，并证实该基因存在于几乎所有高等生物的基因组中。这一发现否定了癌基因必然源自病毒的观点。毕晓普研究发现动物的致癌基因不是来自病毒，而是来自动物体内正常细胞中存在的一种基因——原癌基因，即逆转录病毒癌基因的起源。除此以外，他们还发现原癌基因在细胞核内通常是不活跃的，只有在受到物理、化学、生物等因素刺激后才会激活，变成致癌基因。毕晓普因在癌基因研究中的重大成就荣获 1989 年诺贝尔生理学或医学奖。

1976 年，弗兰克（Francke）报道在遗传型视网膜母细胞瘤患者的外周血淋巴细胞中发现了 13 号染色体部分缺失的现象。1983 年，卡维尼（Cavenee）通过检测杂合性丢失的方法证实了散发型视网膜母细胞瘤患者 13 号染色体长臂 1 区 4 带的丢失，视网膜细胞瘤基因（retinoblastoma gene，RB 基因）也成为第一个被发现的抑癌基因。1982 年，温伯格（Weinberg）和巴瓦希德（Barbacid）从人膀胱癌细胞系中分离出一种转化基因，能够使小鼠胚胎成纤维细胞培养的 NIH3T3 细胞系发生恶性转化，而从正常人组织中提取的 DNA 则无此效果。1985 年，卡维尼等在两个视网膜母细胞瘤家系中发现，肿瘤细胞丢失的是 13 号染色体上的正常等位基因。1987 年，德莱贾（Dryja）克隆出第一个抑癌基因 RB，该基因编码的蛋白失活会导致肿瘤的发生；同年，李文华等发表的人视网膜母细胞瘤易感基因的克隆、鉴定和序列相关研究，标志着人类发现了第一个肿瘤抑制基因。

1988 年，沃格尔斯坦（Vogelstein）提出一个人类癌症模型，认为癌症的发生是由于癌基因和抑癌基因的突变逐步积累所致。他的理论通过对结直肠癌相关基因的检测得到验证，发现结直肠癌细胞中至少存在着两个基因的突变。1989 年，人们发现 p53 基因产物能够激活基因转录；同年，哈罗（Harlow）和利文斯顿（Livingston）证实，病毒癌基因产物可以结合并使抑癌基因产物失活，特别是 SV40 病毒中分离到的抗原可以与 p53 与 RB 蛋白结合并使其功能失活。1990 年，罗森博格（Rosenberg）首次将 TNF 基因（一种抑癌基因）转染到肿瘤细胞中，治疗黑色素瘤病人，标志着肿瘤免疫基因治疗的开始。1990—1995 年，研究者们针对癌基因与抑癌基因研究中的问题，特别是单一基因分析的局限性，推动了人类基因组的研究。

三、主要内容

（一）原癌基因及功能

原癌基因通常编码相关调控细胞生长的蛋白质，通过异常激活变成癌基因，导致功能改变并促使易感细胞形成肿瘤。根据原癌基因蛋白产物的功能及理化特性，可将其分为以下五类。

1. 生长因子　生长因子作为细胞外信号，能够刺激靶细胞的增殖。

2. 生长因子受体　生长因子与生长因子受体结合，使细胞内酪氨酸激酶催化区激活，触发一系列生化反应，最终导致细胞分裂。

3. 信号转导因子 信号转导因子通过信号转导的级联反应，将促有丝分裂的信号从细胞表面生长因子受体传递至细胞核。

4. 转录因子 转录因子是调节特定基因或基因家族表达的核蛋白，是信号转导的最后环节。

5. 程序性细胞死亡调节因子 在肿瘤细胞中，使程序性细胞死亡的正常机制受到破坏，相关基因出现突变。

（二）抑癌基因及功能

抑癌基因，也称肿瘤抑制基因，常被称作抗癌基因，是存在于正常细胞的一类基因，能够抑制细胞生长并具有潜在抑癌作用的基因。抑癌基因在细胞生长、增殖及分化过程中起着十分重要的负调节作用。它与原癌基因相互制约，维持了正负调节信号的平衡。根据抑癌基因蛋白在生命过程中的作用，可将其分为七类。

1. 转录调节因子 转录调节因子通过调节转录因子的活性间接控制转录过程，进而影响细胞代谢，具有抑癌作用的转录调节因子能够抑制细胞的生长、迁移、细胞周期进程等生命过程。

2. 负调控转录因子 负调控转录因子抑制基因转录，从而阻止肿瘤的发生。

3. 周期蛋白依赖性激酶抑制因子 该因子可以抑制调控细胞周期的激酶，从而影响细胞周期的进程。

4. 信号通路相关抑制因子 细胞生长需要多种信号通路的协同作用，有效抑制这些通路的功能，能够实现对细胞增殖能力的调控。

5. DNA 修复因子 在复制转录中常常会出现 DNA 损伤。如果 DNA 损伤未能及时修复会引起基因突变，其结果可能导致细胞癌变。DNA 修复因子会通过修复 DNA 损伤错配进而抑制癌症发生。

6. 发育及凋亡相关信号途径因子 分化能力强的细胞分裂能力相对较弱，细胞凋亡是维持有机体内细胞数动态平衡的最关键的生命程序。当出现凋亡功能障碍时，可导致肿瘤的发生。

7. 其他因子 当基因发生突变时，会对细胞增殖、迁移以及黏附等多方面功能造成影响，进而增加肿瘤发生的风险。

（三）肿瘤相关基因的激活

肿瘤相关基因的激活通常通过碱基对的改变或者碱基排列顺序的变化来实现。这些肿瘤相关基因突变、扩增、重排以及表达增强的改变会导致细胞增殖和分化异常，进而引发正常细胞的恶性增生，最终形成肿瘤。表 2-1 为肿瘤相关基因的激活机制。

表 2-1 肿瘤相关基因的激活机制

类型	激活机制
突变	原癌基因受到致癌剂诱导，导致 DNA 出现碱基置换、缺失、插入，进而蛋白表达紊乱，诱发肿瘤
基因扩增	DNA 拷贝数变化可以引起蛋白质的不完整或者表达水平的变化。如人视网膜母细胞瘤中 c-Myc 扩增 10 ～ 200 倍，相应蛋白大量表达，导致细胞快速增殖
染色体重排	主要通过基因激活或者基因融合的方式导致原癌基因异常表达使细胞发生恶性转化
增强启动子插入	有的细胞癌变是由于细胞癌基因表达增强，使基因转录速度增加，产物量大大增加引起的。原癌基因的过分活跃是由于在其上游插入了启动子。这种蛋白质产物量的增加使转化细胞代谢失去了平衡，引起了恶性增殖

（四）部分经典的癌基因与抑癌基因

从第一个癌相关基因的发现至今，人类在不同肿瘤中识别了许多典型的促进肿瘤形成的基因异常表达与突变。这些基因大多与细胞增殖、细胞生长、转录调控等相关。在原癌基因发现的同时，抑癌基因领域的相关研究也逐步展开。抑癌基因发生转录异常或结构缺失时，肿瘤的发生率显著增高。表 2-2 与表 2-3 展示了不同肿瘤类型中较为典型的原癌基因与抑癌基因的功能及产物，揭示了这些基因在肿瘤形成中的关键角色。

表 2-2 原癌基因功能及其突变能够导致的肿瘤

原癌基因	功能 / 产物	肿瘤类型
ABL	通过产生酪氨酸激酶促进细胞生长	慢性髓细胞性白血病
BCL-2,3,6	阻碍细胞凋亡	B 细胞淋巴瘤、白血病
c-Myc	转录因子、促进细胞增殖与 DNA 合成	白血病、乳腺癌、胃癌、肺癌、宫颈癌、结肠癌、神经母细胞瘤、恶性胶质瘤
EGFR	细胞表面受体，通过酪氨酸激酶活性触发细胞生长	鳞状细胞癌
ERBB-2	细胞表面受体，通过酪氨酸激酶活性触发细胞生长	乳腺癌、唾液腺癌、卵巢癌
ETS-1	转录因子	淋巴瘤
HER2	酪氨酸激酶	乳腺癌、宫颈癌
K-SAM	成纤维细胞生长因子受体	胃癌
l-Myc	转录因子	肺癌
MYB	转录因子	结肠癌、白血病

原癌基因	功能 / 产物	肿瘤类型
RAS	G 蛋白，信号转导	膀胱癌、肺癌、卵巢癌、乳腺癌
TRK	受体酪氨酸激酶	结肠癌、甲状腺癌

表 2-3 抑癌基因功能及其突变能够导致的肿瘤

抑癌基因	功能 / 产物	肿瘤类型
APC	肿瘤发生和发展相关特异性转录因子的功能调控	家族性腺瘤与结直肠癌
BRCA1/BRCA2	DNA 修复损伤	遗传性乳腺癌与卵巢癌
DCC	调节细胞增殖与肠道上皮细胞凋亡	结直肠癌
DPC4	发育相关转录因子，参与肿瘤转移侵袭	胰腺肿瘤、结直肠癌
MTS1	细胞周期蛋白依赖性激酶抑制剂，调控细胞周期由 G1 进入 S 期	黑色素瘤
p53	编码 p21 的转录因子，可使细胞停滞在 G1 期，参与调控细胞大小、DNA 完整性和染色体复制	膀胱癌、乳腺癌、结肠癌、食管癌、肝癌、肺癌、前列腺癌、卵巢癌、脑肿瘤、肉瘤、淋巴瘤、白血病
RB	结合并抑制 E2F 转录因子，暂停细胞周期进程	视网膜母细胞瘤、肉瘤、膀胱癌、乳腺癌、食管癌、前列腺癌、肺癌
VHL	细胞周期调控，增加 p53 的稳定性与活性	肾细胞癌

（五）肿瘤基因治疗

基因治疗是一种通过基因转移技术，将外源正常基因导入靶细胞，纠正或补偿因基因缺陷和异常引起的疾病，从而实现治疗目的的生物治疗方法。肿瘤基因治疗可以通过改变基因表达水平，诱导肿瘤坏死，抑制细胞生长使肿瘤减退，修改基因提高后续的抗癌反应性，修复目标基因防止后续肿瘤恶化。目前，肿瘤基因治疗的主要类型包括自杀基因、基因沉默、抑癌基因、免疫调节、抑制肿瘤血管生成。

1. 自杀基因 "自杀基因"疗法是将编码某种酶的基因（自杀基因）转染到肿瘤细胞中，然后用药物来杀死细胞。这种药物对正常细胞无毒，但对肿瘤细胞具有选择性杀伤作用，因为导入的"自杀基因"所编码的酶使这种药物转化为对肿瘤有害的物质，使 DNA 不能复制而导致肿瘤细胞死亡。

2. 基因沉默 RNA 干扰（RNA interference，RNAi）是由外源性或内源性的双链 RNA 导入细胞内而引起同源的 mRNA 降解，进一步抑制其相应的基因表达。应用 RNAi 技术降低肿瘤信号通路里的关键分子及一些重要的癌基因的表达水平，可用于治疗肿瘤疾病。

3. 抑癌基因 抑癌基因在被激活或过表达的情况下具有抑制细胞增殖的作用。p53 是经典的抑癌基因，有 60% 以上的人类肿瘤存在 p53 基因的异常。p53 基因突变不仅会失去抑制肿瘤的活性，而且可引起新的癌基因突变，促进肿瘤发生。通过腺病毒将 p53 基因导入人体肿瘤细胞，诱导各种 p53 失活的肿瘤细胞死亡和生长停滞，来抑制肿瘤的生长，发挥抗肿瘤的治疗作用。

4. 免疫相关基因 免疫基因治疗是将细胞因子或共刺激分子基因导入肿瘤细胞或体细胞内，在体内表达免疫相关因子，影响肿瘤细胞的免疫微环境，进一步激发或调动机体免疫功能来杀伤肿瘤细胞。

5. 抑制肿瘤血管生成基因 由于肿瘤的增殖、侵袭、转移都需要血管的支持，可以通过抑制肿瘤新生血管的生成，来阻止肿瘤生长和侵袭。抑制血管生成基因可以抑制肿瘤血管新生，阻断肿瘤营养供给及侵袭，有效阻断肿瘤的进展。

（六）癌相关基因与细胞周期

1. 癌基因与细胞周期的关系 致癌病毒通过对宿主细胞施加生长刺激，从而提升其繁殖能力。这些病毒通过其癌基因产生的蛋白质干扰宿主细胞的受体介导的信号传导通路和细胞周期调节蛋白的功能，导致细胞周期控制的失调。具体来说，病毒癌基因蛋白质改变了细胞周期相关基因的表达模式，使得宿主细胞不断进行分裂和繁殖，最终发生癌变。例如，c-Myc 作为一种重要的癌基因，可影响肿瘤周期等多种生物学特性，其推动肿瘤发展的作用不可忽视。

2. 抑癌基因与肿瘤细胞周期的关系 关于 Rb 基因的抗癌机制，目前认为主要与 Rb 蛋白对多种细胞增生相关基因的转录调控及其对细胞周期的影响有关。在细胞周期的不同阶段，Rb 蛋白具有不同的磷酸化状态。在 G1 期主要为非磷酸化状态，非磷酸化状态的 Rb 蛋白为活性形式的 Rb 蛋白。Rb 蛋白可和多种细胞蛋白，如癌基因蛋白（c-Myc，Cyclin D1）和细胞转录因子（E2F，ATF-2）等结合，从而抑制这些蛋白的功能，防止细胞过早进入 S 期。进入 S 期时变成高磷酸化状态，在 M 期继续保持磷酸化状态。通过这种机制，Rb 蛋白可有效调节细胞周期，控制细胞增殖，发挥抗癌作用。

古德里奇（Goodrich）等用微量注射技术，将 Rb 蛋白同步化于 G1 期或 S 期的骨肉瘤细胞 Saos-2，并通过 BrdU 掺入作为 DNA 合成的指标。研究证实，Rb 蛋白可使细胞周期停滞在 G1/S 转变前的 6 ~ 10 小时。这一时点对应于 G1 期晚期的细胞周期控制点，表明 Rb 蛋白可以阻断 DNA 合成的启动机制，从而延长 G1 期。这种机制展示了 Rb 蛋白在细胞周期中的负性调节作用。

四、相关实验依据

实验一

1976年，毕晓普等通过去除劳斯肉瘤病毒的癌基因后，将这些病毒注入鸡体内，收集了感染细胞中复制出来的病毒颗粒。结果发现，这些病毒颗粒大部分重新获得了癌基因。再次将这些重新组合的病毒感染鸡细胞后，发现这些细胞同天然的劳斯肉瘤病毒一样具有了致瘤能力。他们认为癌基因是脊椎动物固有遗传物质的一部分，去除癌基因的劳斯肉瘤病毒在鸡体内重组时，捕获了鸡细胞中的原癌基因，从而产生了与正常劳斯肉瘤病毒完全相同的子代病毒。除此之外，毕晓普还利用基因工程技术，直接分离出细胞中的癌基因，并将其接上一个启动子，再转入到细胞中，结果也导致了肉瘤病毒的致瘤现象，使正常细胞发生肿瘤。最后毕晓普将病毒的癌基因分离出来，并用放射性同位素标记作为探针与各种动物的 DNA 杂交，发现许多动物的 DNA 中含有与病毒癌基因一致的核苷酸区域。

这些研究表明：正常情况下，癌基因以原癌基因非活化形式存在；原癌基因是细胞基因组中的正常成分，编码细胞正常生存所需的蛋白质；当原癌基因突变为癌基因时，能够引发细胞癌变。

实验二

1969年，艾弗鲁西和哈里斯通过体细胞杂交实验，将小鼠恶性肿瘤细胞与正常细胞融合，发现形成的四倍体杂种细胞并没有表现出恶性特征，接种到特定宿主中也不再生成肿瘤。然而，由于四倍体细胞的不稳定，随着传代过程中正常细胞的染色体逐渐丢失，杂种细胞的恶性表型逐渐恢复。尽管这些杂种细胞中已激活的癌基因理论上可以致癌，但小鼠并未生成肿瘤，这与癌基因显性作用的理论不符。所以哈里斯等人推测，小鼠正常细胞中可能存在另一种抑制肿瘤的基因，这种基因可以抑制癌细胞的恶性表型，并提出肿瘤可能是一种隐性性状，在杂种细胞中因正常细胞的基因存在而被抑制。

实验三

RET 基因属于原癌基因，它编码的蛋白质 RET 蛋白是一种跨膜蛋白，该蛋白质属于受体酪氨酸激酶家族。酪氨酸激酶家族是涉及所有癌症类型的信号分子家族，同时也是肿瘤靶向治疗药物研发的重要靶点。在非小细胞肺癌、甲状腺乳头状癌和骨髓单核细胞白血病中，均发现 RET 基因重排的现象。

实验四

苯并芘通过进入呼吸道黏膜上皮细胞，引发 5-CpG 甲基化，导致 p53 基因 G:C-T:A 碱基置换失活，从而促进肺癌的发生。侯赛因（Hussein）等发现，用 100mg/（kg·bw）的苯并芘诱导的小鼠肺癌中，p53 基因 mRNA 和蛋白的表达均显著下调。基奥哈冯（Keohavong）等调查研究发现，在苯并芘污染严重的地区，非吸烟者肺癌 p53 基因突变率高达 50%，表明抑癌基因突变在肿瘤发生发展中具有重要作用。RAS 基因，特别是 K-RAS，是最早被确定与二羟环氧苯并芘致癌有关的原癌基因。K-RAS 基因，可因苯并芘诱导的点突变而激活，导致细胞癌变及无限增殖，从而引发肺癌。孟氏分别以 0.05mg/（kg·bw）、0.5mg/（kg·bw）、5mg/（kg·bw）和 50mg/（kg·bw）苯并芘腹腔注射小鼠 28 天后，发现染毒组小鼠肺组织 K-RAS 基因第 12 位密码子 G-T 发生颠换，且 K-RAS 基因的 mRNA 和蛋白表达上调。

实验五

p16 基因是一种抑癌基因，作为细胞周期蛋白依赖性激酶的负性调控因子，能阻断细胞周期从 G 期到 S 期的转换。研究表明，p16 蛋白在正常口腔黏膜、白斑和口腔鳞癌组织中的阳性表达率逐渐降低，与口腔黏膜组织恶性度的增高呈显著负相关。进一步的免疫组织化学检测显示，在 43 例舌癌、20 例舌良性疾病标本和 14 例正常舌组织中，p16 蛋白表达下降可以作为口腔白斑癌变的指征。口腔鳞癌组织中常见 p16 蛋白的缺失，表明其在口腔鳞癌的发生中发挥抑癌作用。p16 蛋白的表达程度越低，分化越差，浸润和转移的风险越高。同时，基因甲基化率与口腔黏膜组织恶性度显著正相关，并与 p16 蛋白缺失表达率显著正相关。

实验六

PDCD4（programmed cell death 4）是一种新发现的抑癌基因，最初由芝原氏（Shibahara）等在老鼠体内发现，该基因表达上调与老鼠细胞凋亡存在密切关联。动物实验表明，PDCD4 基因的缺失可以使动物自发发生 B 细胞淋巴瘤，而 PDCD4 的表达量增高可以抑制皮肤黑色素瘤的发生以及皮肤良性肿瘤向黑色素瘤的恶性转化过程。在胃癌组织中，PDCD4 在正常胃组织中的表达显著高于胃癌组织中的表达，且随着胃癌恶性程度的增高，PDCD4 的表达呈逐渐减少的趋势。这表明 PDCD4 的表达缺失或下降与胃癌的发生和发展密切相关，PDCD4 可能在肿瘤的发生和发展中起着重要的调控作用。

实验七

乳腺丝抑蛋白（Maspin）作为丝氨酸蛋白酶抑制剂超家族的一员，最早是在筛选乳腺癌抑癌基因时被发现的。Maspin 在正常乳腺上皮细胞中高表达，但在乳腺癌中其表达显著降低。姜忠敏等研究表明，在胃肠道间质瘤中，Maspin 的表达显著低于对照组，并且随着肿瘤侵袭风险的增加，Maspin 表达进一步降低。此外，Maspin 的表达与 p53 蛋白呈显著负相关。进一步的研究发现，p53 与 Maspin 基因启动子结合，从而诱导 Maspin 基因的表达。这表明 Maspin 基因可能是 p53 下游的靶基因。组织学实验也支持这一发现，确认 Maspin 的表达受 p53 调控，从而暗示 Maspin 在肿瘤抑制和侵袭性控制中可能起着重要的作用。

实验八

1999 年，莫里森（Morrison）等通过 Northern Blot 分析发现，人外周血白细胞、小肠、结肠和卵巢组织中存在着 Pokemon 基因的 mRNA 表达，又通过 Western Blot 分析证实 Pokemon 蛋白在 BJAB、Raji、Jurkat 和 HeLa 等细胞系中表达。同年，戴维斯（Davies）等利用原位杂交技术发现，Pokemon 基因广泛表达于小鼠胎盘、肢芽、尾芽、咽弓以及神经管组织中。在戴维斯的研究后，有学者也证实了在人体不同组织和细胞系中同样也存在 Pokemon 基因的广泛表达。2005 年，前田氏（Maeda）等应用 Pokemon 基因单克隆抗体组织芯片技术，检测到某些类型的人类淋巴瘤、乳腺癌、结肠癌、肺癌、膀胱癌和前列腺癌中 Pokemon 基因有表达异常。同年，由理查德（Richard）等利用生物信息学及 RT–PCR（reverse transcription–PCR）的方法证明了 Pokemon 基因在脑胶质瘤组织中的表达。后来，阿加沃尔（Aggarwal）等进一步证实了 Pokemon 基因在淋巴瘤、非小细胞肺癌及脑胶质瘤中的过表达。其他研究还发现 Pokemon 基因在肝癌、鼻咽癌、甲状腺癌中也有过表达。

实验九

原癌基因 MYC 在血液肿瘤和实体肿瘤中呈现异常活化状态。魏宇靖等研究了 30 例慢性粒细胞白血病（chronic myeloid leukemia，CML）患者和 10 例健康对照者骨髓单个核细胞中 MYC 的表达，发现 MYC 在 CML 加速期和急变期的表达明显升高，表明 MYC 基因高表达可能是 CML 病情进展与急变的机制之一。在其他研究中，米库拉斯·奥瓦（Mikulas ova）等对 1267 例初诊为多发性骨髓瘤的患者样本进行全基因组测序、外显子测序和靶向测序。发现 36.0% 的患者样本中 MYC 基因周围区域存在结构异常，包括易位、逆序、重复和缺失。其中，56.6% 的样本只出现了易位，30.0% 的样本只出现了染色体内重排，13.4% 的样本同时存在易位和基因座内重排。米库拉斯·奥瓦等认为，随着随访时间的延长，MYC 基因易位可能与总生存率独立相关，并且是多发性骨髓瘤不良预后的一个重要标志。

实验十

原癌基因 Fra-1 是 Fos 基因家族中的一员，其表达产物组成的活化蛋白 -1（AP-1）存在于细胞核内，并作为第三信使负责细胞核内外的信息传导，介导着正常细胞的生长、发育、分化及凋亡。早期的研究主要集中在 AP-1 家族中的 c-Fos 和 c-Jun。在肝癌、卵巢癌，食管癌等多种肿瘤中 c-Fos 均有表达增加，提示 c-Fos 与肿瘤的进展密切相关。Betta 等研究表明，c-Fos 不仅可以促进胃癌细胞的增殖，还能增强 G1 期细胞向 S 期的过渡。这表明 c-Fos 可能在胃癌细胞的周期进程中发挥了关键作用。黄炳臣等研究发现，c-Fos 在正常肝组织中不表达，而在癌组织和癌旁组织中的表达分别为41.9%（34/81）和 14.8%（12/81）；同时 c-Fos 的表达与肿瘤的分级和分化程度相关（$P < 0.05$）。这说明 c-Fos 可能与肿瘤的恶性程度有一定的关系。罗庆元和孙娥分别对食管癌和结直肠癌中 c-Fos 的表达进行了检测，结果表明 c-Fos 与肿瘤的恶性程度呈正相关，进一步支持了 c-Fos 在肿瘤进展中的作用。

实验十一

RAS 基因是一种原癌基因，可被生长因子、非酪氨酸激酶受体及 G 蛋白偶联受体激活并参与信号转导，进而调控细胞的增殖、分化、凋亡过程。突变的 RAS 基因对鸟苷三磷酸酶亲和力增强或自我抑制，会导致生长信号失控并持续释放，从而产生癌变。RAS 基因突变是甲状腺结节患者中最常见的突变。RAS 基因在滤泡状甲状腺癌（FTC）中的突变率高达 61.5%；在滤泡性腺瘤中为 15.0%；在 RAS 样滤泡亚型甲状腺乳头状癌中为 15.6%；在腺瘤样增生中为 15.4%；而在经典型甲状腺乳头状癌中的突变率最低，仅为 4.8%。RAS 突变有助于鉴别甲状腺滤泡分化的良 / 恶性病变。

实验十二

BLU 是位于 3 号染色体的一个重要的抑癌基因。BLU 基因通过调节多条信号通路来发挥抑癌作用，包括 NF-κB 信号通路、JNK 信号通路以及 ERK-RAS-RAF-MEK 信号通路。这些信号通路涉及细胞周期调控和诱导细胞凋亡等关键过程。BLU 基因在许多实体肿瘤中通常表现为表观遗传失活或下调。这主要是由于 BLU 基因启动子区域的甲基化所致。去甲基化药物的治疗可以逆转这种甲基化，内源性恢复 BLU 基因的表达，从而恢复其正常的抑癌功能。因此，抑癌基因的甲基化状态有望成为肿瘤诊断和预后的重要标志物，并提供新的抗肿瘤治疗靶点。

实验十三

p63 基因同时发挥了抑癌基因（介导细胞衰老）和原癌基因（促增殖、促生长）的双重作用。p63 基因位于 3q27.29，是 p53 基因家族成员之一，与上皮细胞的分化调控关系密切。该基因主要有 ΔNp63 和 TAp63 两个亚型，其中 ΔNp63 包括 ΔNp63α、ΔNp63β 和 ΔNp63γ 三个亚型；TAp63 包括 TAp63α、TAp63β 和 TAp63γ 三个亚型。有研究者认为，TAp63 亚型具有类似 p53 的酸性 N 端反式转录激活区，能反式激活或抑制 p53 相关靶基因，阻滞细胞周期并诱导细胞凋亡，出现 p53 样的生物效应，具有肿瘤抑制功能；而 ΔNp63 的生物学特性与 TAp63 异构体相反，其缺乏 TA 区域而不能诱导转录，丧失反式激活 p53 靶基因以及诱导细胞周期停滞和细胞凋亡的功能，然而由于 ΔNp63 各亚型保留了 DNA 结合区，能够竞争 DNA 结合位点或直接与 p53 或 TAp63 结合使之失活而起到一种显性的负性调节作用，促进细胞增殖和抑制凋亡，具有潜在癌基因的功能。有研究发现 stat3 能够调控 ΔNp63 启动子的活性，进而调控 ΔNp63 的表达；而通过 JAK2/stat3 抑制剂 AG490、沉默 stat3 这些途径能够抑制 ΔNp63α 对 ΔNp63 转录激活的刺激作用，揭示了 ΔNp63 在细胞增殖和凋亡调控中的复杂角色。

实验十四

原癌基因、抑癌基因在肿瘤发生与胚胎发育中起着重要作用。胚胎停育与肿瘤发生不仅在病因学方面相似，胚胎的发育、植入子宫等生理过程与肿瘤的增殖与侵袭转移也表现出类似的生理特征。c-Myc 是体内重要的原癌基因，其表达产物功能多样，参与了细胞的调控、增殖、分化及代谢。c-Myc 在正常组织中表达水平低。然而，c-Myc 的过度表达可诱导正常细胞的恶性转化甚至导致细胞凋亡。研究表明，c-Myc 和骨膜蛋白具有促进细胞凋亡的作用，在胃癌、宫颈癌等肿瘤组织中呈现高表达。这对肿瘤的发生和发展具有重大影响。c-Myc 表达异常会破坏细胞内的控制系统，导致细胞增殖失控，促进细胞的转化和肿瘤进展。因此，控制 c-Myc 基因编码蛋白的含量对维持细胞正常功能和防止肿瘤形成具有重要作用。

王远志等采用早期正常发育的胚胎组织和早期停育胚胎组织为研究对象，选取较为经典的与肿瘤发生相关的 Bcl-2、c-Myc 癌基因和 p53、p16 抑癌基因，对其进行检测与分析，发现早期停育胚胎组织中 Bcl-2、c-Myc 癌基因表达显著高于正常发育胚胎组织，而 p53、p16 抑癌基因表达显著低于正常发育胚胎组织。现有资料表明，在许多肿瘤组织中，癌基因发生突变或被异常激活，或抑癌基因发生突变、缺失或失活时可引起细胞恶性转化而引发肿瘤的发生。本实验结果提示：在早期正常发育的胚胎组织中 Bcl-2、c-Myc 癌基因表达较弱，p53、p16 抑癌基因表达较强，癌基因和抑癌基因在早期胚胎发育过程中相互制约，维持正负调节信号的相对稳定，共同调控早期胚胎的正常分化发育。

第二节　肿瘤相关基因的局限性

随着研究发现，原癌基因、抑癌基因在正常组织中对细胞分化的功能极为重要，尤其是在胚胎发育、干细胞分化、组织更新时期。细胞增殖与分化是相互关联的过程。细胞分裂通常是细胞分化的前奏，在蛋白层面，许多"生长因子"也充当"分化因子"，原癌基因的产物既参与细胞增殖，也参与细胞分化，所以原癌基因与抑癌基因是参与细胞增殖、分化的正常基因。

同时，原癌基因的表达也受到某些因素的影响，以确保细胞有规律、有程序、有制约地生长与发育。当调控基因受到损害，或原癌基因与抑癌基因的结构、功能发生紊乱时，其正常功能便丧失，进而转变为具有致癌能力的状态，从而形成了肿瘤。

然而，随着研究的深入，一个更重要的调控癌症发生的机制，被科研人员发现。2016 年，波士顿儿童医院伦纳德·佐恩（Leonard Zon）通过斑马鱼黑色素瘤模型相关实验发现，当斑马鱼携带 BRAF 癌基因突变并且 p53 抑癌基因被敲除时，并不会立刻产生肿瘤，只有在 Crestin 基因激活后，才能够产生黑色素瘤。这表明尽管机体内的某些细胞发生了致癌基因突变，但不一定会导致癌变。因此，佐恩认为，在癌基因激活或抑癌基因沉默，正常组织已经为癌变做好准备，但只有组织中的细胞回到更原始的胚胎状态并开始分裂时，癌症才有可能形成。

纪念斯隆－凯特林癌症研究中心的研究人员在斑马鱼黑色素瘤易感模型中发现，敲除 ATAD2 基因，即使存在多个致癌基因突变和抑癌基因突变，细胞依然无法癌变形成肿瘤。然而，添加 ATAD2 基因后，细胞则重新获得了癌变的能力。这表明，基因突变虽然是癌症形成的关键驱动因素，但并非所有突变细胞都会癌变。细胞环境，特别是细胞中的某些特定基因与基因突变的协同作用才能使正常细胞癌变。这种环境或基因被称为致癌能力。它是原癌基因和抑癌基因真正发挥作用的前提，这只是掌管细胞成熟分化的网络系统分子中的一个最新发现，整个系统的神秘面纱仍待人类揭开！

原癌基因、抑癌基因和凋亡基因均属于细胞成熟分化过程中的正常基因序列，其产物调控着细胞成熟与细胞周期。这些基因按照时空顺序排列，形成系统网络分子。当这一系统在质、量、时间和空间上发生紊乱时，会使细胞停滞在某个阶段，从而引发一系列恶性表型，最终形成肿瘤。

参考文献

1. 傅松滨. 医学遗传学［M］. 第4版. 北京：北京大学医学出版社，2015：132-150.

2. 王德彦，苏玲. 癌基因的发现及其认识论意义［J］. 医学与哲学，1992，（10）：9-11.

3. 许坚吉，王爽，寇卜心，等. 肿瘤基因治疗的研究进展［J］. 中华全科医学，2017，15（4）：655-658.

4. Jansen-DuerrP，王国良. 病毒癌基因控制细胞周期的方式［J］. 国外医学. 遗传学分册，1997，（3）：154-157.

5. 吴大鹏，夏永华，徐海斌，等. 垂体肿瘤转化基因1表达下调对骨肉瘤细胞增殖、细胞周期和细胞侵袭能力的影响及其分子机制［J］. 中华病理学杂志，2014，43（10）：695-698.

6. 陈大年，张晓玮，罗成仁. 视网膜母细胞瘤基因对视网膜母细胞瘤移植瘤细胞周期的影响［J］. 中华眼底病杂志，2000，（1）：46-47.

7. 刘学礼. 癌基因研究的历史与现状［J］. 生物学通报，1992，（4）：5-7.

8. DorisT. Zallen RB. 体细胞杂交的诞生：Boris Ephrussi 和染色体移植［J］. 癌变. 畸变. 突变，1992，（5）：63-65.

9. 程前，王勇. RET原癌基因的研究进展［J］. 世界最新医学信息文摘，2019,19（96）：92-93.

10. 代文娟，黄海燕，胡恭华. 苯并芘致肺癌的研究进展［J］. 毒理学杂志,2018,32（6）：489-493.

11. 方建萍. 几种癌基因与抑癌基因在临床中的研究进展［A］. 2013年第三届长三角地区病理技术新进展研讨会暨浙江省第八次病理技术会议论文汇编［C］. 浙江：浙江省科学技术协会，2013:175-177.

12. 陈刚，王博，杨勇，等. 抑癌基因PDCD4在肿瘤研究中的进展［J］. 系统医学，2020，5（10）：196-198.

13. 郑国强，马锦琪. 抑癌基因Maspin的分子机制［J］. 医学理论与实践,2019,32（18）：

2889–2890，2875.

14. 袁帅 . Pokemon、MMP–9 在人脑胶质瘤及脑膜瘤组织中的表达及意义的研究［D］. 兰州：兰州大学，2011.

15. 陈明翠，郭鹏翔 . 原癌基因 MYC 与多发性骨髓瘤关系的研究进展［J］. 现代医学，2021，49（5）：597–604.

16. 林霄，张丽杰 . 原癌基因 Fra–1 在乳腺癌中的研究进展［J］. 实用癌症杂志，2012，27（2）：213–214，217.

17. 鹿枭蟒，孙子渊 . 甲状腺癌相关基因研究进展［J］. 山东医药,2020,60（32）:98–101.

18. 黄静，陈佳茹，喻莹，等 . 抑癌基因 BLU 在肿瘤中的作用及分子机制研究进展［J］. 陕西医学杂志，2021，50（11）：1462–1465.

19. 宋文庆，黄婷婷，俞岚，等 . 子宫颈鳞状细胞癌中 ΔNp63α、DPC4/Smad4 和 p21 的表达及其临床意义［J］. 南方医科大学学报，2018，38（7）：850–855.

20. 张超，代红艳，卿晋，等 . p63 基因的研究进展［J］. 皮肤病与性病，2012，34（3）：142–144.

21. 陈璐，乔建新，王鹏飞 . 原癌基因蛋白质 c–Myc 及骨膜蛋白在脑胶质瘤中的表达及与肿瘤侵袭转移的相关性［J］. 临床误诊误治，2021，34（12）：82–85.

22. 谢远志，王正尧，蔡晶晶，等 . 早期停育胚胎组织 Bcl–2、c–Myc 癌基因和 P53、p16 抑癌基因的表达［J］. 重庆医科大学学报，2022，47（2）：135–139.

23. 刘培楠 . 癌基因产物的生理功能：正常组织的原癌基因在细胞增殖与分化中表达和其转录的普遍机制［J］. 生理科学进展，1990，（2）：112–118.

24. Kaufman CK, Mosimann C, Fan ZP, et al. A zebrafish melanoma model reveals emergence of neural crest identity during melanoma initiation［J］. Science, 2016, 351(6272): aad2197.

25. Baggiolini A, Callahan SJ, Montal E, et al. Developmental chromatin programs determine oncogenic competence in melanoma［J］. Science, 2021, 373(6559): eabc1048.

第三章

肿瘤遗传学说

第一节 肿瘤遗传相关概述

一、定义

肿瘤遗传学从人群、个体、细胞或分子水平阐明了肿瘤与遗传的关系。从细胞水平看，恶性肿瘤可以被视为一种遗传病。因为如果恶性细胞不能将其恶性特征遗传给子细胞，就不会形成临床上的肿瘤。在家族和个体的水平上，约3%的恶性肿瘤被认为是遗传性的，即由单个基因按照孟德尔显性或隐性规律遗传。

通过对肿瘤流行病学、肿瘤临床统计学和肿瘤病因学等方面的研究，该学说认为肿瘤的发生与宿主遗传因素有密切关系。具体来说，只有少数肿瘤是单基因遗传的，并符合孟德尔遗传规律的肿瘤或肿瘤综合征，如视网膜母细胞瘤和着色性干皮病等。然而，90%以上的肿瘤是由环境因素与遗传因素共同作用的结果，属于多基因遗传的范畴。在不同类型的肿瘤中，遗传因素的作用程度也各不相同。此外，个体对环境因素的遗传差异也与肿瘤发病有关。肿瘤的发病是一个复杂的过程，涉及环境因素和遗传因素的相互作用，以及这些因素如何影响个体对环境的反应。

二、研究发展历程

1866年，法国外科医生皮埃尔·保尔·布罗卡（Pierre Paul Broca）报道了其妻子家系中24名女性成员中有10例乳腺癌患者及多位其他癌症患者。1895年，美国病理学家沃辛（Warthin）发现一女裁缝家庭中许多成员死于肠道或女性生殖器官的肿瘤，并将该家系称为"癌易感家族"。同年，美国外科医生布鲁卡（Broukal）观察到G癌家族共7代842个体中95人出现癌性肿块，男女比为1：1。1960年，美国医学家诺埃尔（Nowell）和亨格福德（Hungerford）在慢性粒细胞白血病患者的骨髓细胞中发现了费城 1 号染色体（Ph1 染色体）。这一发现促使人们用细胞遗传学的方法探究恶性肿瘤和染色体畸变的关系。20 世纪 60 年代，"肿瘤遗传学之父"亨利·T. 林奇（Henry T. Lynch）对"癌症都是由环境引起的"这一观点提出质疑。他研究了 3000 多个家庭的癌症病史，发现了与其疾病发生相关的遗传联系，最终有了肿瘤学划时代的突破——肿瘤可以通过遗传获得。1984 年，林奇综合征（Lynch syndrome）以林奇的名字命名，以此表彰他首次完整地描述了一种遗传性非息肉病性结肠癌。

1986 年，Lee 等在视网膜母细胞瘤的研究中首次克隆出 RB 抑癌基因，随后 5 年又分别发现多个抗癌基因，拓宽了人们在癌发机制、防癌抗癌这些核心问题上的思路。20 世纪 70 年代初，美国生化遗传学家艾尔弗雷德·克努森（Alfred G. Knudson）提出了恶性肿瘤发生的二次突变假说，认为恶性肿瘤必须经过两次突变才能形成，即遗传性肿瘤家族连续传递时，已经携带了一个生殖细胞系的突变，此时若在体细胞内再发生一次体细胞突变，即产生肿瘤。20 世纪 80 年代初，遗传工程和哺乳动物细胞体外转化技术的应用使细胞癌基因的发现及其功能被逐渐阐明，使肿瘤遗传学的研究有了突破性的发展。

三、主要内容

（一）遗传性肿瘤与遗传性肿瘤综合征

目前为止，已经发现了几十种表现为显性或隐性遗传的肿瘤和癌前疾病或肿瘤综合征。

1. 遗传性肿瘤　遗传性肿瘤较为少见，与同种肿瘤的散发型相比，发病年龄较早，常为双侧性，一般按照常染色体显性遗传方式传递。相关遗传性肿瘤如下。

（1）视网膜母细胞瘤（retinoblastoma，Rb）：视网膜母细胞瘤是一种常染色体显性遗传性恶性疾病，可以分为遗传型和非遗传型两类。遗传型视网膜细胞瘤约占全部病例的 20% ~ 25%，通常在 1 岁半以前发病，且常伴有家族史。关于视网膜母细胞瘤的发病机制，克努森认为其发生需要经过二次以上的突变。第一次突变发生在生殖细胞中，导致了每一个视网膜母细胞携带一个突变，形成突变的杂合子。在这基础上发生的第二次突变是体细胞突变。两次突变叠加，便能够完成从良性细胞到恶性细胞的转变，恶性细胞形成后不断克隆形成恶性视网膜母细胞瘤。

（2）肾母细胞瘤（nephroblastoma，也称作 Wilms 瘤）：肾母细胞瘤是一种婴幼儿恶性胚胎性肿瘤，大多数发生在 4 岁之前。约 38% 的肾母细胞瘤为家族性病例，符合常染色体显性遗传。遗传型肾母细胞瘤多为双侧发病且发病较早；非遗传型则多为单侧发病且发病年龄晚，占约 62%。

（3）神经母细胞瘤（neuroblastoma）：神经母细胞瘤是一种遗传性恶性胚胎瘤，发病率约为婴儿的1/10万。神经母细胞瘤起源于神经嵴。神经母细胞瘤可分为遗传型和非遗传型，其中遗传型约占20%，通常表现为多发且发病早，符合常染色体隐性遗传。该疾病也符合二次突变理论，第一次突变可能干扰神经嵴的正常发育，而第二次突变则导致恶性肿瘤的发生。非遗传型肿瘤患者常为单发且发病晚。

2. 遗传性肿瘤综合征　除上述遗传性肿瘤外，还有一些癌前疾病也以常染色体显性遗传方式传递。这些癌前疾病有转为恶性肿瘤的倾向，并伴随其他病变和症状，被称为遗传性肿瘤综合征。不同于遗传性肿瘤的是，肿瘤只是综合征的一部分。相关遗传性肿瘤综合征如下（表3-1）。

（1）家族性结肠息肉病（familial polyposis coli，FPC）：家族性结肠息肉病是一种常染色体显性遗传病，具有较高的恶性转化风险，容易发展为腺癌。该病的主要特征是结肠和直肠内出现腺瘤性息肉，这些息肉的数量可以多也可以少。该病有明显的家族倾向。研究明显，在对753名患者家属进行调查后发现，156人被诊断为息肉，其中114人进一步发展为癌症。

（2）加德纳综合征（Gardner syndrome）：是一种肠道多发性息肉伴发胃肠道外肿瘤，如骨肿瘤、脂肪性肿瘤以及神经系统的恶性肿瘤。此综合征的结肠息肉为腺瘤性息肉，大多数有恶性倾向。加德纳综合征是FPC的等位基因性疾病，该病的遗传方式属于常染色体显性遗传，基因外显率达到49.4%～95%。

表3-1　常见的遗传性肿瘤及肿瘤综合征一览表

种类	受累基因	染色体定位	相关肿瘤
家族性视网膜母细胞瘤	RB	13q14.3	视网膜细胞瘤，骨肉瘤
家族性腺瘤性息肉病	APC	5q21	结直肠癌
神经纤维瘤病Ⅰ型	NF1	17q12	神经纤维瘤，恶性神经鞘瘤
Li-Fraumeni 综合征	p53	17p12-13	肉瘤，乳腺癌，脑肿瘤，白血病
着色性干皮病	XPA，XPB 等	9q34，2q21 等	皮肤癌
毛细血管扩张性共济失调症	ATM	11q12	淋巴癌，白血病
Bloom 综合征	BLM	15q26.1	白血病，实体肿瘤
Fanconi 贫血	FACC，FACA	9q22.3，16q24.3	白血病
Wilms 瘤	WT1	11p13	Wilms 瘤
von Hippel-Lindau 综合征	VHL	3p25	肾细胞癌，小脑血管母细胞瘤
遗传性非息肉病性结直肠癌	MSH2 等	2p16	结直肠癌
家族性乳腺癌	BRCA1，BRCA2	17q21，13q12	乳腺癌，卵巢癌

（二）遗传性肿瘤与散发肿瘤的区别

1. 明显的家族聚集现象 几乎每一代都有发病个体，且可发生相同或多种不同肿瘤。以遗传性结肠癌为例，判断标准之一是：两个代际中有三个或更多个体患病，且发病模式符合孟德尔遗传规律。如果为常染色体显性遗传，则子女的发病概率为 1/2；而常染色体隐性遗传中，父母均为携带者时，子女发病概率为 1/4。目前发现的遗传性肿瘤综合征多为单基因常染色体显性遗传。

2. 发病年龄早 根据癌变的"二次突变"理论，遗传性肿瘤的第一次基因异常通常发生在生命的早期阶段（受精卵）。因此，同一基因的第二次突变在同一细胞内的发生概率显著增加。并且一个等位基因发生了第一次突变，形成了该基因功能上的缺陷和不稳定，第二次突变就更容易甚至必然发生。例如，家族性视网膜母细胞瘤的发病年龄通常比散发性病例要早很多。而家族遗传性乳腺癌及大肠癌患者的发病年龄也比散发者提早 10 ～ 30 岁。

3. 原发部位 常有多个原发肿瘤，在成对器官也常为双侧受累。

4. 其他症状 遗传性肿瘤常伴有其他的一些异常，如一些非常重要生命器官的畸形及免疫功能低下等。

5. 基因异常 在体细胞中能够检测出基因的异常，到目前为止，在 20 多种遗传性肿瘤中克隆出了病变基因。

（三）肿瘤与染色体异常

研究人员发现，除少数早期或儿童肿瘤以及一些急性白血病外，大多数恶性肿瘤均可观察到染色体异常。目前研究表明，许多肿瘤表现出非随机性的染色体异常，甚至出现了特异性染色体变异。

1. 肿瘤的染色体数目异常 人类正常体细胞为二倍体，大多数恶性肿瘤的染色体数目多在二倍体到四倍体之间，尤其是晚期恶性肿瘤则为异倍体或非整倍体。非整倍体有两种情况：①染色体虽然不是 46 条但在 46 条上下，比 46 条多的称超二倍体（hyperdiploid），比 46 条少的称亚二倍体（hypodiploid）。瘤细胞染色体的增多或减少并不是随机的。许多肿瘤常见 8 号、9 号、12 号和 21 号染色体的增多或 7 号、22 号及 Y 染色体的减少。②染色体数目成倍增加（如 3 倍、4 倍）称为高异倍性，但通常不是完整的倍数，故称为高异倍性（hyperaneuploid）。许多实体肿瘤的染色体数目可能在二倍体范围内，或为三倍或四倍，而癌性胸腹水中的染色体数变化则更加显著。

2. 肿瘤的染色体结构异常 人类肿瘤细胞可见到染色体结构异常，如染色体断裂

（b）、缺失（del）、重复（dup）、倒置（inv）、插入（ins）、易位（t）、断片（f）、环状
（r）、微小体（m）、双微体（dm）、均匀染色体（HSR）和异常带区（ABR）等。

3. 标记染色体的发现及其意义　标记染色体是在肿瘤细胞内常见的结构异常染色
体。如果一种异常染色体在特定肿瘤细胞中出现得较多，即可称之为标记染色体。标
记染色体可分为特异性和非特异性标记染色体两种。诺埃尔与亨格福德于 1960 年
发现慢性髓细胞性白血病中有一个小于 G 组的染色体。该染色体首先在美国费城
（Philadelphia）被发现，因此命名为 Ph 染色体，最初认为是 22 号染色体的长臂缺失
所致，后经罗利（Rowley）用显带技术证明 Ph 染色体的结构改变为 t（9；22）（q34；
q11.2）。大约 95% 的慢性髓细胞性白血病患者都是 Ph 阳性，因此 Ph 染色体不仅可作
为慢性髓细胞性白血病诊断的依据，还可以用于区别临床症状相似但 Ph 染色体为阴性
的其他血液病（如骨髓纤维化等）。Ph 染色体有时先于临床症状出现，因而可用于早期
诊断。此外，Ph 染色体阴性的慢性髓细胞性白血病患者对治疗反应差，预后不佳。Ph
染色体的发现首次证明了特定染色体畸变与特定肿瘤的恒定关系，是肿瘤遗传学研究的
里程碑。

（四）肿瘤易感基因与肿瘤的遗传易感性

大量的研究证实，多数肿瘤的发生是环境因素与遗传因素共同作用的结果。尽管不
同个体这两者的相对重要性可能不同，但两者均起到了重要作用。致癌的环境因素包括
物理（如辐射）、化学（如苯并芘、烟
草）及生物（如病毒、细菌、毒素）因
素。在接触了致癌物质的个体中只有少
数人发展为肿瘤。肿瘤发生有别于各种
急性化学损伤、物理损伤及传染性疾病
的最重要的特点是个体的易感因素在发
病过程中同样占有重要的地位。对肿瘤
的遗传问题可以用下图概括（图 3-1）。

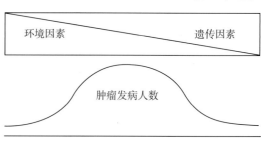

图 3-1　环境因素与遗传因素对肿瘤发病
人数的影响

如上图所示，两个三角形分别代表了环境因素与遗传因素在肿瘤发生中的占比情
况，从左到右环境因素的占比越来越小，遗传因素的占比越来越大。左右两侧环境或遗
传单纯导致肿瘤发生的概率很小，大多数肿瘤的发生是由环境因素与遗传因素共同导致
的。但是在每位患者中，环境因素与遗传因素所占的比例并不相同：有的人以环境暴露
为主因，受到长期的致癌环境因素的刺激，导致肿瘤的发生；有的人则由于肿瘤遗传易
感性，即使没有处于致癌环境下也容易发生肿瘤。

对健康不利的遗传体质所对应的一些与肿瘤发生相关的基因被称为肿瘤易感基因。据估计，人类中有 5% ～ 10% 的肿瘤是由于某些基因的种系变异（胚系突变）遗传而发生的。尽管这些肿瘤在整体肿瘤负担中所占比例不大，但对于携带这些种系变异的个体和家族而言，仍然存在显著风险。例如，如果父母的基因组中存在与遗传性肿瘤相关的致病变异，那么这些变异的肿瘤致病基因就会遗传给子女，从而显著增加了子女的患癌风险。

目前，已发现的遗传性易感基因近 3000 个，这些基因与多种癌症有关，包括但不限于以下几种：遗传性乳腺癌、卵巢癌、胃癌、直肠癌、脑垂体肿瘤、肾癌、视网膜母细胞瘤、胰腺癌、子宫内膜癌、遗传性平滑肌瘤、胆管癌、神经纤维瘤、黑色素瘤、前列腺癌、淋巴瘤、多发性内分泌瘤、白血病等。

对于常见的乳腺癌来说，BRCA 基因的突变被认为是关键的遗传易感性基因。这个基因的突变显著增加了个体发生乳腺癌和卵巢癌的风险。类似地，遗传性肠癌与 APC 基因的突变有关，还有遗传性弥漫性胃癌与 CDH1 基因突变相关。这些基因突变均是遗传易感性基因的典型例子，它们在不同类型的癌症中发挥着重要作用。

（五）遗传性肿瘤在发病家系中表现出来的特点

遗传性肿瘤患者的一级亲属发病率通常高于一般人群 3 ～ 4 倍。尽管这些肿瘤的遗传模式尚不清楚，但研究表明，某些肿瘤在家族中存在聚集现象，并且家族成员对这些肿瘤的易感性增高，具体表现为以下特点：①环境与遗传相交作用。②上一代传给下一代的不是疾病本身，而是通过增加对肿瘤的易感性进行遗传。③此类肿瘤发生是一个多基因的复杂过程。④基因的改变是轻微的，以基因多态性（single nucleotide polymorphisms，SNP）为主。⑤有轻微的家族聚集现象和特殊人群高发现象（如 12% ～ 25% 的结肠癌患者有肠癌家族史）。

（六）肿瘤遗传相关理论假说

1. 染色体不平衡假说　染色体不平衡假说认为，染色体异常是癌变的初始变化。各种因素可能造成细胞的不对称分裂，从而使得子细胞内的遗传物质分布不平衡，进而影响基因的正常功能，成为肿瘤发生的原因。肿瘤细胞遗传学研究显示，除慢性粒细胞白血病中的 Ph1 染色体是特征性的染色体外，一般肿瘤细胞的染色体变化较复杂。同一种肿瘤的不同细胞系可能具有不同的核型，但是通过对同一肿瘤细胞大量显带核型分析，仍可以观察到某些结构异常染色体在特定肿瘤内出现是非随机的。

2. 两次突变假说　通过对视网膜母细胞瘤家系的调查和发病情况的研究，A.G. 克努森认为肿瘤可分为两种类型。一类是非遗传型肿瘤，这类肿瘤由体细胞连续发生两次突变而形成。另一类为遗传型肿瘤，其中第一次突变发生在患者的亲代生殖细胞中，而第二次突变则发生在患者的体细胞中。第一次突变启动了肿瘤的发生过程，而第二次突变则促进了肿瘤的进展。两次突变假说已被许多学者接受，并不断修订补充，用于解释各种遗传型和非遗传型肿瘤形成的机制。

3. 单克隆起源假说 致癌因子引起体细胞基因突变，使正常体细胞转化为前癌细胞，随后在促癌因素作用下，这些前癌细胞进一步发展为肿瘤细胞。换句话说，肿瘤细胞起源于单个突变细胞的增殖而形成的一个细胞群。这就是单克隆起源学说。

4. 肿瘤多基因联合遗传损伤学说 1983 年，美国麻省理工学院兰德（Land）等发现，仅用 RAS 癌基因转染体外培养的大鼠胚胎成纤维细胞会导致这些细胞过度增殖，但不会引发癌变。然而，如果将 RAS 癌基因与 MYC 病毒癌基因共同转染时，这些细胞会转化为癌细胞。这表明，细胞的癌变过程至少需要两种致癌基因的联合作用，或者说肿瘤的发生发展是一个多基因联合损伤的过程。

正常细胞通过一系列渐进的变化而逐渐变为恶性细胞，在这一可逆性演化过程中，细胞常常积累一系列基因突变。这些突变常涉及不同染色体上的多个基因。这些基因改变可能源自种系细胞的遗传，也可能是由于环境因素引起的体细胞突变，从而获得后天性变异。因此，肿瘤可分为遗传型和散发型两种。

（七）肿瘤遗传学的研究方法

1. 系谱调查 对患癌家族的系谱进行调查。

2. 双生儿法 双生儿肿瘤发病情况的研究对识别遗传因素和环境因素在肿瘤病因中的作用具有重要意义。进行这一研究也有一定困难，因为双生儿在人群中为数不多，而双生儿患癌者更少，但是双生儿法的研究可以提供宝贵的资料，帮助我们深入理解肿瘤的发生机制。

3. 流行病学调查 不同肿瘤在不同人种、民族、地理环境中的流行病学调查是肿瘤遗传学研究的常用方法。流行病学调查的结果可以用来绘制各种肿瘤的地理分布图，为肿瘤遗传学的研究提供背景资料。特别是对移民的肿瘤发病率调查，可以为理解肿瘤的发生与遗传和环境关系提供可靠依据。

4. 细胞遗传学方法 染色体畸变是恶性肿瘤细胞的重要细胞遗传学特征，除常见的超二倍体、亚二倍体、多倍体等染色体数目改变外，还可见到各种类型的染色体结构异常。通过对肿瘤细胞染色体核型的统计分析和染色体的变化进行观察，可以深入了解肿瘤细胞系的演变过程。

四、相关实验依据

实验一

利希滕斯坦（Lichtenstein）等利用来自瑞典、丹麦和芬兰的双生子资料库分析了共计44788 对双生子恶性肿瘤的患病情况。结果显示，在这些双生子中，有 9512 对（即 19024人）存在恶性肿瘤，其中总共有 10803 人被诊断为恶性肿瘤，其中结直肠癌的发病率为35%。这一研究为恶性肿瘤遗传和环境因素提供了重要数据，有助于更好理解肿瘤的病因。

王立冬等研究了食管癌高发区的 95 对同卵双胞胎疾病谱。其中有 3 例食管癌患者，这些患者分布在 3 对双胞胎中，每对双胞胎只有一名成员患病，即均为单发食管癌。值得注意的是，这 3 例食管癌患者均有食管癌家族史，提示遗传因素可能在这些病例中发挥了重要作用。这些研究调查表明，食管癌的发生不仅与遗传物质相关，还与个体的生活环境、生活习惯有关。

实验二

格雷戈里奥（Gregorio）等研究了意大利、波兰、英国、德国和葡萄牙出生的美国康涅狄格州移民的胃癌发病情况。与美国出生的当地居民相比，这些移民的胃癌死亡率普遍较高，胃癌的患病风险增加了 1.62 ～ 4.27 倍。但是与出生国的居民相比，这些移民的胃癌风险则降低了 25% ～ 64%。亨塞尔（Haenszel）和科雷亚（Correa）等观察夏威夷的日本移民时发现，从胃癌高发区日本移民到美国的第二代胃癌死亡率降低一半以上，进一步病理分型发现，死亡减少的主要原因是肠型胃癌死亡下降，而弥漫性胃癌死亡率基本保持不变。

这些研究表明，肿瘤发生受到遗传因素的控制，但是还要受到环境因素的影响，同时不同类型的肿瘤，环境与遗传影响因素占比也不同。

实验三

1998 年，吉尔福德（Guilford）等对 1 个含 25 例胃癌患者的家系进行遗传学分析时首次发现：遗传学弥漫性胃癌与钙黏蛋白基因（CDH1）胚系突变有关，其胃癌的发生为常染色体显性遗传。目前研究已经证实：CDH1 胚系突变导致其编码的钙黏蛋白表达异常是家族性胃癌发生的关键因素，其胚系突变携带者 80 岁时患弥漫性胃癌风险为：男性67% ～ 70%，女性 56% ～ 83%。2015 年，范德波斯特（van der Post）对 2010 年国际胃癌联合协会公布的临床诊断遗传性弥漫性胃癌家系的标准进行了修订：①家系中有 2 个或 2 个以上成员在任何年龄诊断出胃癌，并且至少有一个证实为弥漫性胃癌。②家系中有一个成员 40 岁前诊断出弥漫性胃癌。③有弥漫性胃癌和小叶乳腺癌的家族史，其中一种癌症在 50 岁前被诊断。此外，为了避免对 CDH1 筛查的遗漏，以下人群为需列入筛查的高危人群：①存在家族性小叶乳腺癌或双侧小叶乳腺癌个人史，且发病年龄在 50 岁之前。②弥漫性胃癌患者同时患有唇腭裂。③发现存在印戒细胞癌癌前病变的患者。

实验四

1991 年，纳罗德（Narod）等分析了 5 个乳腺癌 – 卵巢癌易感家族的系谱基因，发现家族性乳腺癌发生相关基因定位于染色体 17q12–23。1994 年，米奇（Miki）利用定位克隆法对 17q21 的基因位点进行测序，并将其命名为乳腺癌易感基因 1（BRCA1）。随后在 1995 年，美国科学家伍斯特（Wooster）等发现乳腺癌易感基因 2（BRCA2）定位于 13q12–13。英厄姆（Ingham）等对 895 个家庭中的 8005 名女性进行随访，发现 BRCA1 基因突变的家庭中女性患卵巢癌的风险增加 50 倍，而 BRCA2 基因突变的家庭中女性患卵巢癌的风险增加 17 倍，无 BRCA 基因突变的家庭女性患卵巢癌的风险等同于普通人群。

实验五

已有研究证实，CDH1 基因突变携带者 80 岁时发生弥漫性胃癌的累积风险在男性和女性分别为 70% 和 56%，同时女性乳腺小叶癌的累积风险为 42%。CDH1 突变家系中常见弥漫性胃癌和乳腺小叶癌。但研究发现，即使在没有弥漫性胃癌的家族性乳腺小叶癌患者中，也可能存在 CDH1 基因突变。2007 年，马斯卡里（Masciari）等首次在无弥漫性胃癌的家族性乳腺小叶癌患者中发现了 CDH1 基因突变，突变率为 4.3%，突变者多为年轻乳腺癌患者。

乳腺癌是基因突变和环境因素相互作用的结果。这些基因突变多位于常染色体上，并可以通过显性遗传的方式，从父系或母系传递给后代，导致乳腺癌的发病风险增高。这类乳腺癌被称为遗传性乳腺癌。Cowden 综合征，又称多发错构瘤综合征，是一种常染色体显性遗传病。患者可能在体内任何器官中发生错构瘤，并且易患某些恶性肿瘤。约 85% 的 Cowden 综合征患者存在 PTEN 基因突变。PTEN 也是遗传性乳腺癌的一个易感基因，其突变者终生患癌风险显著增加。Cowden 综合征的女性患者不仅终身患乳腺癌的风险超过 50%，还有大约 75% 的风险患良性乳腺疾病。患有 Cowden 综合征的男性患者乳腺癌发病率亦升高。此外，Cowden 综合征还增加了患者罹患其他恶性肿瘤的风险。女性患者终生罹患子宫内膜癌的风险约为 5% ～ 10%；子宫纤维肌瘤的风险也会增加；Cowden 综合征患者终生罹患甲状腺癌的风险为 35%，以滤泡状癌为主。

实验六

1992 年，齐普尔斯基（Zipursky）等发现唐氏综合征小儿患白血病风险较高，比正常儿童高 10 倍～ 20 倍。在唐氏综合征小儿中，最常见的白血病类型是急性髓细胞性白血病，并且唐氏综合征小儿急性髓细胞性白血病中有超过 50% 的患者是急性巨核细胞白血病。布林顿（Brinton）等在研究男性乳腺癌的病因时，发现克兰费特综合征与男性乳腺癌发生风险显著相关，得出克兰费特综合征常伴有男性乳腺癌的结论。

上述实验表明染色体畸变与肿瘤先天性染色体异常疾病与恶性肿瘤的发生也密切相关。

实验七

自 1895 年沃辛开始对著名的 G 家族进行研究以来，已有 100 余年的历史。沃辛在 842 个家族成员中发现 95 例癌症患者，其中 72 例（76%）的双亲中至少有一人患癌。这表明这些肿瘤可能遵循常染色体显性遗传规律。近年来，研究中观察到的家系通常患有白血病或处于白血病前期。如果家系中没有人患白血病或处于白血病前期，其受累成员（如患者父母）的骨髓检查通常会发现骨髓巨核系异常，这与散发性肿瘤患者骨髓巨核系异常相似。前者主要显示为血小板聚集和巨大型血小板；后者则除血小板聚集和巨大血小板外，还常伴有血中血小板数量异常，并且 90% 的患者骨髓中可发现淋巴样小巨核细胞。

新村氏（Shinmura）等对家族性胃癌患者的家系肿瘤史进行了详细的调查，发现部分家系的患者还患有其他类型的癌症，如肺癌、宫颈癌、结直肠癌、肝癌、乳腺癌、白血病。阿伦森（Aronson）等对符合遗传性弥漫性胃癌标准患者及其家系进行了详细分析，家系成员除罹患弥漫性胃癌或小叶性乳腺癌外，还有可能患有卵巢癌、前列腺癌、睾丸癌和导管乳腺癌等。

上述实验均提示不同肿瘤有共同的发病早期，甚至有共同的遗传背景。

第二节　肿瘤遗传学说的局限性

遗传性肿瘤较散发性肿瘤少见，并且由于缺乏系统的回顾性总结，临床对遗传性肿瘤的遗传易感性关注不足。此外，遗传性肿瘤患者发病年龄和疾病表型差异较大，使得遗传性肿瘤的识别和诊断变得更加困难。

人们对癌细胞的认识还存在一些偏差，癌细胞并非均质的细胞群体，而是一个高度异质且不断"演进"的群体。癌细胞属于非整倍体细胞。这意味着它们在分裂的过程中，将会产生具有不同染色体数目的新异倍体细胞。这一过程不断导致染色体上的基因丢失和扩增，使得癌细胞群体不断发生变化。

相较而言，儿童受环境致癌因素的影响较成人少，因此遗传因素在儿童肿瘤的发生中可能起着更为重要的作用。此外，儿童在不同生长发育阶段对治疗方法的耐受性差异较大，使得针对肿瘤的药物治疗种类和质量难以统一，因此对诊治方案的调整应当更加谨慎。

研究人员已经认识到，肿瘤的发生并不完全取决于遗传，往往还与生活环境、生活习惯等因素有关。目前，对于遗传性肿瘤，通常采用调查与基因测序进行预防，而在肿瘤的治疗方面没有实质性进展；只是基于流行病学理论进行预防，预防策略多基于流行病学理论，对肿瘤发生的本质仍未完全明确。

参 考 文 献

1. 陈意生，史景泉.肿瘤分子细胞生物学［M］.北京：人民军医出版社，2002：222-238.

2. 赵跃华.肿瘤遗传学研究进展［J］.生物学通报，1995，（4）：7-9.

3. 柯杨.肿瘤的遗传方式及基本研究策略［J］.北京大学学报（医学版），2001，（5）：385-388.

4. 覃靖，张成.人类肿瘤与染色体异常的研究［J］.广西医学，1995，（6）：515-517.

5. 傅松滨.医学遗传学［M］.第4版.北京：北京大学医学出版社，2015：132-150.

6. Lichtenstein P, Holm NV, Verkasalo PK, et al. Environmental and heritable factors in the causation of cancer-analyses of cohorts of twins from Sweden, Denmark, and Finland［J］. N Engl J Med, 2000, 343(2): 78-85.

7. 王海艳，范宗民，王立东，等.112 对同卵双胞胎贲门黏膜组织病理结果分析［J］.郑州大学学报（医学版），2011，46（1）：4-6.

8. 王涛，孟欣颖，周长宏.双生子研究在消化道肿瘤研究中的进展［J］.中国医刊，2013，48（6）：20-22.

9. 赵雷，张劲松.胃癌和胃癌前病变的遗传流行病学研究概况［J］.国外医学（肿瘤学分册），1994，（3）：137-141.

10. Guilford P, Hopkins J, Harraway J, et al. E-cadherin germline mutations in familial gastric cancer［J］. Nature, 1998, 392(6674): 402-405.

11. Benusiglio PR, Colas C，Rouleau E, et al. Hereditary diffuse gastric cancer syndrome: improved performances of the 2015 testing criteria for the identification of probands with a CDH1

germline mutation［J］. J Med Genet, 2015, 52(8): 563–565.

12. 周荣健，秦净. 家族性胃癌研究进展［J］. 中国临床医学，2018，25（4）：644–648.

13. Narod SA, Feunteun J, Lynch HT, et al. Familial breast–ovarian cancer locus on chromosome 17q12–q23［J］. Lancet, 1991, 338(8759): 82–83.

14. Miki Y, Swensen J, Shattuck–Eidens D, et al. A strong candidate for the breast and ovarian cancer susceptibility gene BRCA1［J］. Science, 1994, 266(5182): 66–71.

15. Ingham SL, Warwick J, Buchan I, et al. Ovarian cancer among 8,005 women from a breast cancer family history clinic: no increased risk of invasive ovarian cancer in families testing negative for BRCA1 and BRCA2［J］. J Med Genet, 2013, 50(6): 368–372.

16. 曹文明，高赟，丁小文，等. 中国家族性乳腺小叶癌患者 BRCA1/2 和 CDH1 基因胚系突变研究［J］. 中华肿瘤防治杂志，2018，25（10）：689–695.

17. 樊菁，吕勇刚，王廷，等. 易感基因突变与遗传性乳腺癌的关系［J］. 中华乳腺病杂志（电子版），2014，8（6）：414–422.

18. Zipursky A, Poon A, Doyle J. Leukemia in Down syndrome: a review［J］. Pediatr Hematol Oncol, 1992, 9(2): 139–149.

19. Lange B. The management of neoplastic disorders of haematopoiesis in children with Down's syndrome［J］. Br J Haematol, 2000, 110(3): 512–524.

20. Taub JW, Ravindranath Y. Down syndrome and the transient myeloproliferative disorder: why is it transient［J］. J Pediatr Hematol Oncol, 2002, 24(1): 6–8.

21. Brinton LA, Carreon JD, Gierach GL, et al. Etiologic factors for male breast cancer in the U.S. Veterans Affairs medical care system database［J］. Breast Cancer Res Treat, 2010, 119(1): 185–192.

22. 冯宝章，陈文杰. 我国家族性白血病研究进展［J］. 白血病. 淋巴瘤，2005,（4）：243–245.

23. Shinmura K, Kohno T, Takahashi M, et al. Familial gastric cancer: clinicopathological characteristics, RER phenotype and germline p53 and E–cadherin mutations［J］. Carcinogenesis, 1999, 20(6): 1127–1131.

24. Aronson M, Swallow C, et al. Germline variants and phenotypic spectrum in a Canadian cohort of individuals with diffuse gastric cancer［J］. Curr Onco, 2020, 27(2): e182–e190.

25. 顾健人，曹雪涛. 癌症治疗存在的问题以及生物治疗面临的机遇与挑战［J］. 中国肿瘤生物治疗杂志，2008,（1）：2–7.

26. 唐月佳，高怡瑾. 儿童遗传性肿瘤易感综合征和 TP53 基因种系突变［J］. 临床儿科杂志，2016，34（5）：333–337.

第四章

肿瘤与基因突变

第一节　肿瘤与突变概述

一、定义

人类肿瘤的发生通常与多个控制正常细胞增殖、分化和凋亡的基因突变有关。肿瘤是体细胞获得性 DNA 改变引起的疾病，这种改变使细胞失去对增殖的控制，导致其无节制地分裂，并不断侵袭周围的正常组织。这种疾病往往是由于基因突变导致的。基因突变是指染色体上遗传物质的变化，进而形成新的等位基因或变异等位基因。在各种致癌因子（物理致癌因子、化学致癌因子、生物致癌因子）的作用下基因产生了突变，使机体的遗传物质发生了改变，导致细胞不受控制而无限制地增殖，侵袭周围正常组织，使机体产生肿瘤。

二、研究发展历程

1761 年，约翰·希尔（John Hill）首次注意到，长期吸入烟尘与鼻癌的发生发展有显著关联。14 年后，伦敦的一名医生报道了他所遇到的一些青少年阴囊皮肤癌患者。这些患者在儿童时期曾从事烟囱清洁工的工作。1839 年，一位意大利医生发现，修道院中的女性患乳腺癌的概率是普通多次生育女性的 6 倍。到了 19 世纪末，人们逐渐认识到某些职业性暴露和生活方式与癌症密切相关。20 世纪初，随着 X 射线管的发明，研究人员发现操纵这些仪器的物理学家癌症发病率较高，并且肿瘤通常出现在受辐射的部位。1915 年，科学家们报道了煤焦油冷凝物可以诱导家兔致癌。这项研究直接证明了某些化学试剂的致癌作用，但在当时却没有引起足够重视。直到 1940 年，英国化学家从煤焦油中提炼出能明显致癌的物质，并发现这些化学物质能干扰细胞和组织，最终导致癌症的发生。此外，X 射线也被发现具有类似的作用，但其具体机制尚未明确。

这个困惑直到果蝇的遗传学研究取得突破时才得到解决。1910 年，摩尔根（Morgan）在研究果蝇时首次发现了基因突变。1916 年，病理学家泰泽（Tyzzer）第一次提出了"体细胞突变与肿瘤发生密切相关"。同一时期，博维里（Boveri）提出了体细胞突变学说，认为体细胞突变引起恶性肿瘤的发生。1919 年，惠特曼（Whitman）提出肿瘤细胞显示退行性突变是早期发现肿瘤的标志。这进一步支持了肿瘤的发生与体细胞突变有关。1927 年，马勒（Mahler）发现 X 射线照射可以诱导黑腹果蝇基因组变异。1947 年，奥巴尔克（Obalke）首次使用了化学诱变剂，用氮芥诱发了果蝇的突变。这说明经过特殊处理，基因组是可以发生改变的，其所包含的遗传信息也可以发生改变。1951 年，米勒（Muller）提出癌症是由单个体细胞中的多个突变引起的，解释了致癌物质暴露与癌症出现之间的长期潜伏期。1971 年，克努森发现，视网膜母细胞瘤和肾母细胞瘤与细胞基因突变有关，提出的肿瘤"二次突变假说"发展了博维里的体细胞突变学说。1977 年，沃尔特·吉尔伯特（Walter Gilbert）和弗雷德里克·桑格（Frederick Sanger）发明了首台测序仪，并测定了第一个基因组序列——噬菌体 X174，发现噬菌体 X174 全长 5375 个碱基。从此人类进入了基因组学的时代，对于肿瘤细胞基因突变研究有了推动性作用。1985 年，人类基因组计划启动。2001 年，人类基因组计划完成。2006 年，美国国家癌症研究所和国家人类基因组研究所开启了癌症基因组图谱计划（the cancer genome atlas program，TCGA），对 33 种癌症进行基因组、表观组、转录组等方面的检测。2008 年，全球癌症基因组协会建立了国际癌症基因组联盟（international cancer genome consortium，ICGC），旨在系统记录各种常见癌症中的突变。TCGA 与 ICGC 的早期研究显示：在不同肿瘤中，突变似乎存在一定的共性和差异，例如，有些突变在多个肿瘤中出现，而有些突变只出现在特定类型的肿瘤中。这些发现揭示了肿瘤发病的复杂性。

三、主要内容

（一）基因突变类型

1. 点突变　基因序列中一个碱基被另一个碱基代替，被称为碱基替换。嘧啶与嘧啶、嘌呤与嘌呤的替换被称为转换，嘌呤与嘧啶的替换被称为颠换。点突变会发生在基因组 DNA 序列任何位置。当点突变发生在基因外 DNA 序列时，通常不会产生明显效应。如果发生在基因调控区域，则可能改变基因表达的程度。如果发生在编码序列中，会导致多肽链氨基酸顺序的改变，不同替换位点会最终对多肽链的表达结果产生不同影响。

2. 移码突变　移码突变是指在 DNA 编码序列中插入或丢失一个或几个碱基，造成插入点或缺失点下游的 DNA 编码框架全部改变。其结果是突变以后的氨基酸序列都发生改变，从而可能导致蛋白质功能的显著改变或失效。

3. 动态突变　人类基因组中的短串联重复序列，特别是基因编码序列或侧翼序列的三核苷酸重复，在遗传传递过程中重复次数显著增加，从而导致某些遗传病的发生，称为动态突变。

4. 插入突变　一个基因的 DNA 中如果插入一段外来的 DNA，那么基因的结构就会被破坏进而导致突变，可引起多肽链表达异常或者基因表达水平异常，而诱发疾病。

（二）基因突变的诱变因素

基因突变可以分为自发突变与诱发突变。自发突变是在自然条件下，没有人为干涉而发生的突变。诱发突变是指在人为干涉下，经过特殊的人工处理所产生的突变。无论哪种突变，都是内外环境因素作用于遗传物质的结果。诱变剂是指能够诱发基因突变的各种内外环境因素，主要包括物理因素、化学因素、生物因素三方面。

1. 物理因素　在肿瘤的研究中，电离辐射、紫外线被发现具有显著的致癌性。这些物理因素可以导致细胞 DNA 发生突变，导致基因单链或双链断裂以及染色体重排等一系列基因碱基序列与基因表达的改变。自 1895 年伦琴发现 X 射线以来，X 线广泛应用于临床治疗。然而，随之而来的发现是，经常接触 X 射线的医生皮肤癌的发病率显著增加。

2. 化学因素　碱基类似物可以掺入 DNA 分子中取代正常的碱基，进而导致突变的发生。亚硝酸类化合物通过氧化脱氨基作用改变碱基，如腺嘌呤被脱氨基后衍生为次黄嘌呤，这种变体不能与胸腺嘧啶正常配对，而是与胞嘧啶互补配对。羟胺类、芳香族化合物等都具有改变 DNA 序列导致基因突变的化学功能。

3. 生物因素　病毒、细菌会诱发基因突变。逆转录病毒可以通过其产生的 cDNA 插入宿主细胞 DNA 序列引起突变。细菌和真菌产生的毒素或代谢产物会引发强烈的诱变作用。如黄曲霉菌产生的黄曲霉素就具有致突变作用，被认为是肝癌发生的重要诱发因素之一。

（三）基因组不稳定性与肿瘤

使细胞获得高于正常情况下积累的稳定性的任何突变状态均称为基因组不稳定性。当自发或诱发 DNA 突变或基因组不稳定性时，正常细胞的生长失去平衡，导致严重的生物学后果，最终使细胞内稳定性改变不断积累而导致癌变。因此，基因组不稳定性是癌变过程的早期阶段，而癌症则是基因组不稳定性延续的表现。

正常情况下，从分子水平上看，基因十分稳定，能在细胞分裂时精确地复制自己。但这种稳定性是相对的，在一定的条件下基因也可以从原来的存在形式突然改变成另一种新的存在形式，就是在一个位点上，突然出现了一个新基因，代替了原有基因，在结构上发生碱基对组成或排列顺序的改变。基因的不稳定性使生物后代的表现中突然地出现祖先从未有的新性状。基因的不稳定性（基因变异），除引起遗传病外，还可能造成生物死亡、自然夭折等；基因的不稳定性也可能对生物并无影响，仅仅造成个体间的遗传学差异，甚至可能给个体的生存带来一定的好处。

（四）DNA损伤修复

细胞内DNA会受到多种损伤，其中一部分源于细胞外环境因素，而大部分则是由于内源性因素，如自发性化学水解、细胞内活性氧基团对嘌呤和嘧啶的攻击。DNA损伤修复是指细胞修复受损DNA以维持正常的功能。这一修复机制对于维持生命体的稳定性与生存具有重要作用。

1. 光修复　光修复是一种能够对DNA损伤直接进行修复的过程，能够逆转紫外线辐射造成的嘧啶二聚体。通过光中的能量断开嘧啶二聚体之间的共价键，进而修复受损碱基。

2. 碱基切除修复　清除DNA损伤碱基最普遍的方法就是通过修复系统将受损的碱基切除并替换为正确的碱基。如通过糖基化酶识别并水解糖苷键去除受损的碱基，之后利用核酸内切酶将产生的脱碱基戊糖从DNA骨架中去除，受损核苷酸去除之后，DNA聚合酶与DNA连接酶用未受损的DNA链为模板，根据碱基互补配对原则修复受损的链。

3. 核苷酸切除修复　核苷酸切除修复不具有碱基切除修复酶区分不同损伤的能力，而具有识别双螺旋结构上的扭曲，并将扭曲中含有损伤的一小段单链片段切除，最后在DNA聚合酶作用下，单链缺口处根据碱基互补配对进行修复。

各种原因引起的DNA损伤可以通过各种方式修复。如果修复功能有缺陷，DNA损伤就可能造成两种结果：一是细胞死亡；二是发生基因突变，进而恶性转化为肿瘤细胞。先天性DNA修复缺陷疾病患者容易发生各种恶性肿瘤，如人类的着色性干皮病患者的皮肤对阳光过度敏感，阳光照射后皮肤出现红斑、水肿，继而出现色素沉着、干燥、角化过度，结果可导致黑色素瘤、基底细胞癌、鳞状上皮癌及棘状上皮瘤的发生。

四、相关实验依据

实验一

微卫星（microsatellite，MS）基因是一类广泛存在于原核细胞和真核细胞基因组中的简单串联重复序列，也称为简单重复序列（simple repeat sequence，SRS）。微卫星不稳定性（microsatellite instability，MSI）指的是由于复制错误（replication error，RER）导致的简单重复序列的增加或丢失，通常表现为 RER 阳性。MSI 现象首次在遗传性非息肉样结直肠癌中被发现。

1993 年，阿尔托宁（Altonen）等人使用 MS 作标记研究遗传性非息肉样结直肠癌中的杂合性丢失（loss of heterozygosity，LOH）时发现，许多肿瘤 DNA 表现出一种特殊改变，即 MS 位点内重复序列次数的改变，改变频率在受检肿瘤标本中从 43% ～ 71% 不等，而且双核苷酸（CA）n 和三核苷酸（CAG）n 位点的重复次数都有所改变。这表明 MSI 很可能广泛存在于整个基因组，称之为广泛体细胞突变。

实验二

多尔（Doll）等研究了每日吸烟对肺癌的影响。通过将终身不吸烟者作为对照，比较了不同吸烟量梯度下吸烟者患肺癌的风险，研究采用医院通知患者或现场诊断的方法，并在患者出院或去世后进行进一步的检查以确保诊断的准确性，结果显示重度吸烟者的肺癌风险是终身不吸烟者的 20 倍。

山崎氏（Yamagiwa K）等用多种机械和化学方式刺激家兔耳朵的皮上和皮下组织，发现了上皮的非典型生长，在所有的方法中煤焦油的作用是最明显的。使用煤焦油超过 100 天后，几乎所有家兔耳朵都出现了毛囊上皮瘤，最多的一只耳朵上有 20 个肿瘤，肿瘤的大小从米粒到麻雀蛋不等。一旦肿瘤形成，无需继续使用煤焦油来进行刺激。山崎氏还描述了癌症从良性增殖到恶性转移的进展，直接证明了化学物质可以诱发肿瘤。同时，穆斯塔基（Mustacchi）也测试了仅靠 X 射线是否能让试验动物患上肿瘤。他照射了 4 只大鼠，并在辐射引起的溃疡愈合后重复照射。在 14 个月的时间内经过 4 个周期后，2 只幸存的大鼠在辐照区域内发展出一种浸润性癌症。

这些实验结果表明，癌症的发生一般都有特定的原因（也就是后来的基因突变），并强调了环境暴露因素与肿瘤发生的联系。

实验三

王守峰等对广西地区 65 例食管鳞状细胞癌（ESCC）患者的癌组织进行了基因组 DNA 提取，并检测了 638 个癌症热点基因的突变情况。通过对样本 DNA 突变信息的分析，发现 65 例 ESCC 样本中 365 个基因发生突变；基因突变主要类别包括拷贝数改变（copy number change）和短变体（short variants）。在拷贝数改变中，以基因扩增（gene amplification）为主；而在短变体突变类型中，主要以替换（substitution）为主。

实验四

特基尔森（Therkildsen C）等应用微阵列比较基因组杂交技术（array-CGH），发现家族性结直肠癌 X 型患者表现出了基因组的高度复杂性，主要表现为频发的 20q、19 和 17 染色体重复突变，18、8p 和 15 染色体的缺失突变。其中，20q12-13.12 和 20q13.2-13.32 的染色体重复突变在 65% 的家族性结直肠癌 X 型患者中均有被检测到。同样，林奇综合征也是最常见的常染色体显性遗传家族性结直肠癌综合征，通常伴有临床家族史。该综合征涉及 DNA 错配修复基因的胚系突变，如 MSH2、MLH1、MSH6 和 PMS2。这类人群不但结直肠癌的发病率高，子宫内膜癌、卵巢癌、泌尿系统肿瘤及其他消化道肿瘤的发病率均明显上升。

实验五

米库拉索娃（Mikulasova）等对 1267 例接受全基因组测序、外显子组测序或靶向测序的初诊多发性骨髓瘤患者的样本进行了检测。结果显示，36.0% 的患者样本中检测到原癌基因 MYC 周围区域存在结构异常，包括易位、逆序、重复和缺失。在这些患者中，56.6% 的患者仅表现为易位，30.0% 的患者只发生了染色体内重排，13.4% 的患者同时存在易位和基因座内重排。

实验六

杨氏（Yang）等对 NF2 基因突变引起的肿瘤进行研究，他们运用定量蛋白和 PCR 等方式对相关的肿瘤细胞进行分析，发现该基因编码的蛋白的表达水平显著降低。研究者将 NF2 突变的基因构建物转染到 NF2 基因缺陷的脑膜瘤细胞系中，发现了表达水平的降低是由于蛋白质降解速度的加快，从而使蛋白质数量减少，对肿瘤的抑制减弱。

谢夫纳（Scheffner）等对人乳头瘤病毒（HPV）DNA 序列阳性或阴性的人宫颈癌细胞系进行 p53 和 RB 基因的分析，发现有两种细胞系发生了这两种基因的突变，突变的结果是相关外显子部分或全部消失，导致了异常的蛋白质形成，从而诱发肿瘤。同样是有关外显子的突变，于氏（Yu）等认为人类卵巢癌的形成可能不全是由蛋白质种类的改变引起的，他们发现了 ERCC1 基因的同义突变，导致对应密码子的使用频率减少，使得基因表达产物减少，基因功能减弱，因而与卵巢癌的发生有关。

这些实验中的基因突变都发生在编码区，直接导致了蛋白质最终数量或是种类的改变，然而，肿瘤的形成并非一定要求突变在编码区。丘普（Jupe）等对 205 名乳腺癌女性和 1046 名健康对照组者进行了一项有关抑制素基因型的研究。该抑制素基因位于 3'UTR，通过阻断细胞周期的 G1 期和 S 期之间的过渡来抑制细胞增殖，突变后的该基因则不具有这项功能。结果显示该基因的突变与乳腺癌之间存在关联。MDM2 基因表达产物能与 p53 蛋白结合，使细胞丧失抑制细胞增殖和诱导细胞凋亡的功能。Zhang 等对 303 例甲状腺癌患者和 511 例无癌健康对照组进行基因分析，发现该基因启动子区域单核苷酸改变会增强转录因子，从而导致 MDM2 基因的过度表达，引起癌症。

上述实验涉及了不同区域的多种基因突变，每种突变都有特定的致癌机制，反映了突变致癌的复杂性。

实验七

截至 2010 年，癌症的体细胞突变目录（catalogue of somatic mutations in cancer, COSMIC）显示 542000 个肿瘤样本中存在 136000 种编码区突变，共涉及 18490 个基因，其中 4803（26%）个基因含有至少一种突变。基因编码区的突变与癌症有很大关系，癌症相关基因编码区的点突变、缺失、小片段缺失及插入，可能引起密码子出现错义、同义、移码、终止等异常，导致基因表达的蛋白质氨基酸序列与结构改变，进而影响蛋白质功能，最终引起癌症。

例如，异柠檬酸脱氢酶（IDH）是一大类代谢酶家族，它参与了多种细胞过程，包括线粒体氧化磷酸化、谷氨酰胺代谢、脂肪生成、葡萄糖感测和细胞氧化还原状态的调节。越来越多的证据表明，IDH 突变促进了多种血液和实体肿瘤的发生与发展。Hirata 等使用 Sanger 测序方法确定了人类内生软骨瘤和软骨肉瘤中的 IDH 突变谱，其中包括之前未被报道的 IDH1-R132Q 突变，并且还进行了体内、体外实验研究 IDH 突变对软骨细胞分化和软骨瘤形成的影响，研究发现 IDH 突变破坏了软骨细胞生长板结构，抑制软骨细胞分化，使软骨发育不良，并导致多个内生软骨瘤样损伤，最终引起软骨肉瘤。

2009 年，研究人员对急性髓系白血病患者进行基因组测序分析，首次发现了在急性髓系白血病中存在 IDH 基因突变。随后有文献报道 IDH 突变在正常核型急性髓系白血病患者中的发生率明显高于核型异常者。此外，通过对 6877 例成年急性髓系白血病患者中 IDH1、IDH2 的突变情况进行研究，发现 IDH1 和 IDH2 突变分别占了 7.3% 和 9.7%，并且 IDH1 和 IDH2 在正常核型患者中的突变率比异常核型患者高。

实验八

陈氏（Chen）等对不同的基因突变导致妇科肿瘤的实例进行了分析。结果显示：BRCA1 突变诱导乳腺癌的风险为 57%，卵巢癌的风险为 40%；BRCA2 突变携带者患乳腺癌风险为 49%，患卵巢癌风险为 18%。Albertini 等研究了 163 例转移性结直肠癌中 KRAS 和 NRAS 基因的突变状况，并与其他平台的结果作了比较，结果显示其相关性为 95.7%。提摩太（Timothy）等使用全基因组测序与全外显子组测序等方式对 200 例急性髓系白血病患者进行了基因分析，发现急性髓系白血病基因组的突变比其他成人肿瘤少，平均在基因中发现 13 个突变，共有 23 个基因发生了显著突变。

Burmer 等对结肠癌和结肠腺瘤患者进行了 KRAS 突变的鉴定，结果显示 40 个结肠癌患者有 26 个发生突变，12 个结肠腺瘤患者有 9 个发生突变。Lee 等用 PCR 对 140 例胃癌样本进行研究，共有 11 例发生 KRAS 基因突变。Laghi 等对 41 例胰腺癌、13 例胆道癌患者的研究中更是发现 34 例胰腺癌和 11 例胆道癌中有 KRAS 突变。

上述实验表明同一癌症可能是由多种基因突变所引起的，也表明同一基因突变对于不同肿瘤的发生均起到重要作用。

实验九

研究人员对上海地区家族性乳腺癌患者进行研究发现，这类人群的 BRCA1 突变位点在 11 号和 24 号外显子，BRCA2 的突变位点在 11 号外显子。同样是 BRC1 和 BRC2 基因的突变，湖南地区的研究则显示 BRCA1 突变发生在 6 号外显子、BRCA2 在 10 号和 11 号外显子。西方部分国家如德国、荷兰等，乳腺癌患者还表现出明显的始祖效应，且有较高的突变频率。这体现了引起同一肿瘤的相同基因在不同地区、不同人群中具有不同的突变类型。

实验十

西川氏（Nishikawa）等对肝癌患者肝脏癌变和非癌变区域的线粒体基因组进行了测序，并将突变位点频率与正常肝脏中检测到的进行了比较，发现与对照组相比，来自肝癌患者的非癌性和癌性肝脏标本中 mtDNA 突变的频率显著增加。伊丽莎白（Elizabeth）等检测了 25 对正常乳腺和乳腺癌组织样本，与正常组织相比，80% 的乳腺肿瘤样本中的 mtDNA 含量降低。此外，他们还分析了其他有关非泌尿系统肿瘤等一系列实验，发现了 mtDNA 拷贝数减少和线粒体生物发生受损是肝癌致癌过程中的重要事件。

上述实验证明了线粒体 DNA 的突变与肿瘤发生间也存在一定联系。

第二节　肿瘤体细胞突变学说的局限性

体细胞基因突变理论认为，肿瘤主要是由体细胞基因突变引起的，通常是由于多个突变的积累导致细胞增殖失控、逃避凋亡和迁移能力增强。然而，有些肿瘤现象，如肿瘤的异质性、耐药性以及某些肿瘤类型的发病机制，仍然难以用单一的基因突变理论解释。这些现象可能涉及基因突变以外的因素，如表观遗传变化、微环境的影响和细胞间的相互作用等。

神经母细胞瘤是儿童常见的实体瘤，通常会自发消退，转移至肝、骨髓等处的肿瘤也有完全消退的案例。肿瘤细胞可以被诱导分化为正常的体细胞，如全反式维甲酸可以诱导急性白血病细胞分化。1974 年，布林斯特（Brinster）将小鼠畸胎瘤肿瘤细胞注入囊胚中，发现畸胎瘤细胞参与了正常胚体的形成；麦金内尔（Mckinnell）将疱疹病毒诱发的青蛙肾癌细胞核移植到去核蛙卵细胞中，成功培育出正常蝌蚪。还有研究表明肿瘤细胞在特定环境下能够转化为正常组织细胞。例如，将高度恶性的黑色素瘤细胞注入发育中的斑马鱼中，癌细胞转变为神经节细胞；将肝癌细胞注入乳鼠肝脏中，癌细胞可转变为正常的肝细胞；将乳腺癌细胞注入幼鼠的乳腺后，癌细胞成为正常腺体一部分，但在成年鼠乳腺中则表现为恶性生长。这些研究均表明，尽管肿瘤细胞具有恶性表型，但在特定环境下仍然可以逆转为正常细胞。这提示我们，如果肿瘤的恶性表型是由基因突变引起的，那么环境作用下的逆转可能意味着突变可以恢复正常状态，或者突变只是细胞转化的一个必要步骤，真正导致肿瘤的本质不在于突变本身。

我们根据之前的研究发现，非突变的细胞也会导致肿瘤的出现。例如，当肺部受到外伤或者在皮下植入光滑金属箔片后，均会有肿瘤的生成。这明显不是由基因突变直接引起的肿瘤。此外，干细胞移植诱发的肿瘤也是如此，如畸胎瘤。畸胎瘤是起源于胚胎时期迁徙途中原始生殖细胞没有到达生殖嵴从而产生的肿瘤，或者将富含干细胞的胚胎移植到腹腔中，同样会产生畸胎瘤。这些肿瘤并未发现大量基因突变的出现。肿瘤根据其分化程度可分为良性肿瘤和恶性肿瘤。如果说肿瘤完全是由基因突变导致的，那么为什么突变会导致其分化程度不同，出现致病性截然不同的肿瘤类型呢？这些事实与实验表明突变只是导致肿瘤发生的一个因素，肿瘤发生的关键并不在于突变。

研究人员通过分析正常组织的 RNA 数据发现：正常组织中也会发生体细胞突变甚至包括癌症相关突变，并且突变的频率还相当高。这表明，突变在人体内时刻发生，而机体也具备实时修复这些损伤的系统。突变仅仅是肿瘤发生的一个因素，但并不是肿瘤发生的本质。换句话说，基因突变可能只是肿瘤发生过程中细胞分子水平的一个表现，而真正的肿瘤发生机制可能涉及其他因素。

我们认为，突变所致肿瘤细胞的机制是由于突变阻断了细胞成熟分化阶段所需的基因序列的某些部分，而其他部位的基因突变则不能够阻断该分化成熟过程。因此，突变可以导致肿瘤，也可以不发生肿瘤，关键在于细胞分化成熟过程中基因功能分子网络系统的调控途径是否被完全阻断。癌基因、抑癌基因及凋亡相关基因均属于细胞成熟分化过程中的正常基因序列，其产物参与了调控细胞成熟与细胞周期相关的系统生物分子网络。这一网络是严格按照时空序列排列的，并且与人胚胎发育过程中的组织成熟过程一致。肿瘤细胞是这一调控过程中系统生物分子网络质、量及时间、空间序列紊乱的结果，并且此种紊乱在相同组织细胞来源的胚胎组织中可以找到相应时间分化阶段的正常网络分子。这些分子通过调整时空序列，可以使停滞在相应恶性阶段的肿瘤细胞继续分化成熟直至凋亡。

参 考 文 献

1. 谢莲萍. 基因突变与肿瘤发生的因果分析［J］. 中国当代医药，2009，16（23）：155-157.

2. 许奕荟，陈梦云，徐明贵，等. 肿瘤体细胞突变的研究技术进展［J］. 现代医学，2015，43（10）：1326-1330.

3. 傅松滨. 医学遗传学［M］. 第 4 版. 北京：北京大学医学出版社，2015：132-150.

4. 陈传德，吴中亮，雷毅雄. 基因组的不稳定性与肿瘤［J］. 疾病控制杂志，2001，（4）：332-334.

5. Aaltonen LA, Peltomäki P, Leach FS, et al. Clues to the pathogenesis of familial colorectal cancer［J］. Science, 1993, 260(5109): 812-816.

6. Doll R, Hill AB. Smoking and carcinoma of the lung［J］. Br Med J, 1950, 2(4682): 739-748.

7. Yamagiwa K, Ichikawa K. Experimental study of the pathogenesis of carcinoma［J］. CA Cancer J Clin, 1977, 27(3): 174-181.

8. Mustacchi P, Shimkin MB. Radiation cancer and Jean Clunet［J］. Cancer, 1956, 9(6):

1073–1074.

9. 王守峰，吴俊伟，苏刘福，等. 广西地区食管鳞状细胞癌热点基因突变谱分析［J］. 广西医科大学学报，2021，38（7）：1304–1312.

10. 季午阳，吴斌. 家族性结直肠癌 X 型研究进展［J］. 中华结直肠疾病电子杂志，2017，6（4）：320–323.

11. Mikulasova A, Ashby C, Tytarenko RG, et al. Microhomology–mediated end joining drives complex rearrangements and overexpression of MYC and PVT1 in multiple myeloma［J］. Haematologica, 2020, 105(4): 1055–1066.

12. 陈明翠，郭鹏翔. 原癌基因 MYC 与多发性骨髓瘤关系的研究进展［J］. 现代医学，2021，49（5）：597–604.

13. Yang C, Asthagiri AR, Iyer RR, et al. Missense mutations in the NF2 gene result in the quantitative loss of merlin protein and minimally affect protein intrinsic function［J］. Proc Natl Acad Sci USA, 2011, 108(12): 4980–4985.

14. Scheffner M, Münger K, Byrne JC, et al. The state of the p53 and retinoblastoma genes in human cervical carcinoma cell lines［J］. Proc Natl Acad Sci USA, 1991, 88(13): 5523–5527.

15. Yu JJ, Mu C, Lee KB, et al. A nucleotide polymorphism in ERCC1 in human ovarian cancer cell lines and tumor tissues［J］. Mutat Res, 1997, 382(1–2): 13–20.

16. Jupe ER, Badgett AA, Neas BR, et al. Single nucleotide polymorphism in prohibitin 3' untranslated region and breast–cancer susceptibility［J］. Lancet, 2001, 357(9268): 1588–1589.

17. Zhang F, Xu L, Wei Q, et al. Significance of MDM2 and P14 ARF polymorphisms in susceptibility to differentiated thyroid carcinoma［J］. Surgery, 2013, 153(5): 711–717.

18. 贺红娟，陈尔飞，雷蕾. 肿瘤发生与相关基因突变的关联［J］. 基因组学与应用生物学，2015，34（1）：208–214.

19. Hirata M, Sasaki M, Cairns RA, et al. Mutant IDH is sufficient to initiate enchondromatosis in mice［J］. Proc Natl Acad Sci USA, 2015, 112(9): 2829–2834.

20. Mardis ER, Ding L, Dooling DJ, et al. Recurring mutations found by sequencing an acute myeloid leukemia genome［J］. N Engl J Med, 2009, 361(11): 1058–1066.

21. Rakheja D, Konoplev S, Medeiros LJ, et al. IDH mutations in acute myeloid leukemia［J］. Hum Pathol, 2012, 43(10): 1541–1551.

22. Chen S, Parmigiani G. Meta–analysis of BRCA1 and BRCA2 penetrance［J］. J Clin Oncol, 2007, 25(11): 1329–1333.

23. Albertini AF, Raoux D, Neumann F, et al. Detection of RAS genes mutation using

the Cobas(®) method in a private laboratory of pathology: Medical and economical study in comparison to a public platform of molecular biology of cancer〔J〕. Bull Cancer, 2017, 104(7–8): 662–674.

24. Ley TJ, Miller C, Ding L, et al. Genomic and epigenomic landscapes of adult de novo acute myeloid leukemia〔J〕. N Engl J Med, 2013, 368(22): 2059–2074.

25. Burmer GC, Loeb LA. Mutations in the KRAS2 oncogene during progressive stages of human colon carcinoma〔J〕. Proc Natl Acad Sci USA, 1989, 86(7): 2403–2407.

26. Lee KH, Lee JS, Suh C, et al. Clinicopathologic significance of the K-ras gene codon 12 point mutation in stomach cancer. An analysis of 140 cases〔J〕. Cancer, 1995, 75(12): 2794–2801.

27. Laghi L, Orbetegli O, Bianchi P, et al. Common occurrence of multiple K–RAS mutations in pancreatic cancers with associated precursor lesions and in biliary cancers〔J〕. Oncogene, 2002, 21(27): 4301–4306.

28. 程学远, 黄忠. 乳腺癌易感基因突变的研究进展〔J〕. 广西医学, 2018, 40（20）: 2456–2461, 2464.

29. Nishikawa M, Nishiguchi S, Shiomi S, et al. Somatic mutation of mitochondrial DNA in cancerous and noncancerous liver tissue in individuals with hepatocellular carcinoma〔J〕. Cancer Res, 2001, 61(5): 1843–1845.

30. Mambo E, Chatterjee A, Xing M, et al. Tumor–specific changes in mtDNA content in human cancer〔J〕. Int J Cancer, 2005, 116(6): 920–924.

31. 薛开先. 癌变的体细胞突变理论回顾与挑战〔J〕. 癌变·畸变·突变, 2007,（1）:1–3.

32. 梁媛, 覃君慧, 王敬博, 等. 体细胞突变肿瘤发生理论之悖论〔J〕. 医学争鸣, 2012, 3（4）: 25–26.

第五章

肿瘤表观遗传学说

第一节 肿瘤表观遗传学概述

一、定义

肿瘤表观遗传学研究的是与肿瘤相关的、没有涉及核酸序列改变的，但可引起遗传基因表达变化的各种异常生物学过程，如整体基因组 DNA 甲基化水平的减低、特异性组蛋白修饰的缺失和抑癌基因启动子区高甲基化失活等。与基因组异常不同，肿瘤表观遗传的异常通过修饰和控制基因组 DNA 序列的空间结构来实现基因表达调控，从而参与肿瘤的发生、发展过程。由于这些异常不改变基因组 DNA 序列，表观遗传学异常均是可逆性改变。这为肿瘤的表观遗传学治疗提供了潜在的治疗策略。

二、研究发展历程

1939 年，英国生物学家沃丁顿（Waddington）首次提出了非遗传序列变化对基因表达调控的概念。1942 年，沃丁顿进一步提出了 "epigenetics"（表观遗传学）的定义，描述了基因型未发生改变而表型发生变化的现象，并将其作为研究生物发育机制的学科。1950 年，斯特德曼（Stedman）提出组蛋白可能充当基因表达的通用抑制物。1983 年，范伯格（Feinberg）和贝尔特·福格尔斯泰因（Bert Vogelstein）首次证实了在人类癌症中存在 DNA 甲基化的过程。1987 年，英国分子生物学家霍利迪（Holliday）系统阐述了 DNA 甲基化如何改变基因活性，奠定了现代表观遗传学的基本框架——非 DNA 序列变化所致的可遗传的基因表达变化。1990 年，美国遗传学家阿瑟·里格斯（Athur Riggs）将表观遗传学定义为：在不改变遗传序列的情况下，基因在功能上因有丝分裂或减数分裂而发生的遗传变化。

1999 年，英国、德国和法国的科学家联合成立了人类表观基因组协会（HEC）。随着肿瘤表观遗传学研究的深入，2002 年，艾斯特尔（Esteller）首先提出癌症不仅是遗传学疾病，也是表观遗传性疾病。2003 年，人类表观基因组协会正式启动了"人类表观基因组计划"（Human Epigenome Project，HEP）。2006 年，美国食品药物管理局（FDA）批准了第一批表观遗传药物（地西他滨和伏立诺他）用于人类癌症的治疗。2007 年，英国遗传学家伯德（Bird）将表观遗传学定义为：染色体区域结构的调整，这导致表达、信号传递或活动状态的变化。2008 年冷泉港学术会议上，公认的表观遗传学特征为：在 DNA 序列不变的情况下，由染色体变化引起的稳定遗传的表型。2013 年，美国国立卫生研究院（NIH）根据表观遗传学研究方面的不断扩展，认为表观遗传学既包括细胞或个体基因活动和表达的遗传变化，还包括在细胞转录潜在水平上稳定、长期且不遗传的变化。

表观遗传学的发展与完善为肿瘤精准治疗开辟了一条新的路径。自 2004 年 FDA 批准首个表观遗传学药物阿扎胞苷以来，这一领域已从理论走向实际应用。2006 年，针对骨髓增生异常综合征（MDS）的地西他滨获批。组蛋白脱乙酰基酶伏立诺他（SAHA）和贝利司他分别于 2006 年和 2014 年获批应用于治疗皮肤和外周 T 细胞淋巴瘤。环状四肽类的罗米地辛先后于 2009 年和 2011 年被 FDA 批准用于治疗皮肤 T 细胞淋巴瘤和外周 T 细胞淋巴瘤。

三、主要内容

（一）表观遗传修饰的主要内容

1. DNA 甲基化　DNA 甲基化是指在 DNA 甲基转移酶的催化下，将 S 腺苷甲硫氨酸（s-adenosyl methionine，SAM）提供的甲基基团转移到胞嘧啶第 5 位碳原子上，形成 5'- 甲基胞嘧啶的过程。在肿瘤的发生过程中，启动子 CpG 岛胞嘧啶的异常高度甲基化和整体基因的低甲基化会导致整个基因组的不稳定和基因表达谱的改变。这种变化使细胞的正常分化调控失常，同时 DNA 损伤无法得到及时修复，从而促进多种肿瘤的发生。低甲基化状态广泛存在于基因组的不同区域中，包括重复元件、转座子和内含子等，如着丝粒串联重复序列、Alu 序列以及 LINE-1 序列等。其中，基因组重复元件和转座子区域的低甲基化能通过加快染色体重组和易位，增加基因组的不稳定性，进一步导致疾病的发生。

2. 组蛋白修饰　在相关酶的作用下，染色体组成成分之一的组蛋白发生磷酸化、甲基化、乙酰化、泛素化、糖基化、ADP 核糖基化、巴豆酰化、去氨基化、类泛素化和脯氨酸异构化等化学修饰进而影响基因表达。

3. 染色质结构的重构　在 DNA 转录时染色质由紧密的超螺旋结构变构为开放式的疏松结构，这种不改变 DNA 碱基序列的结构改变称为染色质重构，染色质重构与基因表达、凋亡、DNA 复制和修复以及肿瘤的发生密切相关。

4. 印记丢失　肿瘤表观遗传学异常的提出源于肿瘤中发现了遗传印记的异常。遗传印记是指来自父母双方的等位基因在通过精子和卵子传递给子代时发生了修饰，使带有亲代印记的等位基因具有不同的表达特性。正常的基因印记受到 DNA 甲基化、组蛋白乙酰化和甲基化等修饰的调控，以保证父系基因的决定地位，即一对等位基因中一个发生转录而另外一个受到抑制。肿瘤中一些基因丢失其遗传印记后会导致异常情况发生，比如两个等位基因在肿瘤中共表达。

（二）表观遗传的相关分子机制

1. DNA 修饰　胞嘧啶核苷酸的 5- 碳原子甲基化由 DNA 甲基转移酶（DNA methyltransferases，DNMT）家族催化，其家族在高等真核生物中包含 3 种活性 DNMT。在恶性肿瘤中，DNMT 的表达水平是增加的。该酶是导致抑癌基因产生高甲基化水平的主要因素之一。DNMT1 作为维持性甲基转移酶，识别 DNA 复制过程中生成的半甲基化 DNA，并将新合成的 CpG 二核苷酸甲基化。胚胎发育过程中，DNMT3A 与 DNMT3B 通过从头甲基转移酶进行 DNA 甲基化。

DNA 甲基化为多种甲基结合蛋白提供了平台。这些甲基结合蛋白包括甲基结合域蛋白（methyl-binding domain，MBD）、甲基 -CpG 结合蛋白（methyl-CpG binding proteins，MeCP2）。这些蛋白通过招募组蛋白修饰酶，调控以 DNA 为模板的遗传信息表达。MBD1、MBD2 与 MeCP2 作为转录抑制因子，与多种肿瘤有关。其中，MeCP2 已被认定为多种类型肿瘤中频繁扩增的甲基结合蛋白。这些肿瘤类型包括乳腺癌、肺癌、宫颈癌和子宫内膜癌。MBD1 则参与多种癌症的发生和进展，包括肺癌、前列腺癌和结直肠癌。而 MBD2 则是肿瘤中 CpG 岛维持和扩散 DNA 甲基化的必备蛋白。

2. 组蛋白修饰

（1）组蛋白乙酰化：组蛋白乙酰化大多发生在组蛋白 H3 赖氨酸的 9、14、18、23 等位点以及组蛋白 H4 赖氨酸的 5、8、12、16 等位点。组蛋白的乙酰化和去乙酰化之间的平衡维持着基因的表达和染色质的结构稳定，异常的基因表达最终可导致肿瘤的发生。组蛋白乙酰化是一个高度活跃的过程，由两个酶家族共同调控，这两个酶家族为：组蛋白乙酰转移酶（histone acetyltransferase，HAT）和组蛋白脱乙酰酶（histone deacetylase，HDAC）。研究发现，在许多肿瘤中均存在组蛋白乙酰化酶表达高的现象。

HAT 家族有两种主要类型：A 型和 B 型。A 型 HAT 主要在细胞核内，可细分为

GNAT、MYST 和 CBP/p300 家族。B 型 HAT 主要存在于细胞质内，用于修饰游离组蛋白。研究显示，许多 HAT 都与致瘤性转化有关。同时，HAT 还是多个肿瘤抑制基因的转录辅因子，例如 CBP/p300 调控 p53 乙酰化。

HDAC 家族包含 18 种酶，可以使赖氨酸去乙酰化并修复组蛋白侧链的正电荷。HDAC 在许多肿瘤中过表达，导致组蛋白乙酰化全部酶解进而将肿瘤抑制基因表达沉默促进肿瘤的发生、发展。

（2）组蛋白甲基化（histone methylation）：组蛋白的甲基化多发生在 H3、H4 的赖氨酸和精氨酸残基上。组蛋白甲基化在基因的表达调控和染色质结构的维持中发挥重要作用，其氨基酸残基不同位点的甲基化可使相关的基因激活或沉默。具体来说，某一氨基酸残基的不同甲基化状态可能具有不同的功能性结果，这取决于甲基化位点和所参与的调控网络。组蛋白甲基化过程主要由组蛋白甲基转移酶（histone methyltransferase，HMT）催化。HMT 通过将 S- 腺苷甲硫氨酸（s-adenosyl methionine，SAM）上的甲基转移到组蛋白底物上来进行甲基化。

3. 染色质结构重构 根据功能结构域的不同可以将 ATP 依赖的重塑复合物主要分为 ISWI、SWI/SNF、INO80 等亚家族。ISWI 复合物不仅通过参与核小体阵列和核小体自由区重塑过程来调控基因表达，还参与了异染色质的建立与复制、DNA 修复以及 rRNA 基因表达的调控等过程。SWI/SNF 家族复合物是肿瘤抑制因子而非致癌因子。SWI/SNF 家族复合物是在特定组织中产生特殊功能的广泛多样性的复合物。INO80 复合物能促进 DNA 复制叉的稳定、DNA 合成的恢复和 DNA 损伤的耐受。INO80 复合物还参与端粒调节、着丝粒稳定性和染色体分离。

（三）表观遗传的改变与肿瘤发生的关系

几乎所有类型的人类肿瘤中都存在表观遗传上的异常。这种改变可导致 DNA 结构功能的改变、非必需重复序列的转录、基因的异常活化、染色体复制调控机制的破坏以及抑癌基因异常沉默等。在哺乳动物细胞中，存在一种动态调控模式来调节基因 CpG 岛胞嘧啶的甲基化修饰、核小体重塑和一系列的组蛋白修饰，以保证 DNA 的正确组装从而调节转录抑制与激活之间的平衡。

基因组 DNA 的高度甲基化是转录抑制的显著特征，高甲基化区域维持在一种紧密结构中，从而保持其抑制状态。而处于转录活跃状态的基因启动子和一系列具有协同作用的调控基因则维持在一个较开放的转录构型状态。这种转录抑制或激活的状态与染色质的状态密切相关，其中组蛋白的不同修饰程度也发挥关键作用。

在基因组范围内，染色体标记被认为可能是同细胞谱系定型阶段相关联的，或者可能是在这些阶段发挥控制作用的。肿瘤表观遗传改变会影响干细胞表型的维持从而诱发肿瘤的生成，此外还与衰老、应激反应等诱导细胞发生异常克隆的肿瘤诱因相关。

（四）根据表观遗传理论治疗肿瘤

1. DNA 甲基化与肿瘤治疗　表观遗传学修饰具有可逆性，因此在肿瘤或癌前病变中可以通过调节甲基化或乙酰化水平恢复某些关键抑癌基因的表达，从而达到预防或者治疗肿瘤的目的。目前来看，阿扎胞苷和地西他滨可以通过共价键与 DNA 甲基转移酶结合形成不可逆的复合物，从而抑制其活性，使基因组整体甲基化水平降低，从而重新激活因高甲基化而失活的关键抑癌基因。

2. 组蛋白修饰与肿瘤治疗　去乙酰化酶催化的去乙酰化反应是通过对核心组蛋白的可逆修饰，调节核心组蛋白的乙酰化水平，从而影响转录的起始与延伸。因此，通过抑制去乙酰化酶功能，可以实现抗肿瘤的效果。目前，去乙酰化酶抑制剂如丁酸盐、曲古霉素 A 已在体外显示出诱导多种肿瘤细胞的生长抑制、分化和凋亡的潜力。

四、相关实验依据

实验一

癌症如消化道肿瘤、肾癌、肺癌、乳腺癌、上皮性卵巢癌的发生发展过程常伴随着 DNA 甲基化模式的改变。

胃癌作为常见的消化道恶性肿瘤，其发生与多种表观遗传学改变密切相关。其中，不同肿瘤抑制基因中的 CpG 岛发生异常甲基化是最常见的表观遗传学改变之一。DNMT3 家族（包括 DNMT3A 和 DNMT3B）通过多种途径发生过表达进而导致胃癌的发生。研究表明，DNMT3A 通过抑制依赖甲基化的转录过程来影响基因表达，而这种抑制部分依赖于其组蛋白去乙酰化酶活性。有学者对 54 例胃癌患者 DNMT1、DNMT3A 和 DNMT3B 的表达进行研究，他们发现 DNMT3 在发生淋巴结转移的胃癌患者中表现出显著的高表达。这表明 DNMT3 的过表达可能与胃癌的侵袭性和转移性密切相关。

胰腺导管腺癌是胰腺癌最常见的病理类型，其中最常见的类型是胰腺上皮内瘤变。Sato 等对胰腺上皮内瘤变的组织进行甲基化研究，结果发现有 8 个基因（CAH3、reprimo、CLDN5、LHX1、NPTX2、SARP2、SPARC、ST14）的启动子区发生了不同程度的甲基化。这些甲基化改变可能与胰腺癌的发生发展密切相关。

里基茨（Ricketts）等发现 40% 的肾癌肿瘤组织中存在 OVOL1 基因启动子甲基化。该基因的产物可抑制转录因子 c-Myc 的表达，其甲基化则增加 c-Myc 表达，激活多种癌基因，促进肾癌的发生。抑制转化生长因子 β（TGFβ）信号通路的 SMAD6 基因也在肾癌中被发现存在高甲基化，可激活 TGFβ 通路并促进肿瘤增殖。

袁氏（Yuan）等报道了 GPC5 抑癌基因在肺腺癌组织中呈高甲基化状态。这种高甲基化状态导致该基因表达的下调，且证实 GPC5 通过结合细胞表面的 Wnt3a 抑制 Wnt/β-catenin 信号通路，抑制肺癌的增殖、迁移和侵袭。高甲基化状态的 GPC5 促进了肺癌的发生发展。

安萨利（Ansari）等报道有许多参与维持正常细胞功能的基因高甲基化与肺癌的发生相关。如 p16、MGMT、DAPK、APC、CDH13、TIMP-3 等抑癌基因 CpG 岛的高甲基化而致其表达沉默，与肺癌发生的早期事件有关。桑多瓦尔（Sandoval）团队研究了 587 例肺癌患者，发现 HIST1H4F、PCDHGB6、NPBWR1、ALX1 和 HOXA9 5 个主要基因的高甲基化，且与诱导肺癌的复发有很大关系。普拉丹（Pradhan）等研究亦证实，HOX、FOXG1、GRIK3、HAND2 和 PRKCB 等基因启动子区或第一外显子区 CpG 岛的 DNA 高甲基化或其他部位的 DNA 低甲基化与肿瘤的发生发展密切相关。

基因启动子甲基化在乳腺癌中也非常普遍，超过 100 个基因启动子被报道有高甲基化现象，包括：①细胞周期调控基因，如细胞周期蛋白 D2 基因（CCND2）和细胞周期依赖性激酶抑制基因（CDKN2A）。② DNA 修复基因，如乳腺癌易感基因 1（BRCA1）、乳腺癌易感基因 2（BRCA2）、胱甘肽 S 转移酶 P1 基因（GSTP1）。③组织侵袭和转移基因，如 RAS 相关区域家族 1A 基因（RASSF1A）、视黄醇受体 β 基因（RARβ）。④细胞转录基因，如同源框基因 A 基因（HOXA1、HOXA5、HOXA9、HOXA10 等）。⑤细胞黏附基因，如钙黏着蛋白 1 基因（CDH1）。⑥激素介导的细胞信号传导基因，如雌激素受体 α 基因（Erα）。原癌基因启动子低甲基化也会导致癌症发生，如三叶因子 1 基因（TFF1）。这表明基因甲基化在乳腺癌生长和转移中发挥重要作用。

史泰斯·埃克斯（Stacey N. Akers）及其同事通过分析正常对照组及上皮性卵巢癌患者卵巢表面上皮组织确定了重复元件（repetitive elements，REs）的 DNA 甲基化在上皮性卵巢癌患者肿瘤中是否发生了改变，与正常对照组相比，上皮性卵巢癌中的 REs 明显低甲基化。

上述实验均表明在不同类型的肿瘤细胞中均存在基因组的甲基化修饰，肿瘤的表观遗传与肿瘤的发生发展密切相关。

实验二

正常细胞染色体着丝粒侧翼序列和卫星序列都是高甲基化的，但发生肿瘤时其甲基化程度普遍减低，即便是病毒引起的肿瘤也是如此。这种广泛的低甲基化是肿瘤基因组和染色体不稳定的基础。DNMT3B 基因突变的人卫星序列可见低甲基化。这种患者表现的 ICF 综合征（免疫缺陷、染色体不稳定和面部异常）可能是 DNA 低甲基化及基因组不稳定的结果。另外，DNMT1 基因敲除小鼠也表现有基因组全面的低甲基化。这种小鼠主要发生淋巴瘤，其发病率显著增高，说明基因组的广泛低甲基化可能是肿瘤发生的机制。

实验三

卡尔茨马尔斯基（Karczmarski）等发现在结肠癌中，与正常黏膜样本相比，H3K27 乙酰化明显增加，这可能与增强子的活性增加从而调控结肠癌中相关基因表达有关。研究发现，在多种血液肿瘤中频繁出现包括 EP300、CREBBP、NCOA2 等在内的多个组蛋白乙酰化酶基因的移位。EP300、CREBBP 与腺病毒蛋白 E1A、SV40A 的结合可异常激活多种基因，加快细胞增殖分裂，从而导致多个系统的组织发生癌变。此外，也发现 EP300 和组蛋白乙酰化酶 KAT5 的染色体易位可大大增加胃癌、胰腺癌、结肠直肠癌的发病率。

实验四

赖氨酸去甲基化酶 5A（K-demethylases5A，KDM5A）能催化 H3K4me2/me3 的去甲基化，在肺癌、胃癌、乳腺癌等人类癌症中均存在高表达。抑制 KDM5A 的去甲基化活性，可增加细胞中的总 H3K4me3 水平，并抑制胃癌细胞的增殖。赖氨酸特异性去甲基化酶 1（lysine-specificdemethylase1，LSD1）过表达也可导致抑癌基因 p21 启动子区的 H3K4me2 去甲基化。一种名为 FEZF1-AS1 的长链非编码 RNA 可通过招募 LSD1 抑制 p21 转录，从而促进胃癌细胞的增殖。

实验五

印记丢失引起肿瘤的发生可以在胚胎衍生的过程中找到明确的证据：胚胎在只具有母系来源的染色体的情况下将形成卵巢畸胎瘤，而在只具有父系染色体的情况下则形成了葡萄胎。在成人肿瘤中研究最明确的就是类胰岛素生长因子 2（insulin-like growth factor 2，IGF2）基因。IGF2 的印记丢失后产生了一种异常的未分化细胞。这种细胞能够不断增生并且不受相关的修复和调控基因的影响，从而引发肿瘤。IGF2 基因印记丢失的机制包括 H19 基因启动子甲基化的异常增多而导致其转录沉默以及位于同一个染色体远端的增强子发生转移等。

最近，霍尔姆（Holm）等通过破坏 DNA 甲基化转移酶 1（DNMT1）暂时诱导基因组 DNA 去甲基化，从而建立了一个基因印记丢失的小鼠模型。从这些印迹丢失小鼠中获得的成纤维细胞可在免疫缺陷型小鼠身上形成肿瘤而且还具有体外永生的特性。当这些细胞被转入 H-RAS 癌基因后可以被完全诱导同步化。霍尔姆认为单独的印记丢失就可以使细胞形成肿瘤并不断增生，细胞通过印记丢失降低了其转化为永生性细胞的阈值，在没有基因突变的情况下，可遗传基因表达模式的变化导致干细胞的异常增生，并进一步诱发肿瘤的发生。这表明基因印记丢失可以通过改变基因表达模式来促使肿瘤的发生，而这一过程并不依赖于基因突变。

肾母细胞瘤也是基因印记丢失导致肿瘤发生的一个很好的例子，95% 的病例与母方 IGF2 基因的印记丢失有关。IGF2 基因印记丢失也与肝母细胞瘤、横纹肌肉瘤的发生有关。在许多人类肿瘤中也都有 IGF2 基因的印记丢失。有研究表明 IGF2 印记丢失的患者发生结肠癌的概率可增加 5 倍。

实验六

研究表明 SWI/SNF 家族复合物是肿瘤抑制因子而非致癌因子，SWI/SNF 家族复合物是在特定组织中产生特殊功能的广泛多样性的复合物。在对 44 项全基因组和外显子组测序的人类肿瘤中，哺乳动物的 SWI/SNF 复合物突变率高于背景突变率，达到 19.6%，广泛涉及实体和血液系统肿瘤，包括卵巢透明细胞、胰腺、肾细胞、肝细胞、膀胱、胃、乳腺和血液恶性肿瘤，并且在某些癌症中可能涉及多个亚基的突变。

实验七

与肿瘤异常甲基化状态相关的 DNA 甲基转移酶（DNA methyltransferases，DNMT）是通过共价的形式在 CpG 岛的胞嘧啶上结合一个甲基基团，故 DNA 的甲基化程度可作为肿瘤患者的诊断指标。DNA 的高甲基化状态可以通过 DNA 甲基化抑制剂逆转，所以利用药物逆转抑癌基因的高甲基化状态逐渐成为治疗肿瘤的研究热点。

使用胞嘧啶类似物抑制 DNMT 的活性后，可延缓小鼠肺癌模型中的肿瘤增生。在胃、膀胱、大肠、肺等各种组织类型的肿瘤中 DNMT 蛋白和活动水平都提高。哺乳动物的 DNA 甲基化模式多来自对正常小鼠的研究。任何一种 DNMT 基因（DNMT1，DNMT3A，DNMT3B）的纯合型缺失对小鼠都是致死性的。研究表明 DNMT3A、DNMT3B 的缺失阻止了从头甲基化，而 DNMT1 缺失导致大量 DNA 去甲基化，反映了 DNMT1 的维持甲基化的作用。但是在结肠癌中同时运用基因敲除和 RNA 干扰技术方法去除 DNMT1 后，发现严重的 DNMT1 的缺失却只使整体 DNA 甲基化水平产生了微弱的减少，沉默的抑癌基因也未检测到有重新表达，这也说明在一定程度上机体还存在其他 DNA 甲基化的相关蛋白或通路。

DNA 甲基转移酶抑制剂（DNA methyltransferase inhibitors，DNMTis）核苷类抑制剂通过抑制 DNMT 的活性来促进抑癌基因的表达从而减少肿瘤细胞的产生，DNMTs 可以作为特异性抗肿瘤药物的有效靶点，其主要包括核苷类和非核苷类。核苷类抑制剂主要包括阿扎胞苷和地西他滨。低剂量的阿扎胞苷和地西他滨能够使因甲基化沉默的细胞周期蛋白再次活化从而诱导细胞分化，减少增殖和增加子代细胞的凋亡，高剂量用药可直接引起肿瘤细胞死亡。阿扎胞苷通过非竞争性抑制 DNA 甲基转移酶（DNA methyltransferase 1，DNMT1）使胞嘧啶甲基化阻滞，从而导致甲基转移酶耗尽实现 DNA 的低甲基化。

实验八

组蛋白去乙酰化酶抑制剂是一种新的抗肿瘤药物，通过调节基因表达发挥其作用。其对恶性肿瘤有广泛的作用，主要包括抑制细胞分化、抑制细胞周期生长、抑制血管生成、细胞凋亡和免疫调节。组蛋白去乙酰化酶在各种血液系统恶性肿瘤都有肿瘤抑制作用，包括霍奇金淋巴瘤、骨髓恶性肿瘤、皮肤 T 细胞淋巴瘤和外周 T 细胞淋巴瘤。

实验九

组蛋白去乙酰化酶（histone deacetylase，HDAC）是基因表达中的关键因素，而且在 DNA 修复中也起关键作用。Yuan 设计合成了一个 DNA/HDAC 双靶点抑制剂。研究结果表明，该化合物主要抑制 HDAC3，可诱导肿瘤细胞凋亡并使细胞 G2/M 期阻滞。该课题组还设计合成了另一个 DNA/HDAC 双靶点抑制剂，对 HDAC1、HDAC2 和 HDAC6 均有抑制活性，并且对 HDAC1 和 HDAC2 的抑制程度高于 HDAC6。研究结果显示该化合物对肿瘤细胞有较强的抗增殖活性。该化合物还能够抑制 A375 细胞集落形成，并有效诱导 A375 细胞凋亡，将细胞周期阻滞在 G2/M 期，可以作为抗肿瘤先导物进一步优化。

实验十

表观遗传异常表征会导致遗传物质异常功能的表达，表 5-1 展示的是相关表观遗传学异常表征导致的功能改变与相关肿瘤的发生。

表 5-1 肿瘤表观遗传学相关表征及后果

表观遗传学	异常表征	异常后果	相关肿瘤
DNA 甲基化	DNA 重复序列低甲基化	增加基因组的不稳定性	乳腺癌、肺癌、膀胱癌、肝癌
	启动子低甲基化	原癌基因激活	乳腺癌、黑色素瘤
	CpG 岛高甲基化	抑癌基因被抑制	乳腺癌、结肠癌
		DNA 损伤修复基因被抑制	乳腺癌、神经胶质瘤、结直肠癌
RNA 甲基化	去甲基化酶 FTO 高表达	抑癌基因被抑制	急性髓性白血病
	去甲基化酶 FTO 低表达	抑制肿瘤干细胞生长、分化和自我更新	胶质母细胞瘤
	去甲基化酶 ALKBH5 高表达	促进肿瘤干细胞自我更新与增殖	乳腺癌、胶质母细胞瘤
	甲基化酶 METTL3 高表达	增强癌细胞生长、生存与侵袭	肺癌
组蛋白修饰	H4K16ac/H3K4me3/H4k20me3 缺失，或 H3K9me/H3K27me3 增加	转录抑制	直结肠癌、前列腺癌、胃癌
	H3K4me3 宽峰缩短	转录延伸或增强子活性被抑制	肝癌、肺癌、乳腺癌

实验十一

S- 腺苷甲硫氨酸（S-adenosyl methionine，SAM）是 DNMT 常见的活化甲基供体，而其去甲基后生成的 S- 腺苷高半胱氨酸（S-adenosine homocysteine，SAH）可以抑制 DNMT 活性，故细胞内的 DNA 甲基化水平受 SAM/SAH 比值调控。SAM 是一碳单位代谢循环的产物，由甲硫氨酸和 ATP 在甲硫氨酸腺苷基转移酶催化下合成。研究表明，肿瘤细胞可以通过增强一碳代谢来提高 SAM 的供应，如通过大型中性氨基酸转运蛋白 1/4 的过表达直接增加甲硫氨酸的摄取，而 SAM 的过量供应可能会导致 CpG 位点的 DNA 超甲基化和异常的基因沉默，并与肿瘤发生相关。研究显示，小鼠 GNMT 基因敲除使肝脏 SAM 升高 40 倍以上，抑癌基因 RASSF1 和 SOCS2 的启动子甲基化水平升高，肝细胞癌的发病率随之上升。

与 DNA 甲基化相对的是 DNA 去甲基化，这两种过程的动态平衡决定了 DNA 甲基化水平。5- 甲基胞嘧啶的去甲基过程可分为两步，分别由 TET（是生物体内存在的一种 α - 酮戊二酸和 Fe^{2+} 依赖的双加氧酶）和胸腺嘧啶 DNA 糖苷酶催化。TET 是潜在的肿瘤抑制因子，其在多种人类肿瘤中表达下调，故肿瘤细胞启动子区域高甲基化可能是由甲基化作用增强和去甲基化作用减弱协同调控的。TET 是 α 酮戊二酸依赖性双加氧酶，需要 α 酮戊二酸作为辅因子，并被三羧酸循环中间产物竞争性抑制。代谢酶基因如异柠檬酸脱氢酶 1/2、琥珀酸脱氢酶、延胡索酸酶发生突变的癌细胞可能会积累过量的三羧酸循环中间产物，如 2- 羟基戊二酸酯、琥珀酸酯和延胡索酸酯以抑制 TET 的活性，进而通过影响 DNA 甲基化修饰调控肿瘤的发生和发展。

肿瘤细胞的 DNA 甲基化与代谢水平存在很强的相关性，肿瘤代谢情况同正常细胞相比较为特殊，常常在缺氧、酸性的微环境中存在，二者之间的联系与机制还待进一步研究。

第二节　肿瘤表观遗传学说的局限性

目前，常见的表观遗传学药物类型包括 DNA 甲基转移酶抑制剂和组蛋白去乙酰化酶抑制剂。然而，基于表观遗传学的药物并不能广泛用于肿瘤的治疗，而且疗效并不十分理想，很多药物存在生物利用率低、稳定性差和毒性大，以及用药时间和剂量不规范等问题，尽管研究正朝着不同类型的表观遗传学药物联合以及与化疗、免疫治疗联用这一新方向发展，但其副作用引发的问题仍难以有效解决。

DNA 甲基转移酶抑制剂治疗实体瘤的难题之一就是实体瘤分裂细胞数量有限，阿扎胞苷和地西他滨是 S 期特异性药物，需要结合到 DNA 才能实现其表观遗传效应。另外，这两种抑制剂的氮杂胞嘧啶环在水溶液中非常不稳定，并且对血清中的胞苷脱氨酶更敏感，从而限制了其应用。此外，DNA 甲基转移酶抑制剂可造成基因组范围内的甲基化水平降低，激活基因转录。但是这种激活是随机的，既可激活肿瘤抑制因子，也可激活致癌因子，因此可能在治疗剂量下发生严重不良反应，且存在特异性差、高风险性问题。另外，该类药物是核苷类似物，可以随机插入正常细胞的基因组，干扰 DNA 复制造成 DNA 损伤，存在较强的细胞毒性。同时值得注意的是，这类药物与其他抗肿瘤药物联合治疗时，还必须考虑到这种非特异性对其他药物的影响。因此，合理应用 DNA 甲基化抑制剂，并把它与传统化疗药物结合，将是下一步研究的重点。目前甲基化的检测缺乏标准，这阻碍了甲基化的发展，所以建立标准化的方案显得格外重要。

甲基化抑制剂在血液系统中的应用较为成功，但在实体瘤中的疗效却相对有限。在阿扎胞苷和地西他滨对胃肠癌、肺癌、乳腺癌和黑色素瘤实体肿瘤的研究中发现最好的用药效果往往不是使用最大量或者最大的耐受剂量，一个可能的原因就是早期研究中使用的药物剂量通常是最大耐受剂量，最终使 DNA 合成抑制，而非抑制 DNMT 和甲基化。因此，相对于使用最大耐受剂量，找到骨髓抑制和需长期暴露才能获得抗肿瘤效果之间的最佳平衡剂量才是临床用药的核心问题。另一个可能的原因就是，实现低甲基化所需的药物剂量远低于通常的细胞毒作用的剂量，因为需要活跃的细胞周期来实现甲基化逆转，因此延长用药疗程可能比短期疗程能实现更多的去甲基化。在骨髓瘤中，延长低剂量的甲基化抑制剂的用药疗程可能会提高或维持肿瘤对药物的应答率。因此当已经实现和维持甲基化逆转时，保持长期的低剂量维持治疗是关键，这比为达到剂量限制性毒性或最大耐受剂量而提高药物的剂量可能更为有效。大多数用地西他滨治疗实体瘤时采用高致毒性的剂量和短疗程，这可能是与血液系统恶性肿瘤相比在实体瘤中临床效果不佳的原因之一。

组蛋白去乙酰化酶抑制剂进入临床研究，旨在攻克血液病和实体瘤等恶性疾病。然而，由于人类存在18种组蛋白去乙酰化酶，每种又有多种组蛋白和非组蛋白底物，因此缺少亚型选择性分析和具体的分子机制研究，成为该类药物研究的主要屏障。30余项临床研究表明，单独用药的HDAC抑制剂可能受稳定性和穿透力的影响，对实体瘤效果不佳。除此之外，在相关临床研究中，观察到在安全剂量范围之内，该类药物会产生循环系统的不良反应，出现血小板减少、白细胞减少，甚至其他重要器官如胃肠道、肺出现不良反应。

鉴于表观遗传途径中丰富的调控靶点及其在肿瘤发生和耐药性中的关键作用，表观遗传药物的开发为当前的癌症治疗带来了巨大的前景。然而，缺乏有效的、选择性的和临床上易于处理的小分子化合物，使得靶向癌症表观遗传途径的策略仍然具有挑战性。

参考文献

1. 娄诚，Gong Feng，杜智 . 肿瘤表观遗传学治疗研究进展［J］. 世界华人消化杂志，2017，25（12）：1071-1078.

2. 郑丹，刘彬彬，刘银坤 . 肿瘤表观遗传学研究进展［J］. 世界华人消化杂志，2007，（24）：2631-2637.

3. 张競文，续倩，李国亮 . 癌症发生发展中的表观遗传学研究［J］. 遗传，2019，41（7）：567-581.

4. 王磊 . 表观遗传学在肿瘤中的研究进展［J］. 世界复合医学，2016，2（1）：69-72.

5. Roth SY, Denu JM, Allis CD. Histone acetyltransferases［J］. Annu Rev Biochem, 2001, 70: 81-120.

6. Greer EL, Shi Y. Histone methylation: a dynamic mark in health, disease and inheritance［J］. Nat Rev Genet, 2012, 13(5): 343–357.

7. 李显，丁杰，夏宇，等 . 组蛋白甲基化修饰酶相关抑制剂在消化道肿瘤领域的研究进展［J］. 现代消化及介入诊疗，2020，25（5）：681–684.

8. 王攀，赵洪林，任凡，等 . 表观遗传学在恶性肿瘤发生发展和治疗中的新进展［J］. 中国肺癌杂志，2020，23（2）：91–100.

9. 金铁峰，张美花，林贞花 . 肿瘤表观遗传学［J］. 基础医学与临床，2011，31（2）：204–206.

10. 张梅，王学红 . DNA 甲基转移酶 3 在常见消化道肿瘤中的表达研究［J］. 世界最新医学信息文摘，2018，18（76）：69–71.

11. 卢家俊，袁周 . DNA 甲基化在胰腺癌早期诊断及治疗中的研究进展［J］. 世界华人消化杂志，2019，27（1）：13–19.

12. 陈翔，郭剑明 . DNA 甲基化在肾癌中的研究进展［J］. 现代泌尿外科杂志，2018，23（5）：394–397.

13. Yuan S, Yu Z, Liu Q, et al. GPC5, a novel epigenetically silenced tumor suppressor, inhibits tumor growth by suppressing Wnt/β –catenin signaling in lung adenocarcinoma［J］. Oncogene, 2016, 35(47): 6120–6131.

14. Ansari J, Shackelford RE, El–Osta H. Epigenetics in non–small cell lung cancer: from basics to therapeutics［J］. Transl Lung Cancer Res, 2016, 5(2): 155–171.

15. Pradhan MP, Desai A, Palakal MJ. Systems biology approach to stage–wise characterization of epigenetic genes in lung adenocarcinoma［J］. BMC Syst Biol, 2013, (7)：141.

16. 邓长娟，谢小兵 . DNA 甲基化在乳腺癌中的研究进展［J］. 国际检验医学杂志，2021，42（9）：1134–1138.

17. Akers SN, Moysich K, Zhang W, et al. LINE1 and Alu repetitive element DNA methylation in tumors and white blood cells from epithelial ovarian cancer patients［J］. Gynecol Oncol, 2014, 132(2): 462–467.

18. 司履生 . 肿瘤表遗传学［J］. 中华病理学杂志，2006，（5）：302–305.

19. 陈佳，梁璆荔，倪培华 . 肿瘤表观遗传学研究进展及临床应用［J］. 诊断学理论与实践，2015，14（2）：185–189.

20. 孙瑞，樊红 . 组蛋白赖氨酸甲基化修饰与胃癌发病机制相关性的研究进展［J］. 东南大学学报（医学版），2019，38（3）：536–540.

21. 石安喆，武善超，盛春泉.基于组蛋白去乙酰化酶的双靶点抑制剂研究进展［J］.第二军医大学学报，2021，42（5）：543-552.

22. 韩恒毅，冯帆，李海涛.表观遗传与肿瘤代谢研究进展［J］.浙江大学学报（医学版），2021，50（1）：1-16.

23. 刘魏然，尹化斌.表观遗传学药物 FK228 抗肿瘤作用的研究进展［J］.中国肿瘤，2017，26（6）：471-475.

24. 李瑶，呼群.表观遗传调控与肿瘤耐药［J］.现代肿瘤医学，2016，24（2）：322-325.

25. 侯岩君，马云帆，韩育宁.DNA 甲基化在肺癌中的研究进展［J］.宁夏医学杂志，2019，41（4）：374-377.

26. Wang Y, Xie Q, Tan H, et al. Targeting cancer epigenetic pathways with small-molecule compounds: Therapeutic efficacy and combination therapies［J］. Pharmacol Res, 2021, 173：105702.

第六章

肿瘤与代谢

第一节　肿瘤与代谢概述

一、定义

代谢学说认为肿瘤是一种代谢疾病，线粒体呼吸异常被认为是导致肿瘤发生的关键因素。在机体炎症或者自由基的作用下，线粒体呼吸受损会导致细胞呼吸不足，进而引起了一系列代谢紊乱，导致核基因受损、缺失等改变，使细胞失去生长抑制，最终形成肿瘤。

二、研究发展历程

1927 年，德国生物化学家奥托·瓦博格（Otto Warburg）研究发现，与正常组织细胞相比，即使在有氧情况下，肿瘤组织仍然倾向于将葡萄糖代谢为乳酸而不进入三羧酸循环，即瓦博格效应（Warburg effect）。这一现象的发现开启了从代谢角度研究肿瘤发生发展的阶段。受限于当时落后的科学技术手段，瓦博格推测导致肿瘤细胞糖代谢方式由氧化磷酸化（oxidative phosphorylation，OXPHOS）到糖酵解转变的原因可能是肿瘤细胞线粒体的损伤。然而，上述理论一经发表立即引来诸多质疑。

1935 年，汉斯·克雷布斯（Hans Krebs）提出了著名的三羧酸循环，并指出了谷氨酰胺在动物体内代谢的重要性。随后研究陆续表明，谷氨酰胺在正常细胞和癌细胞生长中发挥了重要的作用。1953 年，威豪斯（Weinhouse）等基于实验数据提出在 NAD^+ 充足的情况下肿瘤细胞有正常的氧化磷酸化能力。

20 世纪中叶，伊戈尔（Eagle）等发现，在谷氨酰胺缺失下多种癌细胞生存能力减弱，说明除糖代谢外，氨基酸代谢也具有不可替代的作用。1997 年，希姆（Shim）等发现，癌细胞中过表达的原癌基因 c-Myc 转录调控乳酸脱氢酶（lactate dehydrogenase

A，LDH-A）的表达。这说明原癌基因的激活或者抑癌基因的突变导致肿瘤细胞中糖代谢相关酶的表达量以及活性有显著增强，进而加速代谢。

2006 年，保罗·黄（Paul M. Hwang）和凯伦（Karen）研究团队发现肿瘤抑制蛋白 p53 参与控制糖酵解和氧化磷酸化之间的平衡，在肿瘤抑制因子水平上证实了致癌驱动基因突变与 Warburg 效应的联系。2007 年，兰金（Rankin）等发现 HIF1 被激活后，能够调控磷酸甘油酸激酶 1（phosphoglycerate kinase 1，PGK1）的表达从而影响糖酵解。2008 年，桑贾克（Sancak）等发现肿瘤细胞摄入的氨基酸在转运蛋白协助下进入细胞并结合小 GTP 蛋白家族中的 Rag 蛋白，激活 mTOR 信号通路，随后刺激蛋白等生物大分子的合成。随后，汤普森（Thompson）提出了一种模型，其中癌细胞的新陈代谢被调整，以优化营养物质的获取，获得生长优势。2010 年，钱德尔（Chandel）研究小组证实，在体外和体内，由癌蛋白 KRAS 诱导的癌细胞生长需要线粒体新陈代谢等功能，动摇了瓦博格关于癌症中线粒体不可逆损伤的假说。

三、主要内容

（一）肿瘤代谢重编程概述

肿瘤细胞异常的代谢表型是肿瘤代谢重编程（tumor metabolic reprogramming）的结果，代谢重编程使得肿瘤细胞的营养物质在代谢网络中的流向和通量被重新界定，以满足肿瘤细胞对能量和物质合成代谢的需求。

肿瘤细胞的代谢异常主要表现为：葡萄糖以有氧酵解为主，氧化磷酸化减弱，磷酸戊糖代谢途径增强；谷氨酰胺分解代谢活跃；脂肪酸从头合成及 β- 氧化反应活跃等。

肿瘤代谢重编程发生的分子机制非常复杂，肿瘤微环境改变、癌基因激活以及抑癌基因失活等都会造成细胞及机体代谢平衡稳态的打破，引起代谢重编程的发生。

（二）肿瘤的瓦博格效应

瓦博格效应，即有氧酵解，在有氧情况下，肿瘤细胞进行糖酵解，而不是通过氧化磷酸化途径供能为细胞生长提供能量。瓦博格效应在大多数肿瘤细胞中存在，并引起一系列反应，其中有氧糖酵解和线粒体功能下调是最典型的特征。

1. 有氧糖酵解导致酸性环境　在肿瘤细胞中，无论是否有氧，糖酵解都十分活跃，这样产生大量乳酸，造成了一个酸性微环境。早期酸性微环境对肿瘤细胞有一定的不利影响。肿瘤细胞耐酸后，酸性微环境对其有保护作用，内源性免疫细胞、免疫分子及外源性碱性抗癌药物在此环境下失效。酸化的细胞外液对细胞有分解破坏作用，从而促进肿瘤细胞的浸润和转移；糖酵解酶具有拮抗细胞凋亡的功效，导致肿瘤细胞对化疗等促凋亡作用耐受；酸性微环境还令细胞 DNA 修复机制失调；同时，正常细胞处于酸性微环境下也会因无法适应环境而凋亡。

2. 线粒体受损功能下调　线粒体是负责真核细胞能量合成的重要细胞器，是细胞内氧化磷酸化和三羧酸循环的主要场所，是三磷酸腺苷产生的主要部位，有"动力工厂"之称。除了为细胞提供能量外，线粒体还参与诸如细胞分化、细胞信息传递和细胞凋亡等生理病理过程，并拥有调控细胞生长和细胞周期的能力。

在瓦博格效应中，线粒体功能下调是典型的特征。研究表明，急性缺血缺氧、辐射、药物毒副作用、环境污染及乏氧肿瘤微环境等多种因素都能引起线粒体损伤或缺失。当线粒体功能受损后，细胞则通过增强无氧酵解来提供能量，葡萄糖代谢至丙酮酸后不再通过线粒体的三羧酸循环进行有氧氧化，而是通过乳酸脱氢酶，转变成乳酸排出细胞。线粒体功能障碍是由于丙酮酸脱氢酶激酶的上调引起的。

（三）肿瘤代谢涉及途径

绝大多数癌基因及抑癌基因在细胞代谢中发挥关键作用，癌基因的激活和抑癌基因的失活促进代谢重编程，主要涉及 5 条代谢途径：①有氧糖酵解（aerobic glycolysis）。②谷氨酰胺分解（glutaminolysis）。③一碳代谢（one carbon metabolism）。④磷酸戊糖通路（pentosephosphate pathway）。⑤脂肪酸从头合成（de novo synthesize fatty acids）。这 5 条代谢通路使肿瘤细胞由单纯产生 ATP（能量）转变为产生大量氨基酸、核苷酸、脂肪酸及细胞快速生长与增殖需要的其他中间产物。

1. 有氧糖酵解　大多数正常组织细胞在氧气充足的条件下，主要通过氧化磷酸化（OXPHOS）供能，在胞浆内将葡萄糖变为丙酮酸，后者进入线粒体内变为乙酰 CoA，经三羧酸循环产生 CO_2 及能量；氧气不足时，主要通过糖酵解供能，丙酮酸在胞浆内变为乳酸。与正常细胞相比，肿瘤细胞摄取葡萄糖更多，但是通过 OXPHOS 利用葡萄糖更少，即使在氧气充足条件下，糖酵解产生的大部分丙酮酸也不会进入线粒体，而是在乳酸脱氢酶作用下还原为乳酸，这个过程被称为"有氧糖酵解"或瓦博格效应。

2. 谷氨酰胺分解　谷氨酰胺分解是指谷氨酰胺水解为谷氨酸、天冬氨酸、丙酮酸、乳酸、丙氨酸、柠檬酸及 CO_2 的一系列生物化学反应。首先，在谷氨酰胺酶（glutaminase，GLS）作用下，谷氨酰胺脱氨产生谷氨酸及氨；然后，在谷氨酸脱氢酶（glutamate dehydrogenase，GDH）或在转氨酶作用下产生 α - 酮戊二酸（alpha-ketoglutarate，α -KG），并将 α - 酮酸（α -keto acids）转变为相应的氨基酸。

由于瓦博格效应，肿瘤细胞通过线粒体供能减少。但是，出于自身快速增殖的需要，肿瘤细胞对生物合成前体（biosynthetic precursors）及烟酰胺腺嘌呤二核苷酸磷酸（nicotinamide adenine dinucleotide phosphate，NADPH）的需求大量增加，而它们主要来源于三羧酸循环。为了满足需要，肿瘤细胞常常依赖谷氨酰胺分解，来维持三羧酸循环，提供生物合成前体及 NADPH。

3. 一碳代谢　一碳代谢是指含一个碳原子的有机基团经过转移参与生物合成的代谢过程。通常把含一个碳原子的有机基团称为"一碳单位"或者"一碳基团"。体内的一碳单位包括甲基（–CH$_3$，methyl）、甲酰基（–CHO，formyl）、甲烯基（–CH$_2$，methylene）、亚氨甲基（–CH=NH，formimino）及甲炔基（–CH=，methenyl）等，通常来自甘氨酸、色氨酸、丝氨酸、蛋氨酸等的代谢产物。一碳代谢途径包括三类关键反应——叶酸循环、蛋氨酸循环、反硫化途径。细胞产生一碳单位（也称为甲基群）的主要途径是叶酸循环和蛋氨酸循环。

反硫化途径中的谷胱甘肽途径与肿瘤干细胞中活性氧的产生有关。在正常情况下，活性氧的产生和消除是通过活性氧清除剂（过氧化氢酶、谷胱甘肽过氧化物酶系统）或其他非酶性性质物质的作用进行的。活性氧是从分子氧（O$_2$）中得到的一组不均匀的高活性离子和分子，包括超氧阴离子、羟基自由基、过氧化氢、单线态氧。低水平的活性氧促进细胞增殖和生长，并增加细胞存活率，促进肿瘤生长；高水平的活性氧可引起细胞毒性并触发细胞凋亡，氧化脂肪，损伤细胞膜，损伤蛋白质和 DNA，抑制肿瘤生长。此外，活性氧可以通过直接和间接的机制调节与癌症发生相关的信号途径，从而调节肿瘤生长。如前所述，活性氧可以促进肿瘤发生，但需要严格控制在不引起细胞死亡的水平上，即氧化还原平衡。

4. 磷酸戊糖途径　磷酸戊糖途径（pentose phosphate pathway，PPP）是除糖酵解、三羧酸循环之外的另一种葡萄糖氧化分解方式，在胞浆中进行，所有中间产物均为磷酸酯。PPP 分为氧化和非氧化两个阶段。第一阶段是氧化阶段，葡萄糖经脱氢、脱羧变为磷酸戊糖（5- 磷酸核酮糖，由六碳糖变为五碳糖）。第二阶段是非氧化阶段，磷酸戊糖经几种不同碳数的糖的转化，最终重新合成己糖（6- 磷酸果糖，由五碳糖变为六碳糖）。

研究发现，多种肿瘤细胞内 PPP 相关蛋白表达增加，流向 PPP 的葡萄糖通量明显升高。亲癌信号通路如 PI3K/Akt、RAS 及 Src 高度活化，通过翻译后机制，促进 PPP 的关键酶葡萄糖 6- 磷酸脱氢酶（glucose 6-phosphate dehydrogenase，G6PDH）的激活，对葡萄糖 6- 磷酸（glucose 6-phosphate，G6P）进行脱氢，从而启动 PPP。PPP 升高是肿瘤细胞区别于正常细胞的一个显著特征。对肿瘤细胞而言，PPP 最重要的作用是产生 NADPH，维持氧化还原稳态，防止氧化损伤，保护肿瘤细胞。氧化应激、电离辐射及化疗会导致体内活性氧水平升高，激发肿瘤细胞的适应性反应，上调 PPP 活性，产生 NADPH，减低活性氧水平，从而削弱上述抗肿瘤治疗的效果。

5. 脂肪酸从头合成 脂类包括甘油三酯、甘油磷脂、胆固醇及鞘脂等。甘油三酯是能量的主要储存形式，甘油磷脂、胆固醇及鞘脂一起构成生物膜的主要成分。脂类作为第二信使、激素在信号传导中发挥作用。所有上述脂类都部分起源于乙酰 CoA，多数含有脂肪酸。脂类代谢重编程是新近发现的肿瘤特征，肿瘤为了维持自身快速增殖，需要合成大量生物膜及信号分子，脂类摄取、储存、脂肪酸合成因此增加，碳原子从产生能量转向脂肪酸合成。作为合成材料的脂肪酸有外源性及内源性两个来源，前者指食物，后者指从头合成。多数正常人类细胞倾向于依靠外源性食物，肿瘤细胞则主要依靠内源性从头合成。但是也有部分肿瘤细胞仍然主要从外源途径摄取脂肪酸。

由于肿瘤细胞对脂肪酸的高度依赖性，而且肿瘤细胞主要靠从头合成获得脂肪酸，所以锚定脂类代谢通路，特别是锚定脂肪酸合成通路，减少脂肪酸供给是一个肿瘤治疗策略，具体可以通过下列途径实现：阻断脂肪酸合成，阻断脂肪酸合成基因的表达，通过氧化促进脂肪酸降解，促进脂肪酸储存，抑制储存脂肪酸的释放。

四、相关实验依据

实验一

将正常细胞 DNA 取出，把癌细胞的 DNA 植入正常细胞中形成重组细胞，重组的细胞再植入小鼠中，68 只小鼠仅仅有一只癌变。这说明这些重组细胞几乎没有受到癌基因的影响，反而恢复成了正常细胞。把正常细胞的 DNA 植入癌细胞内部，并且在这之前把癌细胞的 DNA 取出，形成新的重组细胞，把重组细胞植入小鼠中，97% 的小鼠产生了肿瘤。这说明这些重组细胞几乎没有受到正常基因的影响，反而恶变成了肿瘤细胞。基因不完全是肿瘤产生的根本因素，细胞质才是源头。细胞质中含有大量的线粒体，只要保证线粒体的健康，癌症就不会产生。

基因型不完全等于表型，也许某些细胞发生了基因突变，但是未必一定会变成肿瘤，这还需要环境因素的作用——最终造成线粒体的损伤，但是这种只把胞质的变化当成肿瘤起源的结论，缺乏对疾病的整体认识，线粒体损伤造成的代谢重编程是肿瘤发生的因或果，还需要更多的证据。

实验二

己糖激酶（hexokinase，HK）是糖酵解的第一个限速酶。葡萄糖在转运蛋白

（glucose transporter，GLUT）作用下进入细胞后，可以被 HK 磷酸化生成葡萄糖 –6– 磷酸。研究发现，在肿瘤细胞中，miRNA–143 通过 HK2 的 3'UTR 来调控 HK2 的表达。在缺失 p53/PTEN 的前列腺癌细胞中，HK2 的表达有升高的现象。

磷酸果糖激酶（phosphofructokinase，PFK）是第二个限速酶。其催化的反应是葡萄糖氧化过程中最重要的限速反应，主要有三种形式的 PFK——血小板 PFKP、肌肉 PFKM 和肝脏 PFKL。研究发现，TAp73 可以转录调控 PFKL 表达，促进肿瘤细胞糖酵解活性和乳酸释放，加速瓦博格效应。PFK 的激活导致 ATP 大量合成，增强肿瘤的抗氧化能力，而且在体内，PFK 激活后可以恢复 TAp73 缺失情况下的成瘤能力。

实验三

谷氨酰胺是细胞增殖过程中重要的营养物质之一，它的氨基氮是己糖胺和核酸生物合成的必需底物；同时，谷氨酰胺也能经过三羧酸循环来产生能量。Lai 等证实，晚期癌症病人血液中谷氨酰胺水平有所升高。在有氧条件下，肿瘤细胞可将糖酵解产生的丙酮酸作为三羧酸循环最重要的代偿底物来产生能量。在缺氧细胞或者缺氧诱导因子 –1α（hypoxia inducible factor–1α，HIF–1α）被激活的细胞中，谷氨酰胺能充当脂肪酸合成的底物。另外，谷氨酰胺对于谷胱甘肽的合成也是极其重要的。谷胱甘肽是肿瘤细胞中主要的抗氧化剂，维持肿瘤细胞的氧化还原平衡和氧化应激。

脂肪酸是肿瘤细胞分解代谢途径的底物，每摩尔脂肪酸氧化产生的 ATP 是每摩尔葡萄糖氧化磷酸化生成 ATP 的 2.5 倍。所以，即使在营养充足的情况下，肿瘤细胞也会选择脂肪酸氧化作为细胞生长的主要能量来源方式。脂肪酸氧化在葡萄糖缺乏的癌细胞触发的代谢应激过程中有重要作用，肿瘤细胞通常从周围的微环境中摄取脂肪酸。这说明脂肪酸可作为肿瘤细胞的能量供应物质。

实验四

在正常细胞中，葡萄糖是进行能量代谢最主要的原料，而肿瘤细胞摄取大量的葡萄糖进行糖酵解，可以通过磷酸戊糖、氨基酸及脂质合成等途径进行旺盛的生物合成代谢，为肿瘤快速生长提供蛋白质、脂肪及核酸。研究发现，在微环境刺激以及癌基因和抑癌基因异常调控下，肿瘤细胞通过异常表达葡萄糖转运蛋白 1（glucose transporter 1，GLUT1）和己糖激酶 2（hexokinase 2，HK2）大量摄取葡萄糖。

在糖酵解过程中，中间产物磷酸烯醇式丙酮酸在丙酮酸激酶催化下产生丙酮酸是非常关键的环节。Christofk 等发现，正常组织中主要表达 M1 型丙酮酸激酶而肿瘤组织异常表达 M2 型丙酮酸激酶（pyruvatekinase muscle 2，PKM2）。后续研究发现，c-Myc 基因所介导的选择性剪切是肿瘤特异性表达 M2 型丙酮酸激酶的主要原因。PKM2 在肿瘤中主要以二聚体形式存在，一方面，可促进糖酵解中间产物进行生物合成代谢；另一方面，二聚体形式的 PKM2 以磷酸激酶活性的形式参与信号转导。通过转运进入细胞核与 β-catenin、缺氧诱导因子等转录因子共同参与基因的转录调控。PKM2 的异常表达与多种肿瘤的转移呈正相关，而干扰 PKM2 的表达，可显著抑制肿瘤的生长及侵袭转移能力。

实验五

肿瘤细胞可以无须线粒体呼吸链，通过谷氨酰胺分解实现合成代谢的目的，这个过程即谷氨酸代谢旁路。尼可林（Nicklin）等通过离体培养宫颈肿瘤细胞，用去谷氨酰胺培养基培养宫颈癌细胞，结果显示氧化磷酸化反应被削减了 85%，说明对于正常细胞谷氨酰胺并非必需氨基酸，但是对于肿瘤细胞谷氨酰胺则是必需氨基酸，增加谷氨酰胺则可促进肿瘤细胞生长。这种情况同样存在于 S2 果蝇细胞中，说明这是一种进化上保守的生理过程。

德贝拉尔迪尼斯（Deberardinis）等用 ^{13}C 核磁共振波谱法观察葡萄糖及谷氨酰胺在肿瘤细胞中的代谢过程，实验数据显示肿瘤细胞代谢过程中的确存在活跃的谷氨酸代谢途径，说明谷氨酸代谢是肿瘤能量供应不可或缺的旁路。谷氨酰胺分解参与细胞合成代谢主要有以下形式：首先，谷氨酰胺通常分为两步去氨基反应，关键的一步在于经谷氨酰胺酶水解成谷氨酸和氨，水解产物谷氨酸与半胱氨酸和甘氨酸结合形成谷胱甘肽参与抗氧化应激并保护细胞膜的完整性；其次，经过谷氨酸脱氢酶催化谷氨酸也可转变成 α-酮戊二酸，继续作为三羧酸循环底物为肿瘤细胞提供中间代谢产物并持续供能同时参与合成非必需氨基酸回补糖代谢的缺口；最后，谷氨酸还能通过 L- 氨基酸转运载体 1 与胞外亮氨酸交换，进入胞内的亮氨酸激活雷帕霉素哺乳动物靶点通路，以促进肿瘤细胞糖酵解，刺激肿瘤生长。

实验六

乳酸脱氢酶（lacticdehydrogenase，LDH）是催化丙酮酸转化成乳酸的关键酶，在糖酵解过程中发挥至关重要的作用。LDH 有 5 种同工酶，其中与肿瘤侵袭性密切相关的是 LDH-A。Zhang 等通过对 661 例临床胃癌组织标本样品进行组织芯片分析发现，LDH-A 在肠型胃癌中高表达且明显高于癌旁组织；后续通过 RNA 干扰和过表达等实验表明 LDH-A 在肠型胃癌中表达与 Oct4 基因和 Ki67 阳性表达呈正相关，LDH-A 的高表达与肿瘤大小、浸润深度及区域淋巴结转移密切相关，并且高表达 LDH-A 的患者预后较差，若联合表达 Oct4 则具有明显协同作用；通过构建 LDH-A 干扰序列瞬时转染 SGC7901 细胞株筛选出最佳干扰序列 siRNA376，并将其用慢病毒包装（LseshLDH-A）后稳转 SGC7901 细胞株，同时建立荷瘤鼠模型观察两组肿瘤生长及终端重量；通过逆转录 - 聚合酶链反应和 Western blot 方法验证了 LDH-A 的沉默显著下调 Oct4 的表达，小鼠体内成瘤显示 LeshLDH-A 组肿瘤生长速率和终端重量明显低于对照组；阐明临床上高表达 LDH-A 的肠型胃癌患者预后较差，深入研究发现，Oct4 极有可能是 LDH-A 的直接下游靶点分子，说明 LDH-A 可能通过调节 Oct4 表达，促进肿瘤侵袭、转移。

实验七

葡萄糖的摄取增加是许多肿瘤细胞的特征性标志，并且 2 型糖尿病患者升高的血糖和胰岛素水平与较差的癌症预后相关。有证据表明，高胰岛素水平可以刺激常见癌症细胞的增殖。2005 年，埃文斯（Evans）等发现，二甲双胍可降低糖尿病患者的癌症发生率。癌细胞具有更高的葡萄糖消耗水平，而葡萄糖代谢失调增加了癌症发展的风险，因此使用葡萄糖代谢抑制剂二甲双胍可能有效地控制包括癌症在内的代谢疾病。

第二节　肿瘤与代谢学说的局限性

早在 20 世纪 20 年代就有科学家发现，无论是胚胎干细胞还是肿瘤细胞都具有不同于正常细胞的代谢方式。例如，在正常氧浓度或者低氧浓度条件下，胚胎干细胞以及肿瘤细胞都倾向于利用相对低效的糖酵解供能而不是高效的氧化磷酸化。另外，胚胎干细胞以及肿瘤还有一些正常细胞所不具有的独特的代谢体系来维持它们快速的增殖方式。胚胎干细胞有着非常独特的代谢系统用以适应其快速的增殖以及自身干性维持。胚胎干细胞倾向于利用糖酵解快速产能而不是利用更加高效的氧化磷酸化。糖酵解即在不需要氧气的情况下，葡萄糖分解为丙酮酸产生 2 个分子的 ATP，而氧化磷酸化则是葡萄糖经由三羧酸循环并通过氧化磷酸化，电子传递链，彻底分解为水和二氧化碳，并一共产生 36 个分子的 ATP。分化细胞在有氧的情况下一般利用氧化磷酸化来进行代谢产能，而肿瘤细胞无论是在有氧还是无氧的情况都倾向于利用糖酵解进行产能。该现象被称为有氧糖酵解（瓦博格效应），于 1924 年被著名的德国生物学家 Otto Warburg 发现。胚胎干细胞也倾向于使用有氧糖酵解的方式进行产能，研究发现胚胎干细胞中的线粒体属于非常幼稚的线粒体，相比之下，分化细胞则拥有更加成熟的线粒体结构。有氧糖酵解对于维持胚胎干细胞的干性非常重要，而有氧糖酵解向氧化磷酸化的转变则会导致胚胎干细胞走向分化。

除了糖代谢不同，胚胎干细胞的脂质代谢也有自身的特点。胚胎干细胞中有大量的不饱和类脂肪酸，并且有着相对较高的不饱和脂肪酸与饱和脂肪酸的比例。大量的不饱和脂肪酸的存在有利于胚胎干细胞本身的抗氧化作用，并且对胚胎干细胞细胞膜的流动性以及完整性的维持至关重要。

胚胎干细胞有独特的一套代谢系统。相对于体细胞而言，胚胎干细胞的代谢模式更类似于肿瘤细胞，很多在胚胎干细胞中过表达的代谢基因在肿瘤中同样存在过表达的现象，因此，有学者曾经提出假设：肿瘤可能起源于驻留在成人体内各组织的成体干细胞，在肿瘤中起核心作用的肿瘤干细胞就是其直接的转化产物。

参考文献

1. Warburg O, Wind F, Negelein E. THE METABOLISM OF TUMORS IN THE BODY［J］. J Gen Physiol, 1927, 8(6): 519–530.

2. Wenner CE, Weinhouse S. Metabolism of neoplastic tissue. Ⅲ. Diphosphopyridine nucleotide requirements for oxidations by mitochondria of neoplastic and non–neoplastic tissues ［J］. Cancer Res, 1953, 13(1): 21–26.

3. Lukey MJ, Katt WP, Cerione RA. Targeting amino acid metabolism for cancer therapy［J］. Drug Discov Today, 2017, 22(5): 796–804.

4. Shim H, Dolde C, Lewis BC, et al. c–Myc transactivation of LDH–A: implications for tumor metabolism and growth［J］. Proc Natl Acad Sci U S A, 1997, 94(13): 6658–6663.

5. Matoba S, Kang JG, Patino WD, et al. p53 regulates mitochondrial respiration［J］. Science, 2006, 312(5780): 1650–1653.

6. Rankin EB, Biju MP, Liu Q, et al. Hypoxia–inducible factor–2 (HIF–2) regulates hepatic erythropoietin in vivo［J］. J Clin Invest, 2007, 117(4): 1068–1077.

7. Sancak Y, Peterson TR, Shaul YD, et al. The Rag GTPases bind raptor and mediate amino acid signaling to mTORC1［J］. Science, 2008, 320(5882): 1496–1501.

8. Weinberg F, Hamanaka R, Wheaton WW, et al. Mitochondrial metabolism and ROS generation are essential for Kras–mediated tumorigenicity［J］. Proc Natl Acad Sci U S A, 2010, 107(19): 8788–8793.

9. 赵孟甲，毛优翔，徐畅，等.肿瘤代谢研究进展［J］.中国细胞生物学学报，2019，

41（7）：1236–1251.

10. 徐欣元，沈岚，药立波. 肿瘤代谢重编程中的癌基因与抑癌基因［J］. 中国生化药物杂志，2016，36（9）：1-5，171.

11. Samudio I, Fiegl M, Andreeff M. Mitochondrial uncoupling and the Warburg effect: molecular basis for the reprogramming of cancer cell metabolism［J］. Cancer Res, 2009, 69(6): 2163–2166.

12. Li L, Li L, Li W, et al. TAp73–induced phosphofructokinase–1 transcription promotes the Warburg effect and enhances cell proliferation［J］. Nat Commun, 2018, 9(1): 4683.

13. Shan Q, Ma F, Wei J, et al. Physiological Functions of Heat Shock Proteins［J］. Curr Protein Pept Sci, 2020, 21(8): 751–760.

14. Lai HS, Lee JC, Lee PH, et al. Plasma free amino acid profile in cancer patients［J］. Semin Cancer Biol, 2005, 15(4): 267–276.

15. 李其响，张配，刘浩. 肿瘤细胞能量代谢特点及其研究进展［J］. 中国药理学通报，2017，33（11）：1499–1502.

16. 王祥宇，郑燕，鲁明，等. 肿瘤代谢与肿瘤转移［J］. 复旦学报（医学版），2016，43（1）：86–93.

17. Nicklin P, Bergman P, Zhang B, et al. Bidirectional transport of amino acids regulates mTOR and autophagy［J］. Cell, 2009, 136(3): 521–534.

18. 龙常春，唐思伟，程忠平. 肿瘤细胞能量代谢的特点及调控机制［J］. 医学综述，2017，23（3）：479–483.

19. DeBerardinis RJ, Mancuso A, Daikhin E, et al. Beyond aerobic glycolysis: transformed cells can engage in glutamine metabolism that exceeds the requirement for protein and nucleotide synthesis［J］. Proc Natl Acad Sci U S A, 2007, 104(49): 19345–19350.

20. Zhang Y, Zhang X, Wang X, et al. Inhibition of LDH–A by lentivirus–mediated small interfering RNA suppresses intestinal–type gastric cancer tumorigenicity through the downregulation of Oct4［J］. Cancer Lett, 2012, 321(1): 45–54.

21. Evans JM, Donnelly LA, Emslie–Smith AM, et al. Metformin and reduced risk of cancer in diabetic patients［J］. BMJ, 2005, 330(7503): 1304–1305.

22. 梁火燕，李弘毅，朱彦辉，等. 二甲双胍在肿瘤细胞代谢中的研究进展［J］. 肿瘤，2021，41（1）：65–76.

23. 田圣亚. 多能性干细胞和肿瘤的代谢调控研究［D］. 合肥：中国科学技术大学，2019.

第七章

肿瘤的器官特异性转移模式

第一节 肿瘤器官特异性转移模式概述

一、定义

肿瘤转移是指癌细胞扩散到肿瘤原发病灶以外的其他身体部位并形成新的肿瘤的过程。这是导致大多数癌症患者死亡的原因之一。长期以来，人们观察到大多数癌症表现出器官特异性的转移模式。例如，结肠癌通常转移到肝脏和肺部，但很少转移到骨骼、皮肤、大脑和肾脏；同样的，前列腺癌常转移到骨骼，很少转移到肺和肝脏。转移性肿瘤的分布是取决于血液供应和淋巴流动模式的随机过程，还是取决于肿瘤细胞和宿主器官的相互作用，一直是一个争论的问题。

二、研究发展历程

1889 年，史蒂芬·佩吉特（Steven Paget）提出了肿瘤转移的"种子与土壤"学说。他认为肿瘤转移部位取决于肿瘤细胞对微环境的亲和力。但由于佩吉特医生的观点没有确凿的证据而被弃置了一个多世纪。在这期间，詹姆斯·尤因（James Ewing）于 1939 年对土壤种子学说提出疑问，并提出"解剖和机械"学说。这一学说认为转移性传播是由血管系统解剖结构的机械因素造成的，并提出了血流动力学假说。此理论持续了数十年。1951 年，戴尔·雷克斯·科曼（Dale Rex Coman）将转移归因于肿瘤细胞在毛细血管中的阻滞。1959 年，伯纳德（Bernard）和艾德文·费舍尔（Edwin Fisher）区分了淋巴转移和血源转移。1960 年，欧文·泽德曼（Irving Zeidman）和芭芭拉·勒克（Barbara Lucke）指出宿主因素影响转移的结果。

直到 1970 年，肿瘤领域的开创性研究者以赛亚·费德勒（Isaiah Fidler）提出肿瘤是由数以万计的细胞形成的非均质混合物组成，只有一小部分细胞离开原发肿瘤，与另外一个器官的"土壤"形成联盟，并引起转移。1973年，以赛亚·费德勒报道了体内肿瘤细胞对增强转移潜能的选择。1976年，兰斯·利奥塔（Lance Liotta）和杰罗姆·克莱曼（Jerome Kleinerman）将转移细胞产生的蛋白水解酶与侵袭和转移联系起来；同年，彼得·诺埃尔（Peter Nowell）提出了肿瘤细胞群的克隆进化。1977年，以赛亚·费德勒等证明了肿瘤的转移性异质性，认为由于遗传性状的不稳定，由单克隆起源的肿瘤细胞在不断增殖的过程中会发生异质性，导致肿瘤的转移潜能有高低之分。1982年，詹姆斯·塔尔梅奇（James Talmadge）和桑德拉·沃尔曼（Sandra Wolman）证明癌症转移是克隆的，并且转移来自一个存活的细胞。1984年，大卫·泰琳（David Tarin）和他的同事报道了在接受腹腔静脉分流治疗的卵巢癌患者中器官特异性转移的证据。1990年，人类肿瘤的转移异质性和器官特异性通过免疫丢失的小鼠的研究得到证实。1995年，美国肿瘤放射治疗专家塞缪尔·赫尔曼（Samuel Hellman）首次提出"寡转移"概念。由于肿瘤转移的靶器官特异性，肿瘤细胞在全身多处转移之前存在一种相对惰性的中间状态，寡转移由脉管中的微转移肿瘤细胞种植于特异性的靶器官所造成。2001年，缪勒（Muller）等首次报道趋化因子受体CXCR4和CCR7在人乳腺癌及其肺转移灶及淋巴结中高表达。此后，有人研究发现炎症因子可上调肿瘤细胞表面部分趋化受体的表达，进而参与肿瘤细胞的黏附与外渗行为的调节，从而提出了"趋化调节"假说，认为趋化因子及其受体的相互作用可以调节肿瘤细胞的器官特异性转移，是肿瘤细胞高趋化因子受体的表达与转移区域高度分泌配体的特异性结合的影响。当下，有研究表明，肿瘤起源的外泌体也在肿瘤转移中发挥着重要作用。

三、主要内容

（一）肿瘤转移（图7-1）

在肿瘤转移的过程中，血管新生（angiogenesis）与上皮细胞 - 间充质转化（epithelial-mesenchymal transition，EMT）起了重要作用，通过血管新生，肿瘤细胞建立起了通向循环系统的"道路"，上皮细胞 - 间充质转化是指上皮细胞过特定程序转化为具有间质表型细胞

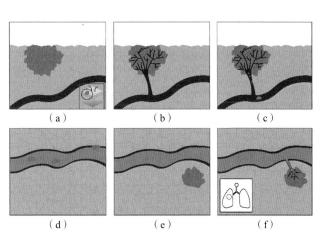

图 7-1 肿瘤转移示意图

（a）原发肿瘤；（b）原发肿瘤血管生成；（c）血管内渗；
（d）迁移和外渗；（e）异位器官定植；（f）新肿瘤血管生成和生长

的生物学过程。上皮细胞通过 EMT 失去了细胞极性，失去了与基底膜的连接等上皮表型，获得了较高的迁移与侵袭、抗凋亡和降解细胞外基质的能力等间质表型。

（二）肿瘤转移的过程

肿瘤转移过程如下：①肿瘤过度增殖。②肿瘤新生血管形成。③肿瘤细胞的分离与侵袭。④肿瘤细胞脱落，侵入基质并进入循环。⑤肿瘤细胞逸出循环系统，在继发部位生长。

（三）肿瘤转移的途径

1. 淋巴转移 淋巴转移是肿瘤常见的转移途径，特别是上皮组织起源的恶性肿瘤多经淋巴转移。

2. 血液转移 血液转移指的是在周围间质中浸润的肿瘤细胞穿过血管内皮细胞间隙，在血管形成瘤栓。

3. 种植转移 种植转移指的是除上述两种转移途径以外的恶性肿瘤转移途径，可导致浆膜面、黏膜面或其他部位转移瘤的生长，肿瘤细胞可由浆膜破口或直接由黏膜面脱落进入腔道。

（四）常见实体瘤的典型转移部位

实体瘤容易发生转移的部位主要为骨、肺、肝、脑，表 7-1 展示了主要的原发肿瘤以及转移的主要部位。

表 7-1　常见实体瘤的典型转移部位

肿瘤类型	原发部位	转移的主要部位
乳腺癌	乳腺	骨、肺、肝、脑
小细胞癌	肺	脑、肝和骨
恶性黑色素瘤	皮肤	肺、脑和肝
结直肠腺癌	结肠、直肠	肝、肺
成神经细胞瘤	纵隔、腹部	肝
前列腺癌	前列腺	骨
睾丸癌	睾丸	肝
卵巢癌	卵巢	胸膜、肝

（五）种子与土壤学说

1889 年，史蒂芬·佩吉特通过分析乳腺癌患者的尸解数据后提出种子与土壤学说：

特定的肿瘤细胞（种子）倾向于转移到特定的器官（土壤），只有土壤适合种子时才会生长，成功发生转移。肿瘤细胞与微环境间是相互作用的，对种子土壤学说的理解主要在三个方面——种子携带土壤、适应土壤、重建土壤。

1. 携带土壤　肿瘤在转移时不仅仅是肿瘤细胞的转移，还有连同生长环境及生长因子的转移。

2. 适应土壤　到达远处器官后，转移的肿瘤细胞需要适应新的环境。但土壤在种子生长的过程中表现出了不同的作用，有种子生长的有利条件，也有不利因素。种子在利用土壤的时候，同时也要适应其带来的不利因素。

3. 重建土壤　肿瘤原发灶事先在目标土壤创建合适的微环境来促进其定植，肿瘤微环境可能在转移肿瘤细胞种植发生之前就已准备完成，转移可以先准备土壤再种植：一方面，原位肿瘤可以改变远处组织的微环境来帮助转移；另一方面，肿瘤转移后会改变靶器官的微环境以利于其生长。

（六）肿瘤靶器官特异转移过程的主流解释

1.肿瘤细胞在特定器官的毛细血管内滞留。

2.转移的肿瘤细胞对靶器官中内皮细胞特殊黏附。微血管内皮细胞在表面结构、生化及功能上具有异质性。不同器官来源的血管内皮细胞表面在结构和功能上可能并不相同，而肿瘤细胞可以识别这种差异，循环中的恶性细胞与特定器官微血管内皮细胞的黏附是决定器官特异性转移最复杂、最重要的环节。

3.靶器官内能够产生特定因子调节肿瘤细胞生长。内皮细胞可表达众多的细胞黏附分子，如细胞间黏附分子、E- 选择素（一种内皮选择素，可以通过识别肿瘤细胞上的碳水化合物结构来介导肿瘤细胞与活化内皮细胞结合）、P- 选择素等。部位特异性转移与血中肿瘤细胞识别及黏附靶器官微血管此类分子，并与启动出血管过程密切相关。

（七）肿瘤微环境组成

1. 肿瘤相关成纤维细胞　相较正常的成纤维细胞，肿瘤相关成纤维细胞是体积较大的纺锤形间充质细胞。肿瘤相关成纤维细胞活性受肿瘤细胞分泌的生长因子调控，且肿瘤相关成纤维细胞自身可以分泌成纤维细胞生长因子（FGF）、基质细胞衍生因子 1（SDF1）和胰岛素样生长因子 1（IGF1）等，进一步促进肿瘤生长、血管生成和转移。此外，肿瘤相关成纤维细胞激活后可以分泌趋化因子，诱导细胞外基质各细胞类型的募集，构成细胞外基质成分，促进肿瘤血管生成。

2. 肿瘤相关免疫细胞　免疫细胞包括巨噬细胞、T 细胞、B 细胞、自然杀伤细胞、树突细胞和肿瘤相关中性粒细胞等它们参与肿瘤免疫反应，影响肿瘤微环境，调控肿瘤生长、转移。

3. 肿瘤相关脂肪细胞　肿瘤相关脂肪细胞通过分泌脂质、脂肪因子和细胞因子等共同参与构成肿瘤微环境，如肝细胞生长因子和脂联素，促进肿瘤细胞的黏附、迁移和侵袭，调控炎性反应，影响肿瘤恶性进展和增殖。

4. 肿瘤血管内皮细胞　肿瘤血管内皮细胞受到肿瘤细胞分泌的多种细胞因子及信号通路的调控。它不仅为肿瘤提供生长所需的氧气和营养，也为肿瘤转移提供了途径。

5. 肿瘤细胞外基质（extracellular matrix，ECM）　在肿瘤微环境中，ECM 为肿瘤细胞提供生化成分和基本结构支持的非细胞成分。肿瘤细胞外基质由胶原蛋白、蛋白多糖、层粘连蛋白和网络连接蛋白等组成。肿瘤细胞外基质不仅用作细胞间填充物，还是负责细胞间通信、参与细胞增殖和黏附的活性物质。

（八）肿瘤微环境的物理特征

1. 低氧环境　汤姆林森（Thomlinson）在 1955 年就已经注意到了许多恶性肿瘤组织中存在的缺氧状态，缺氧区域内常常出现坏死现象，更容易发生肿瘤的扩散和转移。1995 年，赛门萨（Semenza）第一次发现了机体感知氧的一个重要的因子 HIF（hypoxia inducible factor），并在 2019 年获得诺贝尔生理学或医学奖。

肿瘤细胞新陈代谢旺盛、生长迅速、繁殖能力强的特点决定了其对能量的需求高，因此其对氧气以及葡萄糖等能量物质的消耗比正常细胞高出许多。然而，随着肿瘤本身的体积不断增大，肿瘤组织因膨胀而远离了含营养和氧气充足的血管，这种供血不足导致了肿瘤微环境缺氧情况的进一步加深。许多研究发现有一种缺氧诱导因子即 HIF-1α（hypoxia inducible factor-1α）在这些缺氧的肿瘤组织中处于高表达状态。它在肿瘤细胞的侵袭、转移、永生化、肿瘤血管生成等方面都扮演重要角色。

2. 低 pH 值环境　以前大部分科学家认为，肿瘤微环境的低 pH 值主要是由肿瘤细胞的无氧代谢决定的。在缺氧而大量进行葡萄糖分解的情况下，糖酵解产生了大量的乳酸而引起了 pH 值的下降。然而，有实验证明即使在乳酸产量低或者人工提高肿瘤组织氧分压或供血量的情况下，依然存在低 pH 值的情况，这至少证明无氧代谢不是肿瘤微环境产生酸的唯一机制。这种低 pH 值的环境，会造成正常免疫细胞生理功能障碍，进而有利于肿瘤细胞的转移。

3. 高压环境　肿瘤微环境中的另一个重要特点就是较正常细胞而言呈现间质压（interstitial fluid pressure，IFP）升高。我们知道正常组织中淋巴系统对调节体液平衡有重要作用。迪雷斯塔（Diresta）等在实验中发现如果将人工淋巴系统植入肿瘤，可有效降低肿瘤细胞间质的压力水平，说明肿瘤组织中缺乏这种功能性淋巴系统。更多的研究发现，肿瘤血管不同于一般血管，具有血管形成不均匀分布、毛细血管间距变大、动静脉短路、内皮细胞不完整以及基底膜中断等特点。正是这些超微结构的区别，使肿瘤血管舒缩性能降低、管壁易受损、血管阻力增大，还会出现血液浓缩、间质内液体增多、血细胞外渗黏性增大等现象，导致血管高渗，最终造成肿瘤间质高压。高 IFP 使得肿瘤组织血流灌注进一步受到阻碍，氧气、营养物质及代谢产物的递送受到抑制，加剧形成肿瘤细胞低氧、低 pH 值和高 IFP 的肿瘤微环境。

四、相关实验依据

实验一

佩吉特收集了 735 位死于乳腺癌的女性患者的病历档案，发现癌细胞的转移扩散呈现出一种独特的模式。这种转移并不是离心式扩散，而是出现在毫无关联且相距甚远的部位上。扩散的模式亦非随机，而是对于特定的器官表现出强烈的偏好性。在 300 多个转移病例中，佩吉特发现有 241 例是在肝脏上，17 例是在脾脏上，70 例是在肺上。这些器官之间有大片未被转移癌细胞所侵染的解剖性区域。

实验二

人们用 Yoshida 腹水肉瘤、Walker 腹水癌肉瘤、DS 腹水癌肉瘤和 T 腹水肉瘤在 BD 大鼠身上进行了肿瘤转移的动物实验。研究者通过静脉将 5×10^7 个 Walker 腹水癌肉瘤细胞和 1.5×10^7 个 DS 腹水癌肉瘤细胞接种于大鼠体内，在发生转移死亡的动物中，所有病例的转移只发生于肺，其他脏器从未见转移病灶。但 Yoshida 腹水肉瘤的静脉接种，情况则完全不同。动物的许多脏器可见广泛转移，主要是肾上腺、肠、腹腔淋巴系统和肠系膜，而脑、肝、脾和膀胱，以及子宫和睾丸，则没有受到转移肿瘤细胞的侵犯。有趣的是 T 腹水肉瘤偏好转移到 Yoshida 肉瘤所不侵犯的肝、脾、脑、脊髓和骨骼。实验的结果表明不同的肿瘤细胞在不同脏器内转移的分布上有明显的不同，对于每一种肿瘤都是高度特异的，用不同系别的大鼠进行同样的实验也得出了一致的结果。

有科研人员将一些老鼠的肺、肾和卵巢组织移植到另一些老鼠的皮下，在移植的组织在皮下扎根后，给老鼠静脉注射黑色素瘤细胞，饲养一段时间后统计不同器官出现肿瘤转移的频率，发现在移植的肾脏组织中，只有 14% 的小鼠出现了新生的癌症组织，而对于肺是 71%，对于卵巢是 70%，且用同位素标记确认通过血管到达每种移植器官的癌细胞数目都是一致的。这些小鼠的遗传背景、器官移植的部位、注射的癌细胞数目都是一致的，那么可以认为组织细胞本身确实会影响到癌症的转移。这支持了"种子与土壤"学说的正确性。

实验三

1951 年，科曼等报道，将肿瘤细胞直接在血管内注射到动物体内，会在一些内脏器官中产生转移：在常见转移部位的器官中，循环的肿瘤细胞滞留在毛细血管中；而在罕见转移部位的器官中，循环的细胞滞留在小动脉中。这一观察表明转移灶的分布在一定程度上依赖机械因素，即在次级毛细血管处肿瘤细胞容易栓塞停止。

实验四

1981 年，伊恩·哈特（Ian Hart）通过实验检查了卵巢起源的网状细胞肉瘤的转移特性：无论肿瘤细胞注射的部位和途径如何，肿瘤都优先转移到腹膜脏器（肝脏、卵巢、脾脏和肾脏）；皮下肿瘤生长后直接侵入腹膜，导致腹膜广泛受累；当肿瘤细胞被注射到背部、外耳或脚垫时，很少出现肝转移；静脉注射肿瘤细胞后，肝、脾、卵巢和肾脏形成肿瘤集落。团队用放射性标记的肿瘤细胞研究静脉注射肿瘤细胞的阻滞、分布和存活情况，发现：这些肿瘤细胞迅速阻滞在肺部，并在那里停留 3～4 天，然后它们慢慢分离，再循环，在肝脏中滞留，随后发展成肿瘤结节。这些结果有力地支持了转移生长的"土壤种子"假说，并证明了肿瘤细胞长期滞留在器官中并不会导致临床明显的肿瘤结节的形成。

实验五

研究人员将 Brown-Pearce 癌接种于 563 只非纯系家兔的不同部位，有 543 只肿瘤成活，成活率为 96%。其中，眼前房及静脉内接种成活率接近 100%，脑内、睾丸内及皮下接种的成活率分别为 96%、94% 和 93%；不同部位接种后的动物生存期各有差异，静脉内、睾丸内、皮下及脑内接种的家兔平均生存期间分别为 20 天、28 天、52 天和 14 天。在 320 只尸体解剖的资料中，发现肿瘤转移者占 92%，转移的主要部位是肺、肝、肾脏及肠系膜淋巴结。

实验六

1952 年，勒克通过静脉注射肿瘤细胞并比较在肝和肺中的生长，研究肿瘤转移的器官特异性。通过比较家兔肝脏和肺部的癌转移，发现肝转移瘤更大，数量也更多。

实验七

马萨格（Massague）实验室首先从乳腺肿瘤细胞株（MDA–MB231）分离提取出具有不同器官转移能力的细胞群（single cell populations，SCPs），采用心室注射等方式研究了 SCPs 细胞转移的器官特异性，其结果表明这些具有不同基因表达特征的 SCPs 细胞表现出显著的器官特异性转移行为。尤为值得注意的是，部分 SCPs 细胞显示出清晰的单一或多个靶器官的肿瘤转移形成。

实验八

尼科森（Nicoison）等在研究中发现：B16 黑色素瘤细胞在与不同器官块的粘连及其侵袭该器官的速度与体内选择性转移克隆形成的器官相对应；B16–F10（高度肺转移）细胞较其他 B16 细胞在肺移植块中有较强的侵袭性；由卵巢转移灶所得到的瘤株对卵巢移植块的粘连性及侵袭性较强；淋巴道转移小鼠 3LL 亚群 H–59 等细胞与淋巴结冷冻切片粘连的能力与其淋巴道转移的能力一致。

德尔（Daerr）等人用组织提取液加细胞外液制成"生物基质"做培养基，用多种肝细胞瘤和小鼠乳腺癌进行实验，发现肿瘤细胞低浓度接种时，只在与其体内转移相一致的器官特异生物基质上生长；进一步分析生物基质上的成分，如黏蛋白、聚葡糖胺等，结果发现只有聚葡糖胺对具有不同转移的瘤细胞的存活与生长具有浓度依赖性，进而提出肿瘤细胞的器官特异性转移与细胞外液的基质有关。

实验九

原田氏（Hara）等将人结肠癌细胞 KM12SM 分别接种到结肠癌易转移的两个部位，即小鼠的肝和肺，结果发现移植瘤在肝脏的成瘤率达到 100%，而在肺的成瘤率只有 50%；单独将人肿瘤细胞注入小鼠体内只能形成微小休眠灶，给这些肿瘤细胞的微环境中注入血管内皮生长因子后，肿瘤细胞开始获得血管生成的能力，进入到生长增殖状态；注入肝组织后处于休眠状态的乳腺癌细胞，从肝组织回收后重新注射入小鼠的乳腺脂肪垫，可表现出成肿瘤性。这说明适宜的微环境能够促进肿瘤增殖。

实验十

趋化因子受体 CXCR4 是趋化因子基质细胞衍生因子 –1（CXCL12）的特异受体。CXCL12 对淋巴细胞有强烈的趋化作用。多个实验研究表明，CXCR4 是高转移肿瘤细胞普遍表达的受体，趋化因子 CXCL12 能够特异性与 CXCR4 结合，并在肿瘤转移的特定靶器官如肝脏、肺、骨中高表达。

　　Kato 等对 79 例手术切除的乳腺浸润性导管癌组织进行了研究，发现所有患者的癌组织均表达 CXCR4，而高表达尤其是局灶性高表达者伴有广泛的淋巴结转移。Tanabe 等报道，乳腺癌组织 CXCR4 的 mRNA 表达水平与乳腺癌的淋巴管浸润呈正相关，使用 CXCR4 拮抗剂 T140 或通过 RNA 干扰技术抑制 CXCR4 基因均可阻止乳腺癌细胞在体外的迁移反应。

　　CCR7 同样也是一种趋化因子受体，穆勒（Muller）在研究促进乳腺癌转移的分子机制时，发现乳腺癌转移的靶器官肺、肝、骨髓和淋巴结的提取物对乳腺癌细胞具有趋化活性，而用抗 CXCR4 和抗 CCR7 的抗体可中和这种趋化作用；进一步的研究表明，正常乳腺不表达 CXCR4 和 CCR7，而乳腺癌细胞则高水平表达 CXCR4，转移到腋下淋巴结、肺、肝的肿瘤细胞均显示有较强的 CXCR4 和 CCR7 表达；CXCL12 在淋巴结、肺、肝和骨髓中最多，而较少出现在小肠、骨、皮肤等，趋化因子 CCL21 选择性出现在淋巴结，因此 CXCL12 和 CCL21 的选择性分布与乳腺癌细胞优先转移到这些器官有关。

第二节　肿瘤器官转移学说的局限性

　　针对肿瘤转移的种子—土壤学说，肿瘤治疗有两方面的基本措施：一是消灭种子；二是改变土壤的性质。目前在治疗学上以消灭种子为主，以改变土壤为辅。消灭种子的常用方法有两种：一是手术切除原发肿瘤灶；二是用化疗方法杀灭游离的肿瘤细胞及不能手术切除的微小转移灶。

　　对于大多数早期实体瘤患者，手术是最主要的治疗手段。但根据流行病学的数据统计，术后常有肿瘤复发转移的发生，并且具有很高的死亡率。手术也会影响肿瘤细胞的转移。这可能与手术操作导致的肿瘤细胞脱落致使循环肿瘤细胞（circulating tumour cells，CTCs）增多相关。然而，在某些全乳房切除术的患者中，肿瘤的物理破坏极小，几乎可以排除术中肿瘤细胞脱落的影响，但仍能观察到术后有部分患者发生转移，由此提示这种机制并不能完全解释肿瘤切除术后转移的原因。

　　对于肿瘤细胞已经发生转移的恶性肿瘤患者来说，传统的外科手术不仅风险大，而且容易因切除不彻底而导致复发。一方面，由于发生恶性转移的癌细胞扩散范围大，手术治疗已无可能；另一方面，某些部位（如脑）不适合手术切除的治疗方法。因此，手术只能是清除较大病灶、暂时解除痛苦的一种姑息疗法。对于已发生转移的恶性肿瘤，配合手术切除进行化疗，是目前用以预防复发的主要手段，但往往因化疗药物的选择性不强、毒副作用大而导致失败。对很多癌症患者来说，转移位点本身也对常规的治疗手段（如化疗）产生了免疫反应，变得更有利于肿瘤种子的种植、萌发和生长，因而更容易造成转移。

同时，从发育生物学的角度去看肿瘤的侵袭与转移，会发现肿瘤细胞从原发灶脱离，侵袭周围正常组织，通过脉管系统到达远处组织，通过其细胞膜上的受体与微环境细胞基底膜或细胞外基质贴附，启动基质降解、迁移及新生血管形成等信号级联反应，在局部组织植入并增殖分化形成新的病灶的过程与受精卵子宫着床以及后期二胚层、三胚层细胞的增殖转移过程极其相似。旺盛增殖分裂的受精卵定向地向子宫内迁移，与接受态的子宫内膜细胞进行对话，进而启动黏附、迁移、基质降解、侵蚀母体血管及新生血管生成等信号级联反应。所以，肿瘤的转移或许是正常生理功能在紊乱状态下的表现，或者说是肿瘤细胞自发的一种生理功能，是细胞功能的"返祖"现象。

从这个角度出发，消灭种子或者改善土壤的治疗方法存在缺陷是必然的，同胚胎植入、胚层形成一样，转移的机制是多基因、多因子、多环境的复杂过程，所以我们需要找到肿瘤发生的本质才能够完全解决转移的问题。

不可能用单一因素解释器官选择性转移的机制，因为转移过程是复杂的、多步骤的转移过程的每一步都可能是多机制或者平行作用，比如粘连、侵袭、生长都是几个平行分子机制在起作用。每种原发肿瘤的转移都是由原发癌细胞的特殊性质与其对宿主微环境的特殊反应所决定的，任何肿瘤系统和宿主微环境不会完全一样，所以在器官特异性转移的过程中，不同系统中起重要作用的癌细胞或宿主的特性是不同的，当然更可能是这些性质相似而且相互交叉。转移是一个连续性、选择性的过程，只有那些具有一系列相应特性的肿瘤细胞才能显示器官特异性转移的行为，随机因素与肿瘤细胞的不稳定性也会掩盖某些恶性细胞的器官特异性。某种肿瘤的器官特异性转移可能与正常的调控细胞粘连、侵袭、生长及其他生物学特性的发育过程有关，重要的是与器官特异性有关的特性多数是正常细胞的特性，只是表达的不恰当。肿瘤发展到晚期，转移是多部位的，失去器官特异性，这与某些调节细胞黏附、侵袭、生长及其他生物学特性的自体分泌性因子合成增加有关。

肿瘤转移是一个极其复杂的过程。对肿瘤转移研究的最终目的是能找到抑制肿瘤转移的关键性途径，从而指导预后判断治疗。如在乳腺癌中，应用 uPA/PAI-1 综合判断预后优于传统的任何一种预后判断方法，尤其是对于早期的没有淋巴结转移的乳腺癌。

到目前为止，肿瘤靶器官特异性转移的机制仍没有完全被理解，目前大多数研究都是在"种子与土壤"假说的基础上，对于靶器官与原位肿瘤的微环境、肿瘤干细胞、遗传异质性和 EMT 进行研究。综合研究成果，我们发现，转移过程是一个多分子、多步骤的复杂过程，涉及多基因、多分子、多细胞的复杂网络环境，如果治疗仅仅针对某一特异性分子进行调控，就会忽视其他分子与信号通路的作用，所以针对某个特定分子的治疗是存在缺陷的。药物治疗应向既能广泛杀死各处的肿瘤细胞，又能精准定位作用于各种联系通路上的关键性因子抑制肿瘤生长转移的方向逐渐发展。

参考文献

1. 马齐襄，朱晓丹，胡凯文，等.肿瘤转移的种子与土壤学说新认识［J］.肿瘤防治研究.2015，42（10）：1049–1053.

2. Moore MA. The role of chemoattraction in cancer metastases［J］. Bioessays, 2001, 23(8): 674–676.

3. Smithers DW. An attack on cytologism［J］. Lancet, 1962, 1(7228): 493–499.

4. 彭明，卿三华，齐德林，等.浅谈肿瘤器官特异性转移机制［J］.医学与哲学，1998，（12）：18–20.

5. Hart IR, Talmadge JE, Fidler IJ. Metastatic behavior of a murine reticulum cell sarcoma exhibiting organ–specific growth［J］. Cancer Res, 1981, 41(4): 1281–1287.

6. 杨金龙，任范友，胥彬.家兔 Brown–Pearce 癌的一些生长特性的研究［J］.天津医药杂志·肿瘤学附刊，1964，（3）：225–229.

7. Lucke B, Breedis C, Woo ZP, et al. Differential growth of metastatic tumors in liver and lung: experiments with rabbit V2 carcinoma［J］. Cancer Res, 1952, 12(10): 734–738.

8. 姚宏，孙敏.肿瘤转移研究最新进展与挑战［J］.山西医药杂志，2005，（9）：711–712.

9. 刘玉琴，高进.癌细胞侵袭、转移器官特异性研究的进展［J］.中国肿瘤临床，1993，（12）：66–70.

10. Kato M, Kitayama J, Kazama S, et al. Expression pattern of CXC chemokine receptor–4 is correlated with lymph node metastasis in human invasive ductal carcinoma［J］. Breast Cancer Res, 2003, 5(5): R144–150.

11. Tanabe S, Nakadai T, Furuoka H, et al. Expression of mRNA of chemokine receptor CXCR4 in feline mammary adenocarcinoma［J］. Vet Rec, 2002, 151(24): 729–733.

12. Muller A, Homey B, Soto H, et al. Involvement of chemokine receptors in breast cancer metastasis［J］. Nature, 2001, 410(6824): 50–56.

13. 杨玉雪，蒋晨宇，王杰，等.手术影响肿瘤转移机制的研究进展［J］.肿瘤，2021，41（3）：215–224.

第八章

肿瘤血管新生学说

第一节　肿瘤血管新生概述

一、定义

　　肿瘤细胞通过自身或周围细胞产生血管生成因子来刺激机体在原有血管基础上延伸拓展生成趋向肿瘤组织生长的新生毛细血管，由此来为不断浸润生长的原发肿瘤细胞提供营养（图 8-1）。血管新生是恶性肿瘤生长、浸润、转移过程的重要环节，贯穿肿瘤发生发展的全过程。

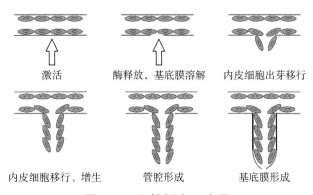

激活　　　　酶释放，基底膜溶解　　　内皮细胞出芽移行

内皮细胞移行、增生　　　管腔形成　　　　基底膜形成

图 8-1　血管新生示意图

二、研究发展历程

　　1939 年，戈登·艾德（Gordon Ide）及其同事观察到在兔耳中植入肿瘤后血管大量生长，因此推测存在肿瘤衍生的血管生长因子，但该研究因缺乏血管反应研究的定量技术而未被广泛认可。1945 年，格伦·阿尔及尔（Glenn Algire）等从动力学上对此进行了更深入的研究，发现：肿瘤移植的快速生长依赖于丰富的血管供应，肿瘤细胞的突出

特点是能够持续诱导宿主毛细血管内皮的生长。1968 年，梅尔文·格林布拉特（Melvin Greenblatt）使用透明室技术，通过显微镜在体内研究 Fortner 黑色素瘤组织和仓鼠颊囊基质之间的透滤扩散，在与肿瘤移植物相邻的颊囊基质中可以始终观察到血管的增殖作用。该结果强烈表明体液因子在肿瘤血管生成中具有活性，但还是不能排除两种成分之间存在细胞膜接触的可能。

1971 年，福克曼（Folkman）在《新英格兰医学杂志》上发表论文，正式提出"肿瘤会分泌一种未知的因素来帮助它增加血液供应，如果可以阻止该因素，就能够阻止肿瘤的生长与转移，进而实现肿瘤的治疗"的观点，并且认为这种因素有利于毛细血管内皮细胞的有丝分裂。肿瘤生长依赖于血管生成，这一观点对于血管肿瘤生成的研究历程具有里程碑的意义，也因此福克曼被誉为"血管生成之父"。随后，福克曼等尝试分离出了肿瘤血管生成因子、成纤维细胞生长因子等血管生成因子。1984 年，成氏（Shing）等从软骨肉瘤中纯化出第一个肿瘤组织来源的促血管生长因子即碱性成纤维细胞生长因子（basic fibroblast growth factor，bFGF）。bFGF 的发现极大地推动了促血管生成研究的发展。

1989 年，费拉拉（Ferrara）成功分离、纯化并鉴定出血管内皮生长因子基因（vascular endothelial growth factor，VEGF），随后克隆并进行了功能上的研究。他们用实验为 VEGF 刺激肿瘤血管发生和生长提供了最终的证据，证实血管内皮生长因子 VEGF 是肿瘤血管生成的关键驱动力。该研究也进一步促进了抗肿瘤血管生成药物贝伐单抗的研发与应用。

当时，人们普遍认为血管新生以及肿瘤新生血管结构和功能的不完整性是肿瘤细胞广泛浸润、转移和复发的基础。所以，在 1997 年迈克尔·莱利（Michael Reilly）提出内皮抑素（endostatin）是一个血管生成和肿瘤生长的内源性抑制因子之后，科学家一直在寻找抗血管新生的药物与靶点。

2005 年，贾恩（Jain）提出了血管正常化理论，即抗血管生成治疗的目的是杀死肿瘤中异常的血管，并使剩余的肿瘤血管的形态和功能正常化。

三、主要内容

肿瘤血管生成主要是从周围组织芽生出新的毛细血管的过程，即芽生血管生成。其过程为肿瘤细胞分泌血管生成刺激因子，如血管内皮生长因子和成纤维细胞生长因子，从而激活内皮细胞并分泌蛋白酶，使基底膜破坏，内皮细胞收缩、趋化、迁移与增殖，形成血管芽，最终血管吻合成毛细血管。据此，福克曼提出了通过抗肿瘤血管的形成来实现治疗癌症的想法。

（一）肿瘤血管的结构

肿瘤组织中相邻血管内皮细胞的质膜没有连接形成无缝隙的内皮，常保持几微米宽的缺口，导致血浆直接流到血管外，使纤维蛋白沉积在肿瘤实质中。肿瘤相关毛细血管的外膜细胞杂乱分布。相较于正常组织中的毛细血管网的高度有序，肿瘤组织中的毛细血管网杂乱无章。

（二）肿瘤血管生成过程

1. 启动　肿瘤细胞的快速增殖会导致肿瘤局部缺血缺氧，直接刺激血管生成，并促进多种组织细胞特别是肿瘤细胞分泌促血管生成因子，促进内皮细胞增殖，并且趋化内皮细胞的迁移。

2. 增殖与迁移　血管内皮细胞下基底膜降解形成新的芽胚，周围的血管内皮细胞在各种生长因子形成的浓度梯度下，迅速增殖并穿过芽胚向肿瘤组织定向迁移。新生的内皮细胞通过高表达黏附因子，与原血管内皮形成特定的连接，使血管芽胚不断向前延伸。

3. 成熟　肿瘤组织中新增的血管内皮细胞与血管外基质和周围的间质细胞相互作用形成完整的血管结构。

血管生成可分为两个时期：第一个时期是无血管期或血管前期，在该期间，肿瘤直径为 1 ～ 2mm；第二个时期便是血管期，这个时期肿瘤能够迅速生长并发生转移。

（三）肿瘤血管生成特点

1. 肿瘤血管生成是不能自我调控的无止无休的恶性循环过程　当肿瘤直径小于 2mm 时，通过简单的扩散进行营养物质和代谢产物的交换；当肿瘤直径继续生长超过 2mm 时，肿瘤细胞会产生继发性缺氧，进而激活肿瘤细胞分泌促血管生成因子，微血管逐渐形成。

2. 肿瘤血管生长速率小于肿瘤细胞增殖速率　肿瘤组织中的微血管生成速率要小于肿瘤细胞的增殖速率，所以大量肿瘤细胞会持续产生多种促血管生成因子来促进血管生成进而来维持肿瘤组织对氧气与营养物质的需求。

（四）肿瘤血管生成对肿瘤细胞生成与转移的影响

1. 肿瘤血管生成与肿瘤细胞的生长密切相关

（1）肿瘤组织血管化前，肿瘤细胞聚集在组织间隙，通过简单的扩散进行营养物质和代谢产物的交换，处于细胞增殖与凋亡的平衡状态。

（2）肿瘤组织血管化后，肿瘤细胞进入指数生长期，肿瘤体积明显增大，新生血管分布向肿瘤中心依次减少，肿瘤边缘由于血供丰富，肿瘤细胞增长最为明显，中心的细胞往往增殖缓慢甚至发生缺血性坏死。

（3）肿瘤血管化后，肿瘤的增长也并非完全不受限制，生长到 1 ～ 3cm 后，增长会逐渐减慢，主要是由于内皮细胞的增殖间接限制了肿瘤的生长速率以及肿瘤血管受到挤压使血流流向肿瘤的表面，导致肿瘤深部血管阻塞而坏死。

2. 肿瘤血管生成能够促进肿瘤的转移

（1）肿瘤细胞可以通过分泌胶原酶、基质金属蛋白酶降解血管外基质，穿过血管内皮细胞进入血管内。

（2）肿瘤的毛细血管有明显的缺陷，使得肿瘤细胞很容易通过并进入循环系统。

（3）肿瘤细胞只有黏附于靶器官的微血管并通过毛细血管进入靶组织才能得以幸存。

（4）肿瘤细胞形成的转移灶也要在新的靶组织内通过诱导血管生成才能形成转移瘤。

（五）影响血管生成的因素

1. 缺氧诱导因子　缺氧诱导因子（hypoxia-inducible factor，HIF-1）在低氧状态时表达上调，能作为转录因子直接促进肿瘤细胞产生各种促血管生成因子、细胞因子、趋化因子和基质金属蛋白酶，作用于邻近组织的血管内皮细胞，诱导血管内皮的增殖、迁移和成熟。

2. 促血管生成因子（表 8-1，图 8-2）　包括胎盘生长因子（placental growth factor，PLGF）、血管内皮生长因子（vascular endothelial growth factor，VEGF）、胰岛素样生长因子（insulin-like growth factor，IGF）、成纤维细胞生长因子（fibroblast growth factor，FGF）等。

3. 抗血管生成因子（表 8-1，图 8-2）　干扰素诱导蛋白 -10（interferon inducible protein，IP-10）、血管抑素（angiostatin）、内皮抑素（endostantin）等均属于抗血管生成因子。

4. 细胞外基质　细胞外基质是位于细胞外所有固相蛋白的总称，主要有胶原蛋白、层粘连蛋白、纤连蛋白、蛋白多糖与弹性蛋白。细胞外基质具有支持、营养细胞、提供生存外环境的功能。另外，细胞外基质可通过结合细胞表面受体，调节肿瘤细胞的增殖、分化、黏附、迁移能力。细胞外基质还可以结合多种生长因子。肿瘤细胞分泌的蛋白酶或基质金属蛋白酶可以分解基质使生长因子释放，发挥促血管生成的作用。

5. 细胞　包括肿瘤细胞、血管内皮细胞、巨噬细胞、血小板、间质细胞等。

表 8-1　血管新生相关典型因子

血管新生相关因子		功能
血管生成因子	血管内皮生长因子（VEGF）也叫作血管透性因子（VPF）	促进血管内皮细胞增殖；增高血管通透性
	成纤维细胞生长因子（FGF）	诱导内皮细胞分化；影响内皮细胞迁移，促进管腔分化；刺激内皮细胞分泌胶原酶
	血管生成素（Ang）	参与血管重建与血管稳定
	血小板源内皮细胞生长因子（PD-ECGF）	内皮细胞特异性优势分裂素，能够刺激内皮细胞的增生
血管生成抑制因子	血管抑素（angiostatin）	抑制细胞迁移；抑制内皮细胞增殖；抑制纤溶酶活性；阻止内皮细胞迁移；诱导内皮细胞凋亡；抑制血管生成素产生
	内皮抑素（endostatin）	诱导凋亡；抑制细胞外信号调节酶活化，抑制迁移；抑制内皮增殖

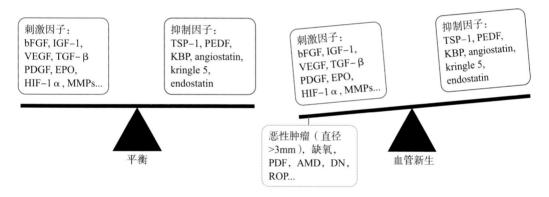

图 8-2　血管新生刺激因子与抑制因子平衡示意图

（六）肿瘤血管同正常血管的差异

1. 形态差异　人体的正常血管是直线形，而肿瘤血管是螺旋形。肿瘤血管因为是呈螺旋形伸展，比直线距离大大加长，血管内的血液流量也变多，血液的压力也变大，是正常血管的 3 倍，这就造成肿瘤血管里的血液流速快，肿瘤吸收营养的速度自然也就加快，瘤体因此迅速疯长，而患者因为营养的流失，会迅速消瘦、乏力。

2. 生长周期差异　人体的正常血管生长周期是 1 年，而肿瘤血管的生长周期只有 4 天，也就是说，只需要 4 天的时间，肿瘤血管就能生长出来，破坏人体的正常组织，直接造成患者病灶部位的疼痛。由于肿瘤血管生长快，数量庞大，在很短的时间内就可以达到几十条、上百条，对人体组织器官的损害十分恐怖，是很多患者难以忍受疼痛的根本原因。

3.组织结构差异　正常的人体血管有 3 层，分别是内膜层、中膜层、外膜层；而肿瘤血管完全不一样，只有一层内膜且非常薄，开有极小的孔，从孔中会有血浆流出，这些血浆就形成了胸水和腹水，使患者的预后恶化。有了胸水，呼吸就变得困难；有了腹水，就失去了食欲。胸水和腹水是癌症患者死亡提前的最大原因。

（七）抗血管生成与肿瘤治疗

1.内源性血管生成抑制因子　目前有蛋白－血管抑素、内皮抑素、血小板反应素 1、血小板反应素 2、血小板因子 4（platelet factor 4，PF-4）等。其中蛋白－血管抑素是雷利（Relliy）等从 Lewis 肺癌小鼠模型的血液和尿中提取出的一种有抑制血管生成活性的蛋白，该蛋白的酪氨酸序列为纤溶酶原的一部分，是经弹性蛋白酶水解后的产物。

2.外源性血管生成抑制剂　目前有 AGM-1407（TNP-407）、squalamine 等。AGM-1407 是一种半合成的烟曲霉素的衍生物，是对血管生成有较强抑制效果的人工半合成物，它可在体内外抑制神经鞘瘤、神经纤维瘤、神经母细胞瘤等。Squalamine 是一种氨基固醇，在鸡胚绒毛尿囊膜实验中，能抑制新生血管的产生，但对静止的内皮细胞无抑制作用，也不直接杀伤肿瘤细胞。

3.以 VEGF 为靶点的抗肿瘤血管药物　目前主要有单克隆抗体、可溶性受体、小分子抑制物等。

四、相关实验依据

实验一

美国福克曼发现离体培养的黑色素瘤细胞在最初的一段时间里表现出较好的分裂增殖活动，但当长到 1mm 时，生长变缓，就像冬眠一样，但将蛰伏期的肿瘤细胞植入到活鼠体内时，这些肿瘤细胞又会快速重新增长，导致小鼠很快死去。福克曼及同事对两种肿瘤进行了切片观察，在显微镜下他们发现，离体培养的肿瘤只是一团癌细胞群，而体内培养的肿瘤中充满着血管。

福克曼随后选择了眼前房这一免疫豁免部位，进而排除血管新生是一种炎症反应的质疑。悬浮在兔眼前房中并观察长达 6 周的肿瘤保持了存活、无血管、大小有限，并含有一群有活力和有丝分裂活跃的肿瘤细胞。这些肿瘤诱导虹膜血管的新血管形成，但离这些血管太远而不能被它们侵入。植入邻近有丰富血管的虹膜后，肿瘤诱导新生血管形成并迅速生长，2 周内达到原始大小的 16000 倍。在平行研究中，他们将肿瘤悬浮在前房的房水中，放置在距虹膜血管不同距离的位置，并与直接植入虹膜和角膜中的肿瘤进行比较，发现远处的休眠肿瘤移近虹膜开始它们的生长。这表明这种类型的肿瘤休眠不是由细胞周期停滞或免疫控制引起的，而是由血液供应不足引起的。

研究人员将小块肿瘤移植到动物的耳中，几天之内，先前存在的毛细血管床中就形成密集的毛细血管网与较大的血管，并且汇聚与移植在肿瘤块周围。如图 8-3 就是分别在 5 天、10 天、15 天、20 天小鼠皮下移植瘤的血管生长情况，其结果显示肿瘤的生长与血管密不可分，肿瘤能够促进血管的聚集，同时此实验说明肿瘤的生长依赖血管，且在肿瘤中，其内部与周围的血管布局混乱无序。

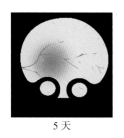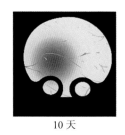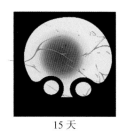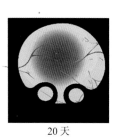

| 5 天 | 10 天 | 15 天 | 20 天 |

图 8-3 植入肿瘤的血管生长情况

卡伦（Carron）等研究表明在鸡胚绒毛膜囊上生长的肿瘤，体积大于 $1mm^3$ 后，如果 3 天内无毛细血管长入，肿瘤细胞将发生坏死和自溶；如有毛细血管长入，肿瘤细胞迅速增殖。鲍尔（Bauer）等发现，裸鼠皮下移植瘤在无血管期呈线性生长，而血管长入后则呈指数生长。

实验二

为了观察血管内皮生长因子（vascular endothelial growth factor，VEGF）及缺氧诱导因子（hypoxia-inducible factor，HIF-1）在小儿鼻咽部横纹肌肉瘤中的表达及临床意义，有实验选取经病理学确诊的小儿鼻咽部横纹肌肉瘤 31 例作为研究对象，对 VEGF 及 HIF-1α 表达与患儿临床病理特征及预后的关系进行分析。结果发现 31 例小儿鼻咽部横纹肌肉瘤中，VEGF 表达阳性率为 71.0%（22/31）、HIF-1α 表达阳性率为 67.7%（21/31）。VEGF 表达阳性较表达阴性的患儿相比，具有较大的转移倾向。HIF-1α 表达阳性与表达阴性的患儿相比，同样具有向其他器官转移的倾向，并且发现 VEGF 与 HIF-1α 的表达呈正相关，VEGF 及 HIF-1α 表达阳性的患儿随访生存率均略低于表达阴性组。小儿鼻咽部横纹肌肉瘤中 VEGF 及 HIF-1α 表达阳性率均较高，与临床分期、淋巴结转移密切相关，并且 VEGF 及 HIF-1α 两者的表达呈正相关，具有较高的一致性。

实验三

在探讨肿瘤标志物及血管新生因子与结直肠癌临床分期及肿瘤转移关系的临床实验中，研究者用电化学发光法及酶联免疫吸附法检测结直肠癌患者及同期来医院健康体检者各 100 例静脉血血管新生因子水平，并分析其与肿瘤不同 TNM 分期及肿瘤转移之间的关系。其结果表明癌患者 Ang-2、VEGF 及 IGF-1 水平均显著高于健康体检者；随肿瘤进展，Ang-2 以及 IGF-1 水平显著升高，Ⅳ期 VEGF 水平明显高于Ⅰ、Ⅱ与Ⅲ期，肿瘤转移组患者的 Ang-2、VEGF 及 IGF-1 水平均显著高于无转移，可见血管生成对于肿瘤的发展与转移有着密切的关系。

实验四

白细胞介素 -35（interleukin-35，IL-35），是调节性 T 细胞（regulatory T cells，Treg）分泌的一种异源二聚体细胞因子。Wang 等通过免疫组织化学染色发现某些人类肿瘤组织表达 IL-35，如大 B 细胞淋巴瘤、鼻咽癌和黑色素瘤。其通过小鼠体内实验发现，B16 黑色素瘤细胞和 J558 浆细胞瘤细胞过表达 IL-35 促进了肿瘤的生长、CD11b$^+$Gr1$^+$ 骨髓细胞浸润以及肿瘤血管生成。然而体外实验表明，IL-35 过表达并未能促进肿瘤细胞增殖以及对骨髓来源的抑制性细胞（myeloid-derived suppressor cells，MDSC）的趋化。定量 RT-PCR 结果显示 IL-35 过表达同样不影响 VEGF 水平。因此，该研究认为 IL-35 通过某种途径招募 CD11b$^+$Gr1$^+$ 骨髓细胞，进而促进肿瘤血管生成。

实验五

血管内皮来源的新生血管一直被认为是肿瘤获得血液供应的唯一途径。1999 年，Maniotis 等在葡萄膜黑色素瘤中发现了一种类血管结构，其管壁由肿瘤细胞直接围绕而成，管腔内见红细胞且腔面无内皮细胞覆衬。由于该结构较之传统肿瘤血管完全不同，因此这种具备血管功能、但无内皮细胞参与的管道结构被命名为血管生成拟态（vasculogenic mimicry，VM）。2016 年，Barnett 等在小鼠皮下基质胶血管生成试验和小鼠黑色素瘤皮下种植模型中均观察到巨噬细胞参与了 VM 形成。令人意外的是在非肿瘤组织中依然能观察到非内皮依赖的类血管结构。最近有研究报道，在大鼠胎盘形成之前，滋养层细胞会渗入子宫壁，并形成类似于 VM 的无内皮管状结构，表明 VM 可能在妊娠初期负责血液和营养供应。

肿瘤干细胞（cancer stem cells，CSCs）是指肿瘤中具有自我更新能力并能产生异质性肿瘤细胞的细胞。越来越多的证据表明，CSCs 参与了 VM 的形成。基因型的改变导致肿瘤细胞自身将呈现出多潜能干细胞表型，分化成内皮样细胞，参与形成 VM，其整个过程无内皮细胞的参与。VM 能增加肿瘤组织的血液灌注，使肿瘤细胞获得氧气与营养物质的同时带走代谢产物，最终促进肿瘤进展与转移。

实验六

血管内皮生长因子（vascular endothelial growth factor，VEGF）以及血管内皮生长因子受体（vascular endothelial growth factor receptor，VEGFR）在相关肿瘤血管新生中起到重要作用。VEGF 家族有 7 位成员：VEGF–A、VEGF–B、VEGF–C、VEGF–D、VEGF–E 和胎盘生长因子（PLGF–1 和 PLGF–2）。VEGFR 有 5 种，分别为 VEGFR–1、VEGFR–2、VEGFR–3 和神经纤毛蛋白（NRP–1 和 NRP–2）。通过比较胃癌组织与正常胃组织中 VEGF 与 VEGFR 的表达，发现胃癌患者 VEGF 与 VEGFR 高表达，并与癌组织血管密度增高、血管侵犯、淋巴结转移、骨转移以及肿瘤分期高度有关。

实验七

霍兹（Hotz）等将合成的 VEGF 的反义核酸注入患有胰腺癌的裸鼠体内后肿瘤明显缩小。Yoshimura 等构建了可溶性的血管生长因子受体的腺病毒载体，将其注入患肾癌的荷瘤小鼠肌肉后显著抑制了肾癌的肺转移。

实验八

反应停又名酞胺哌啶酮（thalidomide）和沙立度胺（distoval），最初于 20 世纪 50 年代作为非巴比妥类镇静剂用于早孕反应的治疗，其严重的致畸作用造成了 20 世纪"海豹婴儿"的惨剧，于 1963 年被禁用。1994 年，阿玛托（Amato）等发现口服反应停能够显著抑制兔角膜血管生成，推测反应停致畸作用可能因为抑制了胎儿发育过程中的肢芽血管生成所致。韩高华等研究显示，反应停具有抑制 VEGF 表达的作用，从而抑制血管生成。

第二节　肿瘤血管新生学说的局限性

有些研究表明，增加周细胞覆盖可以稳定血管，使化疗药物能更有效地到达肿瘤部位杀伤肿瘤。而另一些研究表明，减少周细胞覆盖可使肿瘤血管生成受到抑制，减少肿瘤的血管供应，使肿瘤缩小。换个角度思考，增加周细胞覆盖稳定血管，使血液供应充足，肿瘤是否会增大？而减少周细胞覆盖可使肿瘤血管渗漏性增加，是否增加了肿瘤转移的机会？

动物实验发现，靶向 VEGF 药物抑制原发肿瘤的生长，却缩短了总生存期，因为抗血管治疗提高了肿瘤细胞的侵袭力，促进了转移。抗血管治疗抑制了原发肿瘤的生长，但血管抑制造成的缺血缺氧却导致了肿瘤细胞的恶性筛选和上皮细胞间质化，使肿瘤细胞恶性程度增强且运动性增加，而且缺血缺氧又会重启血管生成。更何况肿瘤除经典的血管芽生和血管生成外，还可以通过血管生成拟态、马赛克血管和血管共选择等方式获得血液和氧气，所有这些都使肿瘤细胞的局部侵袭力增强，远处转移增多而缩短了总体生存期。

从临床上看，抗血管新生的靶向药物如贝伐单抗等效果并不令人十分满意，也存在耐药问题。可能因为肿瘤血管新生有太多的途径，对任何一个或一些调控通路的抑制都可能由其他通路代偿，而且抑制某个因子到底是利大于弊，还是弊大于利，在何种情况下利大于弊现在还不得而知。面对这种矛盾性，应该重新思考抗血管新生治疗方向的合理性，并进而转变思路。

肿瘤血管生成过程是一个由多因素参与、多条信号通路调控的复杂过程，单独使用某种血管生成抑制因子或者阻断血管生成相关的某条信号通路并不能完全有效地阻断血管生成，并且肿瘤血管微环境会通过产生促进生存或者抵抗凋亡的物质来增加药物的敏感阈值，来诱导血管内皮细胞耐药基因的表达。

许多研究显示，宿主和肿瘤细胞对 VEGF 介导信号缺失的反应是非常复杂的。在小鼠，敲除 VEGF 基因会造成胚胎死亡。如果血管内皮细胞缺失该基因，就会出现血栓、出血及纤维化表现。此外，抑制 VEGF 不仅会影响肿瘤血管生成，还会影响宿主正常组织。在无瘤小鼠，抑制 VEGF 活性后，代偿性旁路途径就会活化，由此推断患者体内肿瘤的侵袭和转移能力也相应增强。以往研究证实，抗 VEGF 治疗会升高血浆蛋白 G-CSF、PlGF 和 SDF1 的水平，这些蛋白可促进肿瘤细胞的浸润和转移。缺氧也会动员骨髓源性细胞的代偿性反应，从而增加肿瘤的侵袭性，促进血管生成。

VEGF 在其他一些重要器官中也起到很重要的作用，如生殖系统、神经系统器官。如果使用 VEGF 抑制剂，能不能精准靶向特定部位，而不对其他器官造成损害是一个重要问题。研究表明，抗 VEGF 及其受体的药物增加了高血压、出血及蛋白尿等风险，而酪氨酸激酶抑制剂增加了手足皮肤反应、血液系统反应（贫血、白细胞减少等）。

所以，通过抗血管治疗肿瘤存在很大局限性，不仅会在一定程度上产生肿瘤耐药性，还可能对正常器官组织的生理功能造成损害。

同时我们发现，肿瘤血管的非正常状态具有很强的异质性，根据其形态特点可将肿瘤血管分为9种类型。1型：动脉和微动脉。2型：无孔毛细血管。3型：有孔毛细血管。4型：不连续毛细血管。5型：没有内皮的血管。6型：毛细血管芽。7型：毛细血管后微静脉（大毛细血管）。8型：微静脉和静脉。9型：动静脉吻合。应该指出的是，除5型和6型外，其他类型血管在结构上与正常组织相似。同时我们发现，整个肿瘤中所出现的血管，其实就是血管在胚胎阶段从无到有的发育过程，而且众多研究均发现，肿瘤血管生成因子与抑制因子在胚胎阶段均有大量表达。

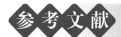

1. 伏杰，王松坡，李琦，等. 活血化瘀中药抗肿瘤血管新生的实验研究进展［J］. 中华中医药学刊，2020，38（4）：153-157.

2. 吴万桂，袁捷，林惠华. 肿瘤抗血管生成治疗的研究进展［J］. 中国肿瘤临床与康复，2010，17（1）：76-77.

3. Gimbrone MA Jr, Leapman SB, Cotran RS, et al. Tumor angiogenesis: iris neovascularization at a distance from experimental intraocular tumors［J］. J Natl Cancer Inst, 1973, 50(1): 219-228.

4. Bauer AJ, Terrell R, Doniparthi NK, et al. Vascular endothelial growth factor monoclonal antibody inhibits growth of anaplastic thyroid cancer xenografts in nude mice［J］. Thyroid, 2002, 12(11): 953-961.

5. 李颖，姜岚，张可，等. VEGF及HIF-1α在小儿鼻咽部横纹肌肉瘤中的表达及临床意义［J］. 实用癌症杂志，2021，36（7）：1103-1106.

6. 朱攀，雷蜜，高波. 肿瘤标志物及血管新生因子与结直肠癌患者临床分期及肿瘤转移相关［J］. 基础医学与临床，2019，39（1）：59-62.

7. 于佳兴，李增勋，黄崇标. 肿瘤源性IL-35促进肿瘤血管生成的研究进展［J］. 中国肿瘤临床，2021，48（16）：811-814.

8. Maniotis AJ, Folberg R, Hess A, et al. Vascular channel formation by human melanoma cells in vivo and in vitro: vasculogenic mimicry［J］. Am J Pathol, 1999, 155(3): 739-752.

9. Barnett FH, Rosenfeld M, Wood M, et al. Macrophages form functional vascular mimicry channels in vivo［J］. Sci Rep, 2016, (6): 36659.

10. Kertschanska S, Stulcová B, Kaufmann P, et al. Distensible transtrophoblastic channels in the rat placenta［J］. Placenta, 2000, 21(7): 670-677.

11. 刘日，郑建军，张景峰 . 肿瘤血管生成拟态的影像学研究进展 [J] . 影像诊断与介入放射学，2020，29（6）：451-456.

12. 顾阳春，马力文 . VEGF/VEGFR 与胃癌 [J] . 癌症进展，2010，8（1）：71-74，70.

13. Hotz HG, Hines OJ, Masood R, et al. VEGF antisense therapy inhibits tumor growth and improves survival in experimental pancreatic cancer [J] . Surgery, 2005, 137(2): 192-199.

14. Yoshimura I, Mizuguchi Y, Miyajima A, et al. Suppression of lung metastasis of renal cell carcinoma by the intramuscular gene transfer of a soluble form of vascular endothelial growth factor receptor I [J] . J Urol, 2004, 171(6 Pt 1): 2467-2470.

15. 韩高华，赵晨星，黄俊星，等 . 沙利度胺对原发性肝癌动脉栓塞化学治疗后血管生成及细胞免疫功能的影响 [J] . 中华消化杂志，2008，（3）：201-203.

16. 吴军，王婧，曹邦伟 . 抗肿瘤血管生成药物不良反应的发生机制及处理 [J] . 医学综述，2016，22（16）：3154-3157.

17. 李玉林 . 肿瘤血管形态和机能特点的研究进展及意义 [J] . 细胞与分子免疫学杂志，1993，（3）：29-23.

第九章

肿瘤与免疫监视

第一节 肿瘤与免疫监视学说概述

一、定义

免疫是人体识别"自己"和"非己"成分，从而排斥和破坏进入人体的抗原物质或人体自身产生的损伤细胞、肿瘤细胞的一种生理功能。免疫监视指机体的免疫系统通过细胞免疫和其他机制识别肿瘤细胞，并特异地将其杀伤。发生恶变的细胞会表达新生抗原，免疫系统通过识别这些抗原清除发生恶变的细胞，从而对肿瘤细胞起到监视作用。

肿瘤免疫监视学说认为肿瘤的发生和发展与机体免疫监视功能有密切关系，机体免疫监视功能低下或受到抑制时，肿瘤发生率高，反过来说，当肿瘤进行性生长时，患者的免疫监视功能也会受到抑制。例如，老年期人体的免疫监视功能低下，识别和清除某些突变细胞的能力差，故易患肿瘤。

如前所述，机体借助免疫监视功能可使新出现的肿瘤细胞在未形成肿瘤前即被清除，从而发挥抗肿瘤作用，但是当肿瘤细胞生长超越了免疫监视功能的限度，肿瘤细胞则会在体内继续生长，形成肿瘤。

二、研究发展历程

1863 年，鲁道夫·魏尔肖（Rudolph Virchow）鉴定出了肿瘤组织中的白细胞，第一次把炎症和癌症联系在一起。他提出假说，认为癌症是由严重的组织炎症引起的。1882 年，艾利·梅契尼可夫（Elie Metchnikoff）首先发现吞噬细胞，并在此后长达数十年的时间一直对其进行研究，并建立了细胞吞噬学说。该学说第一次将免疫性定位于机体的某种成分，开辟了免疫学研究的新思路。1891 年，美国医生威廉·科利（William

Coley）意外发现术后化脓性链球菌感染能使肉瘤患者肿瘤消退，并将其运用于治疗骨癌和软组织肉瘤。这一发现打开了癌症免疫治疗的先河。威兼·科利也被称为"癌症免疫疗法之父"。

1893 年，威廉·科利在感染链球菌的病人发现肿瘤抑制的启发下，向 1000 多名肿瘤病人注射了 Coley 毒素，即细菌和细菌产物的混合物，取得了显著的理论成果，该理论推动了借助免疫系统的力量来对抗癌症的相关研究。1900 年，德国药学家保罗·埃尔利希（Paul Ehrlich）提出了侧链学说，即在细胞膜表面存在着各种帮助细胞摄取营养的受体，当毒素与这些受体中的某一个偶然结合，则成为刺激，此时细胞大量复制并向体液中释放的游离受体，即为抗毒素。由此，人类首次构建了抗原抗体学说，这为人类认识免疫打下了坚实的基础。

1909 年，保罗·埃尔利希又提出免疫系统可以识别恶性肿瘤和正常组织间的差异，抑制肿瘤的形成，即所谓"免疫监视假说"。1939 年，美国科学家路易斯·托马斯（Lewis Thomas）提出，免疫系统通过识别肿瘤特异抗原来清除体内的癌细胞。20 世纪 50 年代，有研究证实，化学致癌物及病毒诱发的肿瘤以及动物自身肿瘤均表达肿瘤相关抗原，此抗原可诱导荷瘤个体产生特异性免疫应答。据此，博内特和托马斯分别于 1950 年和 1960 年提出免疫监视学说。1953 年，弗兰克·麦克法兰·伯内特（Frank MacFarlane Burnet）通过异体移植模型初步证明，将致癌物诱导产生的肿瘤移植到同一品系的小鼠身上，会马上被排斥，而正常组织移植则不会。随后，对 T 细胞、NK 细胞、抗原呈递细胞功能的深入研究，补充了免疫监视学说的细节。

1957 年，艾萨克斯（Isaacs）和林德曼（Lindenmann）发现了第一个细胞因子 IFN-α。1959 年，劳埃德·奥尔德（Lloyd Old）在 *Nature* 上发表了肿瘤免疫疗法另一个突破性的研究，即在小鼠模型中，使用卡介苗治疗膀胱癌，现在此方法依然是膀胱癌治疗的标准方法之一。1976 年，细胞因子白细胞介素 –2（IL–2）被发现，使得体外 T 淋巴细胞培养成为可能。1984 年，美国国家癌症中心史蒂文·罗森伯格（Steven Rosenberg）首次成功利用高剂量白细胞介素 –2 治愈了一位晚期转移黑色素瘤患者。这是人类历史上第一个被免疫疗法治愈的癌症患者。同年，FDA 批准了 IL–2（药品名 Aldeslekin）用于治疗成人转移性肾癌。这是人类历史上首个获批的免疫疗法药物。1991 年，范德布鲁根和他的同事第一次鉴定了 T 细胞识别的肿瘤抗原——MAGE 编码黑色素瘤肿瘤抗原。2002 年，施莱伯（Schreiber）提出了"肿瘤免疫编辑（tumor immunoediting）"的假说。该假说可以说是免疫监视假说的进一步发展，包括清除、平衡和逃逸三个部分。2011 年，第一个靶向 CTLA–4 的抗体 Ipilimumab 获批上市，用于治疗不可切除或转移性黑色素瘤。以前的抗肿瘤药物都是对抗单个肿瘤，而免疫疗法往往在多个肿瘤中均可起效。同年，被誉为"CAR-T免疫治疗之父"的卡尔·朱恩（Cart June）公布了CAR-T治疗白血病的案例，全球超过800家媒体报道了这一振奋人心的事件。2011年的诺贝尔生理学或医学奖授予了3位免疫学家：布鲁斯·博伊特勒（Bruce Beutler）和朱尔斯·霍夫曼（Jules Hoffmann）关于"先天免疫激活方面的发现"的研究，拉尔夫·斯坦曼（Ralph Steinman）在"树枝状细胞及其在获得性免疫中作用的发现"中的研究。这两项研究均对癌症免疫治疗的发展有重大意义。

2018年，诺贝尔生理学或医学奖授予了两位免疫学家：美国的詹姆斯·艾利森（James Allison）与日本的本庶佑（Tasuku Honjo），以表彰他们"在发现负性免疫调节治疗癌症的疗法方面的贡献"。

三、主要内容

（一）免疫编辑

在免疫系统与肿瘤细胞相互作用的过程中，肿瘤细胞或消除，或与免疫系统形成平衡，或借助免疫逃逸形成肿瘤。肿瘤的发生和发展，是机体免疫系统与肿瘤细胞相互作用的动态的结果，从免疫监视到免疫平衡再到免疫逃逸，这个过程即为肿瘤免疫编辑。

在免疫编辑理论中，免疫系统在癌症中起双重作用：一方面它可以抑制肿瘤生长，免疫系统可以溶解破坏肿瘤细胞，或者抑制肿瘤细胞的生长；另一方面它也可以促进肿瘤生长，免疫系统的筛选压力可以促进产生在机体一定的免疫活性下生存且更加适应机体免疫环境的肿瘤细胞，或者在肿瘤微环境创造促进肿瘤生长的条件。

正常细胞在致癌物、辐射、病毒感染、慢性炎症、基因突变、遗传等因素的作用下转化为形态异常的肿瘤细胞，而仅依靠机体固有的肿瘤抑制机制的抑制效应，如细胞衰老、修复、凋亡等，不能将转化后的肿瘤细胞消除或转为正常细胞，此时免疫系统即采用免疫编辑的方式来抑制肿瘤。免疫编辑包括三个阶段：免疫清除、免疫平衡以及免疫逃逸。免疫编辑可理解为免疫系统对肿瘤表型的积极干预，可看作达尔文自然选择学说的一种类型，在这里选择压力来自免疫系统对新生肿瘤的直接攻击。

（二）免疫监视

免疫监视是由介导直接、短期免疫反应的固有免疫细胞（如单核细胞、巨噬细胞、树突状细胞、自然杀伤细胞）和能够发生长期、记忆性的适应性免疫效应细胞（如T细胞和B细胞）共同完成的。Burnet提出的免疫监视学说认为，机体免疫系统能识别并及时清除突变细胞，从而防止肿瘤的发生。当机体细胞突变时，机体可产生针对突变细胞的固有免疫应答，也可产生针对新抗原的适应性免疫应答。机体对肿瘤的免疫应答包括细胞免疫和体液免疫，两者相互协作共同杀伤肿瘤细胞，其中细胞免疫发挥主导作用（图 9-1）。

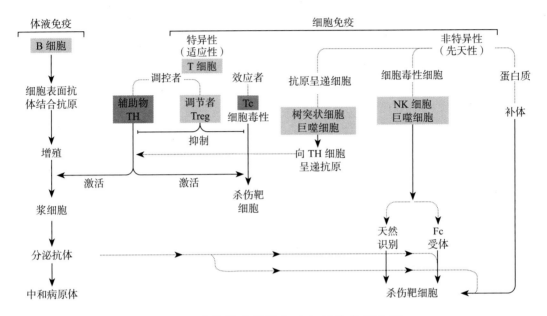

图 9-1 生物体中体液免疫与细胞免疫作用

体液免疫是由 B 细胞驱动的，它通过编码抗体基因的重排和位于抗体分子 V 区的抗原结合位点基因的多样性而产生几百万种具有不同抗原特异性的抗体。体液免疫反应需要辅助 T（TH）细胞来激活，而 TH 细胞需要在淋巴结预先由抗原呈递细胞，主要是树突状细胞激活。树突状细胞可以将蛋白加工处理成 T 细胞的 T 细胞受体识别的寡肽，随后激活 B 细胞，并产生识别寡肽抗原的抗体。

细胞毒性 T 细胞（Tc，也称为 CTL）同样具有 T 细胞受体。Tc 依赖这些受体识别和杀伤表达同类抗原的靶细胞。Tc 细胞的活化也需要预先由 TH 细胞激活。第三类表达抗原特异性 T 细胞受体的 T 细胞是调节性 T 细胞，通常称为 Treg 细胞。它们在抑制 Tc 和 T 细胞方面起重要作用，从而防止免疫反应被不适当地激活，否则会打破免疫耐受，产生自身免疫病。

这些适应性免疫的各种表现被固有免疫系统增强。固有免疫系统特定的细胞类型可辅助清除病原体和肿瘤细胞，并且不需要通过接触这些物体进行"诱导"。因此，NK 细胞可以通过识别癌细胞表面分子的异常结构而直接杀伤多种癌细胞；巨噬细胞不需要预先接触即可识别和杀伤多种位于细胞内的病原体。尽管巨噬细胞和 NK 细胞本身不能识别大部分细胞表面抗原，但是包被了抗体分子的靶细胞可以吸引巨噬细胞和 NK 细胞。它们通过 Fc 受体识别抗体分子的恒定区（C 区），进而杀伤包被抗体的靶细胞。同样，血浆中的补体成分也可以识别结合在细胞表面的抗体分子，并通过插入靶细胞膜形成通道的方式杀伤靶细胞。

（三）参与免疫监视的相关细胞及其功能

肿瘤免疫以细胞免疫应答为主，也就是一种预存的，由免疫系统产生的特异性细胞，它们能够识别并直接攻击那些在细胞表面存在特定抗原的靶细胞。T 细胞介导的免疫应答对在免疫原性较强的肿瘤细胞中所产生的免疫应答具有很重要的作用（表 9-1）。

表 9-1　主要杀伤肿瘤的免疫细胞及功能

细胞类型	细胞名称	细胞在免疫监视中的功能
适应性免疫效应细胞	CD8$^+$ 杀伤性 T 淋巴细胞（CD8$^+$CTL）	通过穿孔素 - 颗粒酶途径，Fas-FasL 和 TNF-TNFR 途径特异性杀伤肿瘤细胞，是肿瘤免疫应答最主要的效应细胞
	CD4$^+$ 辅助性 T 细胞（CD4$^+$Th）	增强 CD8$^+$CTL 抗肿瘤效应，释放多种细胞因子，在抗肿瘤免疫中起辅助作用；辅助 B 细胞参与体液免疫
	B 细胞	接受来自 ACP 提呈的肿瘤抗原后，分化增殖为浆细胞并分泌相应抗体，结合肿瘤抗原并杀伤肿瘤；具有抗肿瘤与促进肿瘤生长双重作用
固有免疫细胞	γδT 细胞	可通过穿孔素 - 颗粒酶途径与 Fas-FasL 途径非特异性杀伤肿瘤细胞
	自然杀伤细胞（NK 细胞）	可直接杀死某些肿瘤细胞，并不受主要组织相容性抗原的限制
	NKT 细胞	受到刺激后，可分泌大量的 IL-4，IFN-γ，GM-CSF，IL-13 和其他细胞因子和趋化因子，发挥免疫调节作用；具有 NK 细胞样细胞毒活性
	巨噬细胞	参与抗原呈递过程，具有抗肿瘤与促进肿瘤生长双重作用
	树突状细胞	高效摄取、加工处理和提呈抗原，刺激未致敏 T 细胞的活化增殖，发挥抗肿瘤作用；直接抑制肿瘤
	中性粒细胞	对于肿瘤杀伤非特异性，在抗肿瘤免疫治疗中同样具有双重作用

（四）肿瘤抗原产生的机制

肿瘤抗原（tumor antigen，TA）是指肿瘤细胞表面具有免疫原性的蛋白质、糖蛋白或脂蛋白。大多数肿瘤抗原是人体自身的正常蛋白质，通常免疫原性较低。肿瘤抗原常作为肿瘤标志物被应用于肿瘤的检测和诊断，同时它也是肿瘤免疫治疗的重要靶点。肿瘤抗原的产生有以下几个方面。

1. 突变基因或癌基因的表达产物 癌基因或突变的抑癌基因所表达的蛋白分子，如果与正常蛋白不同且具有免疫原性，即可视为肿瘤抗原。

2. 致癌病毒表达的肿瘤抗原 某些肿瘤是由病毒感染引起的，如 EB 病毒与 B 细胞淋巴瘤及鼻咽癌的发生有关。病毒将其 DNA 或 RNA 整合到宿主基因中，使细胞发生恶性转化并表达出新的肿瘤抗原。

3. 异常表达的细胞蛋白 包括肿瘤抗原的异常表达、表达某抗原的基因异常扩增、异常表达的组织特异性分化抗原以及异常表达的胚胎抗原。

4. 糖基化修饰等导致的异常细胞蛋白及其产物 抗原合成过程中糖基化环节发生异常，导致蛋白质异常降解产物的产生，形成抗原。

（五）肿瘤抗原的分类及特点

根据肿瘤抗原与肿瘤的关系，可以将肿瘤抗原分为肿瘤特异性抗原（tumor specific antigen，TSA）和肿瘤相关抗原（tumor associated antigen，TAA）。前者是肿瘤细胞特有且不存在于正常细胞中的抗原，具有较高的肿瘤特异性；而后者并非肿瘤细胞特有，可同时存在于正常组织细胞表面，只是其含量在细胞癌变时发生改变，这类抗原的肿瘤特异性较低。

1. 肿瘤相关抗原 肿瘤相关抗原是指并非肿瘤组织或细胞所特有，在正常细胞或组织上也可能存在的抗原分子。临床上常用于诊断的肿瘤相关抗原包括胚胎硫糖蛋白抗原、糖蛋白抗原等。其典型代表有甲胎蛋白、癌胚抗原及过量表达或异常表达的糖脂和糖蛋白抗原。

2. 肿瘤特异性抗原 肿瘤特异性抗原是指肿瘤细胞所特有的，不存在于正常组织细胞上的抗原。由于其发现十分艰难，相关的研究进展也较为缓慢。

肿瘤特异性抗原按来源不同可分为肿瘤基因组变异产生的抗原和病毒整合产生的抗原。肿瘤基因组变异可能由遗传因素导致，也可能由环境因素（如吸烟、紫外线暴露等）导致，具有比较大的个体差异性和较强的免疫原性。而病毒整合来源的抗原则是由 DNA 或 RNA 致癌病毒诱导生成，包括 EB 病毒（epstein–barr virus，EBV）、人乳头瘤病毒（human papilloma virus，HPV）、HBV 等。致癌性 DNA 病毒可以感染并进入宿主细胞，病毒基因整合到宿主细胞基因组上并且编码病毒蛋白，最终致癌。

3. 肿瘤新生抗原 肿瘤新生抗原是指由肿瘤体细胞突变形成的肿瘤抗原。这类抗原是肿瘤细胞特有的，属于肿瘤特异性抗原。它们会被 MHC 分子提呈到肿瘤细胞表面，进而被 T 细胞识别，因此也被称为肿瘤特异性突变抗原。

肿瘤新生抗原在不同肿瘤中的分布具有异质性，且每个患者的肿瘤突变印记特异性非常高，95% 以上的突变具有独特性和患者特异性，所有肿瘤共性的突变非常少，但是每个患者的肿瘤细胞产生的新生抗原非常多，尤其是黑色素瘤、非小细胞肺癌等常见的恶性肿瘤产生的新生抗原能够达到数千个之多。

（六）参与免疫监视的免疫效应分子及其功能

1. 抗体　抗体（antibody，Ab）是 B 细胞接受抗原刺激后增殖分化为浆细胞所产生的、能与抗原特异性结合的免疫球蛋白，分为 IgG、IgA、IgM、IgD 和 IgE 五大类。主要存在于血清等体液中，是介导体液免疫的重要效应分子。

抗体在肿瘤免疫监视中发挥的主要功能有：①激活补体系统，溶解肿瘤细胞，发挥补体依赖的细胞毒（complement dependent cytotoxicity，CDC）效应。即 IgM 和 IgG（IgG1 和 IgG3）类抗体与肿瘤表面抗原结合后，激活补体经典途径，最终形成膜攻击复合物（membrane attack complex，MAC），溶解肿瘤细胞。② IgG 可介导巨噬细胞、NK 细胞发挥抗体依赖的细胞介导的细胞毒性（antibody-dependent cell-mediated cytotoxicity，ADCC）作用。NK 细胞、巨噬细胞和嗜中性粒细胞通过其表面 Fc 受体与抗肿瘤抗体（IgG）结合，借助 ADCC 效应而杀伤肿瘤。③抗体可调理吞噬作用。IgG 抗体的 Fc 段与中性粒细胞、巨噬细胞表面下段 Fc 受体结合，从而增强吞噬细胞的吞噬作用。④抗体可封闭肿瘤细胞上的某些受体。抗体可通过封闭肿瘤细胞表面的某些受体影响肿瘤细胞的生物学行为。例如，某些抗肿瘤抗原 P185 的抗体能与瘤细胞表面 P185 结合，抑制肿瘤细胞增殖；抗转铁蛋白抗体可阻断转铁蛋白与肿瘤细胞表面转铁蛋白受体结合，抑制肿瘤细胞生长。

2. 补体　补体（complement，C）是人与动物血清中正常存在的、与免疫有关、并具有酶活性的一组血清蛋白质或与膜结合的蛋白质，约占血清球蛋白总量的10%，其含量相对稳定且与抗原刺激无关，并不随机体特异性免疫建立的增强而增多。目前已知补体系统是由 20 种血浆蛋白构成。其活化后具有酶的活性，可以直接造成肿瘤细胞溶解或增强 ADCC 作用。最新的一项研究表明补体可以协助肿瘤细胞逃避免疫监视，促进肿瘤生长。

3. 细胞因子　细胞因子是由免疫细胞（如单核细胞、巨噬细胞、T 细胞、B 细胞、NK 细胞等）和某些非免疫细胞（如内皮细胞、表皮细胞、纤维母细胞等）经刺激而合成、分泌的一类具有广泛生物学活性的小分子蛋白质，在肿瘤免疫监视中发挥重要作用。例如，肿瘤坏死因子-α（tumor necrosis factor-α，TNF-α）和 TNF-β

可直接造成肿瘤细胞的凋亡，使瘤细胞 DNA 断裂，细胞萎缩死亡；干扰素 α、β、γ 可干扰各种病毒在细胞内的复制，从而防止病毒扩散；白血病抑制因子（leukemia inhibitory factor，LIF）可直接作用于某些髓性白血病细胞，使其分化为单核细胞，丧失恶性增殖的特性。另有一些细胞因子通过激活效应细胞而发挥其功能，如白介素 -2（interleukin-2，IL-2）和 IL-12 刺激 NK 细胞与 TC 细胞杀伤肿瘤细胞的活性。

4. 多种酶类　一些与肿瘤细胞杀伤相关的酶类也参与到肿瘤免疫监视过程中，如颗粒酶等。

（七）肿瘤免疫治疗

1. 细胞因子治疗　1974 年，科学家发现了 T 细胞生长因子——白介素 -2（interleukin-2，IL-2）。IL-2 是由 CD4$^+$ 和 CD8$^+$T 细胞等多种细胞产生的，在 T 细胞分化和生长、免疫记忆和维持调节性 T 细胞以防止自身免疫方面起着关键作用。IL-2 于 1983 年被克隆，并在小鼠模型中进行研究，发现其可以促进同基因肉瘤和黑色素瘤等转移性恶性肿瘤的消退。由此，1992 年 FDA 批准其用于治疗转移性肾癌，从而使 IL-2 成为人类第一个癌症免疫治疗药物。但是，IL-2 也具有明显的毒性，可引起毛细血管渗漏综合征和多器官功能障碍，其应用因此受到限制。

2. 免疫检查点抑制剂治疗　免疫检查点分子是免疫系统中起抑制作用的调节分子，在维持自身耐受、防止自身免疫反应以及通过控制免疫应答的时间和强度而使组织损伤最小化等生理机制中发挥重要作用。细胞毒性 T 淋巴细胞抗原 4（cytotoxic T lymphocyte antigen 4，CTLA-4）和程序性细胞死亡 1（programmed cell death 1，PD-1）是最受关注且最有效的 T 细胞免疫检查点分子（图 9-2）。CTLA-4 分子通常表达于 CD4$^+$ 和 CD8$^+$T 细胞表面，能够与抗原递呈细胞（antigen presenting cells，APCs）上的 B7 配体高亲和力结合，产生抑制 T 细胞活化的信号，减少细胞因子产生，降低机体抗肿瘤免疫反应。

CTLA-4 和 PD-1 参与 T 淋巴细胞调节 T 细胞活化的初始信号是 TCR 分子识别并结合 MHC 分子递呈的抗原，同时在共刺激信号（B7-1 和 B7-2）的作用下活化、增殖。在淋巴组织内，随着 T 细胞的活化和增殖，转移至膜表面的 CTLA-4 分子增加，B7 结合 CTLA-4 产生的抑制信号逐渐占主导地位，以防止免疫应答过强而造成免疫损伤；在外周组织内的 T 淋巴细胞中 PD-1 表达量逐渐上升，与其配体 PDL1/L2 结合，诱发 T 细胞耗竭，维持免疫机体免疫耐受（图 9-2）。

使用 CTLA-4 分子抑制剂或 CTLA-4 单克隆抗体可以解除 CTLA-4 对 T 细胞的抑制作用，提高 T 淋巴细胞对肿瘤 TAAs 应答水平，增强机体免疫细胞的抗肿瘤效应（图

9-3）。细胞毒性 T 淋巴细胞相关抗原 4（CTLA-4）在 T 细胞上表达，有助于控制免疫激活和宿主损伤。CTLA-4 的发现为后来检查点抑制剂的发现铺平了道路。

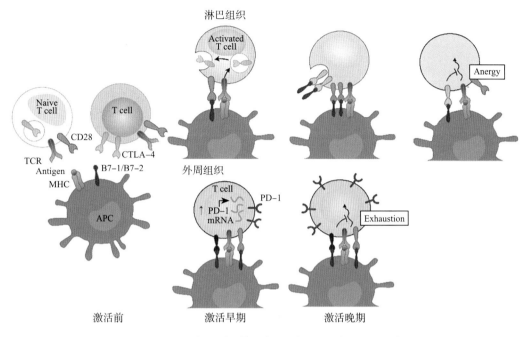

图 9-2　外周组织与淋巴组织中 T 细胞激活的过程

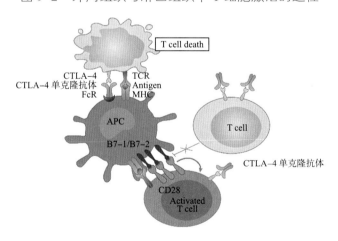

图 9-3　CTLA-4 单克隆抗体增强免疫应答机制

CTLA-4 单克隆抗体阻断调节性 T 细胞表面 CTLA-4 分子与 Fc 间的共刺激信号，可诱发调节性 T 细胞死亡；此外，CTLA-4 单克隆抗体还可以在 T 细胞活化时阻断 CTLA-4 分子与 B7 之间的结合，提高 T 细胞参与的免疫应答（图 9-3）。

2011 年，Ipilimumab 获批并用于转移性黑色素瘤的治疗，成为肿瘤免疫疗法中的第一个检查点抑制剂。Ipilimumab 是一种抗 CTLA-4 单克隆抗体，通过直接阻断 CTLA-4，为下游 T 细胞的活化、增殖和最终的肿瘤破坏开辟了途径。

3. 抗肿瘤单克隆抗体治疗　癌细胞表达某些潜在靶向抗原的概念为人源化抗体作为恶性肿瘤治疗策略铺平了道路。抗体可以通过其 Fc 结构域和免疫细胞的相互作用，定向破坏表达特定抗原的肿瘤。科勒（Kohler）和米尔斯滕（Milsten）凭借杂交瘤技术于 1984 年获得诺贝尔生理学或医学奖。这一突破促进了许多抗肿瘤单克隆抗体的发展，极大地影响了过去几十年的癌症治疗。肿瘤治疗中的第一种抗体至今仍被广泛使用——利妥昔单抗（rituximab）。单克隆抗体虽然是目前癌症治疗的主流，但仍然面临许多挑战。由于癌细胞的动态特性及其持续的突变，任何获得性抗单克隆抗体的耐药性都会导致治疗失败。

4. CAR-T 细胞疗法　嵌合抗原受体（CAR）T 细胞治疗是近几十年来血液系统恶性肿瘤治疗的前沿。CAR-T 治疗方法是指使用基因工程的方法把能够识别 TAAs 的特异性位点与患者的 T 淋巴细胞嵌合，赋予 T 细胞特异性识别肿瘤细胞的能力，再将这类 T 细胞输回机体的一种抗肿瘤方法。它属于过继性细胞免疫治疗方法中的一种。在 20 世纪 90 年代早期，伊萨哈（Eshhar）等试图突破由肿瘤微环境引起的 T 细胞沉默的限制，在此过程中，他们开发了第一个嵌合抗原受体，这一惊人的创造为新的癌症治疗开辟了道路。第一个 CD-19 靶向的 CAR-T 细胞（Kymriah）在 2017 年被批准用于复发性难治性急性淋巴细胞白血病的治疗。尽管 CAR-T 细胞具有很高的潜能，但它也具有明显的毒性，在引起严重的细胞因子释放综合征（CRS）的同时，还具有严重的神经毒性。另外，高昂的治疗成本也限制了 CAR-T 细胞的广泛应用。

5. 双特异性抗体　双特异性抗体有两个独立的抗原结合位点，在 T 细胞导向疗法中，一个结合位点用于结合和促进 T 细胞，而另一个结合位点附着于肿瘤特异性抗原，从而增强 T 细胞对肿瘤细胞的识别和杀伤能力。

6. 疫苗治疗　肿瘤疫苗是利用 TAAs、肿瘤多肽或肿瘤细胞裂解产物等诱导机体产生肿瘤特异性免疫应答，保护机体免受肿瘤细胞侵袭，实现对肿瘤的预防和治疗，包括预防性肿瘤疫苗和治疗性肿瘤疫苗两大类。卡介苗（BCG）广泛用于治疗非肌层浸润性膀胱癌（NMIBC），已有 40 余年的历史。肿瘤疫苗的优势在于可以产生长时间的免疫记忆，抗肿瘤作用缓慢而持久，更适于肿瘤负荷较小的患者；但是不同患者、不同肿瘤组织之间的抗原特异性是限制肿瘤治疗疫苗发展的关键；此外，从获取肿瘤样品、肿瘤抗原检测到疫苗开发和生产至少需要 4 个月时间，耗时较长，可能使患者错过关键的治疗时期。目前，肿瘤免疫治疗疫苗的研究还包括基于新抗原的个性化疫苗，个性化的新抗原产生于癌细胞的突变，突变可提供新的表位，这些表位被认为是非自身的，最终可以通过免疫监视识别。

四、相关实验依据

实验一

正常情况下，机体可以通过天然和获得性免疫进行识别和杀伤，并最终在形成肿瘤之前将其清除，即机体具有免疫监视的功能。特别是免疫功能低下的患者，其肿瘤发生的风险比正常人要高 3 ～ 5 倍。澳大利亚一研究小组对肾移植患者长达 24 年的随访研究发现，72% 的患者至少会患上一种肿瘤。此外，肝移植的患者在移植后 5 年内也通常会患上肿瘤和产生免疫抑制。

对有些类型的肿瘤细胞来说，可在体内检测到肿瘤抗原、抗体等。如原发性肝细胞性肝癌中检测到甲胎蛋白，黑色素瘤患者血清中可查到抗自身黑色素瘤抗体等。在显微镜下，可观察到有的肿瘤组织切片中含有浸润的淋巴细胞和浆细胞等。

实验二

自然杀伤细胞（natural killer cell，简称 NK 细胞）是机体固有免疫系统的重要组成部分。它无须特异性抗原刺激即可杀伤靶细胞，具有免疫清除和免疫监视的功能。只有活化的 NK 细胞才能扩散、浸润至感染源或肿瘤组织中发挥抗肿瘤作用。NK 细胞还可以分泌多种细胞因子，如 TNF-α、TNF-β、IFN-γ 等协同其抗肿瘤。

IFN-γ 同其他生长因子一样，是一种可以扩散的蛋白因子。它在细胞间传递信号，使 NK 细胞可以募集其他类型的免疫细胞从而靶向杀伤癌细胞。IFN-γ 亦可同时刺激癌细胞，使其细胞表面 MHC-I 类分子的表达水平升高，后者携带的寡肽抗原能进一步激发高度特异性的适应性免疫反应。目前，尚未发现免疫系统外的细胞可以产生 IFN-γ。因此，敲除小鼠基因组织中的 IFN-γ 受体基因后的任何变化，都能归因于免疫细胞以及免疫细胞与身体其他细胞相互作用的缺乏。

值得关注的是，应用通过在生殖细胞中靶向灭活 IFN-γ 受体基因而产生的 IFN-γ 缺失小鼠进行的一组实验发现，身体内所有细胞都缺乏 IFN-γ 受体的基因敲除小鼠对化学致癌物 3-MC 诱导肿瘤的敏感性提高了 10 ～ 20 倍。在另外一个系列实验中，构建了表达功能区 IFN-γ 受体缺陷的肿瘤细胞，使之对各种免疫细胞释放的 IFN-γ 不能产生反应，把这些细胞注入野生型的小鼠体内后发现这些携带缺陷受体的肿瘤细胞比携带正常受体的肿瘤细胞具有更强的致瘤性。这些实验提示肿瘤细胞表达的 IFN-γ 受体能使它们对免疫细胞释放的 IFN-γ 起反应，而且这些反应通常可以阻止或延缓由这些细胞形成的肿瘤的生长。

实验三

研究发现穿孔素、颗粒酶和颗粒溶解素表达的减少与肺癌相关，三者部分由 NK 细胞合成分泌。穿孔素在靶细胞膜聚合，形成跨膜通道，使靶细胞膜出现大量的小孔，水分子进入靶细胞内，导致渗透压改变细胞溶解死亡；颗粒酶通过穿孔素形成的跨膜通道进入细胞内激活半胱天冬蛋白酶 –10，诱导靶细胞凋亡；颗粒溶解素进入靶细胞，可直接溶解瘤细胞或杀灭靶细胞内的病原体。

弗里斯·沙佩尔（Frese Schaper）等通过化学方法诱导小鼠肺癌，发现缺乏 NK 细胞的小鼠肿瘤数量增加，并且跟野生型小鼠相比，穿孔素缺陷小鼠的肿瘤数量及体积都明显升高，这一结果说明 NK 细胞和穿孔素介导的细胞毒性作用是预防和杀伤肿瘤细胞的一个重要途径。

实验四

裸鼠（胸腺缺陷，免疫功能低的小鼠）的肿瘤发病率，按照"免疫监视"的设想，当其体细胞突变为恶性肿瘤细胞后，因为不受任何 T 细胞的监视，恶性肿瘤的发生率应该特别高。但 70 年代有人研究发现裸鼠的自发肿瘤和化学诱导肿瘤的发生率并没有明显提高。

后来研究发现，在裸鼠体内发现了大量 NK 细胞，证明虽然胸腺退化，但是体内还有 NK 细胞等其他免疫细胞对肿瘤发挥监视功能。

在原发性肝癌组织中，NK 细胞的数量明显要比癌旁组织的数量要少，其活化受体 NKG2D 和 NKP44 也明显降低，抑制性受体 CD158b 和 CD159a 显著升高。

最新研究发现，在裸鼠肝原位移植瘤模型中的外周血、肝脏、脾脏中 NK 细胞毒性及 NKG2D 受体表达随着肿瘤生长逐渐降低，其中肝脏中的变化最为显著，由此可见，原发性肝癌 NK 细胞的免疫抑制与 NKG2D 表达的下调有密切关系。

实验五

髓源性抑制性细胞（myeloid–derived suppressor cell，MDSC）是一群骨髓来源的异质性细胞，是树突状细胞、巨噬细胞和（或）粒细胞的前体。正常情况下，MDSC 能迅速分化为成熟的树突状细胞、粒细胞、巨噬细胞，并进入相应的器官、组织，发挥正常免疫功能。在病理条件下，MDSC 成熟受阻，停留在各个分化阶段，成为具有免疫抑制功能的 MDSC。MDSC 主要通过细胞表面受体结合或释放短效类可溶性介质，下调机体免疫应答效应，在自身免疫性疾病及肿瘤形成中发挥重要作用。慢性感染、炎症或肿瘤会导致 MDSC 的聚集。

斯坦尔斯（Stairs）研究表明，在食管鳞状细胞癌 p120- 连环素缺陷型小鼠模型中，MDSC 大量增殖，并且可以激活成纤维细胞诱导结缔组织形成，进而证实 MDSC 具有促肿瘤作用。

实验六

CD4+T 细胞是效应性 T 细胞的重要组成成分，在免疫调节过程中发挥重要作用。根据所产生的细胞因子和效应细胞的生物功能特征，将 CD4+T 细胞分为 Th1、Th2、Treg 和 Th17 辅助性 T 细胞。

研究发现，食管癌患者外周血和肿瘤组织中 Th17 细胞比例增高，Th17 细胞浸润程度与肿瘤分期相关。蒋国军等研究表明 Th17 细胞在食管鳞癌患者外周血中的数量明显增多，其特异性分泌的 IL-17 在食管鳞癌组织中的表达高于癌旁组织，Th17 细胞可能与食管鳞癌的发病有关。

实验七

程序性死亡受体 -1（programmed cell death protein-1，PD-1/CD279）是重要的免疫检查点，通过与其两个配体 PD-L1（B7-H1/CD274）和 PD-L2（B7-DC/CD273）的作用而抑制 T 细胞的活化及细胞因子的产生，在维持机体的外周耐受上发挥至关重要的作用。利用抗 PD-1/PD-L1 的单克隆抗体阻断 PD-1/PD-L1 信号通路，可起到抗肿瘤的疗效。研究发现，同时接受化疗和免疫检查点抑制剂治疗患者的 CD3+、CD4+、CD8+ 及 CD4+/CD8+ 水平均明显高于治疗前和仅接受化疗的对照组，其 PD-1 表达含量也明显低于治疗前和仅接受化疗的对照组，表明抗 PD-1/PD-L1 免疫疗法能够有效阻断 PD-1/PD-L1 信号通路，显著增强机体的抗肿瘤免疫功能，使肿瘤细胞无法逃避机体的免疫监视和杀伤。

实验八

淋巴细胞是参与固有性和适应性免疫应答的主要效应细胞，在肿瘤的免疫监视过程中起到了关键作用。重组酶激活基因（RAG-2）敲除的小鼠是研究淋巴细胞缺失与肿瘤关系的理想动物模型。缺乏 RAG-1 或 RAG-2 蛋白的遗传改造小鼠具有更高的肿瘤易感性。这两种蛋白分子在编码可溶性抗体分子和 T 细胞表面识别抗原的 TCR 基因重排过程中发挥重要作用。RAG-1 或 RAG-2 阴性的小鼠缺乏 T 细胞、B 细胞、γδT 细胞和一种 NK 细胞的亚类 NKT 细胞，因此这些小鼠的获得性免疫反应严重缺陷。

RAG-2 的表达仅限于免疫系统的细胞，因此 RAG 的缺失不会影响非淋巴细胞在转化过程中受损的 DNA 发生修复。

敲除 RAG-2 的小鼠皮下注射后，其肉瘤发生率较高而且进展的速度较快。160 天后敲除 RAG-2 的小鼠出现肿瘤的频率为 30/52，而野生型对照组仅为 11/57。且突变小鼠对自发肿瘤的易感性也有增加。有 50% 较老的 RAG-2 基因缺陷的小鼠（18 个月大）发生了胃肠系统的恶性肿瘤，而在同样年龄的野生型小鼠这种恶性肿瘤罕见。以上结论表明淋巴细胞能够保护机体抵抗化学诱导或自发性肿瘤的发生。

实验九

在 RAG2$^{-/-}$ 或野生型小鼠 3-MC 诱发肉瘤的详尽研究中，当来源于这两组小鼠的肿瘤细胞被移植入新的一个 RAG2$^{-/-}$ 缺陷的宿主时，两种来源的肿瘤细胞在新宿主形成肿瘤的效率都很高；然而当肿瘤细胞被移植入同基因的野生型（免疫功能健全的）宿主时，则观察到明显不同的结果。预先已在野生型小鼠中诱发的 17 个肿瘤细胞都成功地在新宿主中生成肿瘤；相反，预先由 3-MC 在 RAG2$^{-/-}$ 诱发的 20 个肿瘤细胞中有 8 株细胞不能形成肿瘤，这些细胞被这些野生型宿主的免疫系统排斥。

以上研究说明当 3-MC 转化的细胞在免疫功能正常的宿主体内出现时，那些免疫原性较强的转化细胞能被宿主有效清除，只有那些弱免疫原性的细胞生长。这些细胞在宿主体内增殖并形成肿瘤，随后被接种到同系的其他免疫功能正常的宿主体内也能形成肿瘤。因此，这些肿瘤只是在以前的宿主体内最初诱发出的肿瘤的一部分。那些免疫原性较强的肿瘤细胞在肿瘤进展的初始阶段就被宿主的免疫系统杀灭，失去了形成肿瘤的机会。与之相反，当 3-MC 转化的细胞在免疫功能缺陷的宿主体内出现时，最初同样会形成两类肿瘤细胞，如前所述，即免疫原性强的和免疫原性弱的肿瘤细胞，这两种肿瘤细胞都能在免疫缺陷的宿主体内生存下来。随后，当这两类肿瘤细胞都被移植到免疫功能正常的宿主体内时，那些免疫原性较强的肿瘤细胞不能形成肿瘤，而那些免疫原性较弱的肿瘤细胞则能够形成肿瘤。由此得出，在野生型小鼠中具有功能的免疫系统在清除由 3-MC 最初诱发的肿瘤的重要部分起到重大和有效的作用。

第二节　肿瘤免疫监视学说的局限性

特殊部位如眼角膜、眼前房、田鼠的颊囊等，由于缺乏免疫系统的监视，被称为免疫赦免区。按照免疫监视的思想，这些部位的体细胞突变成恶性细胞后，因为不受 T

细胞的监视和消灭，恶性肿瘤发生率应比其他部位高，但事实却恰恰相反。

就恶性肿瘤的种类而言，按照伯内特（Burnet）的免疫监视学说，各种体细胞都可能突变为恶性肿瘤，当胸腺机能减弱时，按理应当容易发生各种类型的恶性肿瘤，而且很可能同时或先后在多处发生不同的肿瘤，但是，事实并非如此。例如，接受肾移植和长期免疫抑制剂治疗的病人，恶性肿瘤的发生率可高达5%，10～100倍于一般人群，但所发生的肿瘤以淋巴网状系统为主，其他常见肿瘤的发生率并无明显增加。

如今，在世界大部分地区肆虐的艾滋病（acquired immunodeficiency syndrome AIDS），由于HIV-1病毒破坏免疫细胞（$CD4^+$淋巴细胞）而引起严重的免疫缺陷，患者极易受到在通常情况下致病作用很弱的致病微生物感染，而且某些肿瘤，如Kaposi肉瘤和恶性淋巴瘤的发病率显著增高，但其他肿瘤的发生率却并无明显变化。在艾滋病患者中，Kaposi肉瘤的发生率高达20%，发病年龄提前，发展速度快。患淋巴瘤患者的病理类型也多为高度恶性。这些似乎与病毒感染有关，因为已经证实这些肿瘤的发生并不是由于免疫监视降低、突变细胞不能被清除，而是与某些特定病毒感染有关。

迄今还没有发现肿瘤特有的抗原。肿瘤特异移植性抗原在化学致癌物诱发的动物肿瘤中表现得尤其不一致，同一致癌物在同系动物中引起的不同肿瘤，即使他们的组织学类型相同，也有各自独特的抗原，甚至同一致癌物在同一只小鼠的不同部位引起的组织学类型相同的肿瘤也没有共同抗原性。人类肿瘤不是诱发的而是自发的，因此，人类肿瘤的免疫原性大多是弱的。一般来说，致瘤病毒诱发的肿瘤免疫原性最强，化学致癌物诱发的肿瘤免疫原性次之，动物的自发性肿瘤的免疫原性最弱。

不论单用单抗或与药物或毒素的结合物治疗肿瘤都面临不小的难题。例如，肿瘤相关抗原表达不均一，具有很强的异质性；单抗的使用会逐渐产生肿瘤耐药性，也就是细胞自身产生抗抗体，抗抗体与抗体形成的免疫复合物很容易被网状内皮系统所清除，大大降低疗效。抗抗体的产生与抗抗体、抗体复合物的清除在一定程度上说明肿瘤患者的机体免疫能力处于正常状态，肿瘤的发生并不是因为免疫能力下降导致的。

靶向PD-1的药物存在的主要缺点如下：存在大量无反应患者或出现复发的患者，以及与自身免疫反应相关的副作用，并且可能会出现耐药性，治疗效果因癌症类型而有很大差异，即使是同一癌症类型的患者也无法统一治疗。

在B细胞白血病和淋巴瘤以外的疾病中，CAR-T细胞尚未取得类似的成功。CAR-T细胞疗法有三方面的缺陷。其一，在一些患者中有效的CAR-T细胞治疗仍然存在潜在的障碍；其二，抗原阴性疾病复发目前难以治疗，即使抗原阳性复发疾病也可能对CAR-T细胞再输注没有反应；其三，CAR-T细胞具有一定毒性。

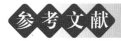

1. 王翔朴 . 卫生学大辞典 [M] . 北京：华夏出版社，1999.

2.Galon J，Bruni D. Tumor Immunology and Tumor Evolution: Intertwined Histories [J] . Immunity，2020，52（1）: 55-81.

3.K. 墨菲（美）. 詹韦免疫生物学 [M] . 周洪，译 . 北京：科学出版社，2022.

4. 张百红，岳红云 . 肿瘤的精准免疫治疗 [J] . 国际肿瘤学杂志，2016，43（12）: 918-920.

5. Khan M, Maker AV, Jain S. The Evolution of Cancer Immunotherapy [J] . Vaccines (Basel), 2021, 9(6): 614.

6. 杜锦芳，潘树芳，孙珏，等 . 基于 NK 细胞的肿瘤免疫研究进展 [J] . 现代肿瘤医学，2016，24（4）: 671-675.

7. 郝贺，汪治宇 . 肿瘤免疫逃逸作用机制及在食管癌中的研究进展 [J] . 中国肿瘤临床，2018，45（9）: 477-481.

8. 孙晓华 . 免疫治疗在宫颈癌中的作用机制及对 PD-1/PD-L1 信号通路的影响研究 [J] . 湖南师范大学学报 (医学版)，2020，17（6）: 35-38.

9.Choi YJ, Kim E, Reza A, et al. Recombination activating gene-2(null) severe combined immunodeficient pigs and mice engraft human induced pluripotent stem cells differently [J] . Oncotarget, 2017, 8(41): 69398-69407.

10. 陈影，葛海良 . 肿瘤的免疫监视和免疫编辑 [J] . 现代免疫学，2005，（6）: 84-87.

11.Chamoto K, Hatae R, Honjo T. Current issues and perspectives in PD-1 blockade cancer immunotherapy [J] . Int J Clin Oncol, 2020, 25(5): 790-800.

12.Shah NN, Fry TJ. Mechanisms of resistance to CAR T cell therapy [J] . Nat Rev Clin Oncol, 2019, 16(6): 372-385.

第十章

肿瘤免疫逃逸学说

第一节 肿瘤免疫逃逸学说概述

一、定义

尽管机体免疫系统具有免疫监视功能，当体内出现恶性肿瘤细胞后，免疫系统能够识别并通过免疫机制特异地清除这些"非己"细胞，抑制肿瘤的发生发展，但是肿瘤细胞能够通过多种机制逃避机体免疫系统识别和攻击，从而得以在体内生存和增殖，最终形成肿瘤，这种现象就叫作肿瘤的免疫逃逸。

二、研究发展历程

1868 年，威廉·布什（Wilhelm Busch）第一次报道：使用丹毒感染癌症病人后肿瘤显著缩小。1891 年，美国纽约纪念医院骨科医师威廉·科利开始以注射细菌进入肿瘤的方法治疗癌症，创立"科利毒素"疗法。但是这种方法的疗效并不稳定，并且患者可能死于感染。改进后，使用混合加热过的细菌液使得这种方法变得更加安全。这种方法确实使不少恶性肿瘤患者的病情在无药可医的情况下得到了缓解，甚至是长期缓解。

1980 年，IL-2 首次用于肿瘤治疗。1982 年，詹姆斯·艾莉森（James Alison）鉴定了 T 细胞抗原受体，使得 T 细胞能够识别其他细胞表面特异性蛋白。1985 年，人们开始尝试过继细胞疗法治疗肿瘤。1992 年，本庶佑发现了 PD-1 受体（一种程序性死亡受体）发现当敲除 PD-1 受体后，小鼠出现了关节炎。1991 年，人类首个治疗性癌症相关抗原 MAGE-1 被发现。1999 年，陈列平发现了 PD-L1 可以抑制免疫反应，后来发现 PD-L1 与 PD-1 是配体与受体的关系，二者结合可以抑制 T 细胞的增殖与细胞因子的分泌。

2002 年，加文·邓恩（Gavin Dunn）和罗伯特·施莱伯（Robert Schreiber）等首次

提出了肿瘤免疫编辑（Tumor Immunoediting）学说，系统阐述了癌症和免疫系统的三阶段关系即免疫清除、免疫平衡、免疫逃逸三个阶段，并认为免疫系统发挥免疫监视功能的同时，肿瘤细胞通过修饰自身表面抗原并改变肿瘤微环境来逃避机体的免疫识别与攻击，从而逃避机体免疫监视。深入研究肿瘤免疫逃逸的机制是发展特异、高效的肿瘤免疫疗法的关键。2006年，FDA批准了第一个人乳头瘤病毒预防肿瘤疫苗。2010年，FDA批准了首个治疗性癌症疫苗用于治疗晚期前列腺癌。2014年，FDA批准了首个PD-1抗体治疗黑色素肿瘤。2015年，FDA批准了首个溶瘤病毒T-Vec治疗黑色素瘤。2017年，FDA批准了CD19 CAR-T疗法用于肿瘤治疗。2018年，肿瘤免疫疗法获得诺贝尔生理学或医学奖。

三、主要内容

（一）肿瘤细胞免疫逃逸机制概述

由于免疫监视具有一定限度，不能完全清除所有发生突变的细胞，机体部分肿瘤细胞因此得以增殖，所以研究肿瘤细胞是通过何种机制实现逃避免疫系统的攻击是肿瘤免疫学研究的一项重要内容。

肿瘤细胞利用不同的机制来逃避免疫系统。一方面，它们不断地更新自己，以更好地适应生存，逃避免疫细胞攻击；另一方面，它们抑制宿主的免疫系统使其无法清除肿瘤细胞。肿瘤和宿主的许多因素，包括一些可溶性因子和细胞因子，已被发现是肿瘤逃离宿主免疫反应的基础。这些因子与间质因子一起构成了一个有利于肿瘤生存、生长和转移的肿瘤微环境。

综上，可将肿瘤逃避免疫系统的机制归结为三个方面：一为肿瘤细胞自身所具有的逃避免疫监视的能力；二为肿瘤细胞对宿主免疫功能的影响；三为肿瘤微环境帮助肿瘤细胞实现免疫逃逸。

（二）肿瘤免疫逃逸机制

1. 肿瘤表面特异性抗原异常，影响免疫系统识别与有效杀伤 免疫系统对肿瘤细胞进行监视是通过识别肿瘤表面表达的抗原，诱导特异性免疫应答清除异变细胞。如果肿瘤抗原的抗原性弱，或者过多分泌黏蛋白、多糖因子、凝血系统异常激活，使肿瘤形成纤维外壳或多糖覆盖、遮蔽抗原，那么就无法诱导足够强度的免疫反应，或者某些弱抗原反复刺激免疫系统，使之产生免疫耐受。

2. 肿瘤表面分子、受体表达异常，使肿瘤逃脱免疫反应 免疫活性细胞活化不仅需要肿瘤抗原提供第一信号，还需要抗原提呈细胞或者肿瘤细胞表面的协同刺激分子共同作用，共同抑制 B7 家族在调节 T 细胞的免疫反应中起到的重要作用。在人类恶性肿瘤中，多项研究报道 B7 家族与肿瘤逃逸相关。Jin 等采用免疫组化分析发现 B7-H3 表达高的肿瘤患者通常处于癌症晚期，总生存较短，表明 B7-H3 在肿瘤免疫逃逸中发挥重要作用，导致非小细胞肺癌（non-small cell lung cancer，NSCLC）患者预后不良。

3. 肿瘤分泌免疫抑制因子，抑制肿瘤免疫反应　肿瘤可分泌可溶性抑制因子及相关蛋白酶来逃避免疫清除，包括转化生长因子 -β（transforming growth factor-beta，TGF-β）、白介素 -10（interleukin-10，IL-10）、IL-6、前列腺素 E2（prostaglandin E2，PGE2）以及吲哚胺 -2，3- 双加氧酶（IDO）等，这些抑制因子及相关蛋白酶可抑制机体抗原提呈细胞（antigen presenting cell，APC）功能，从而使抗肿瘤免疫反应低下或缺失。TGF-β 通过阻断 T 细胞活化和增殖，抑制 IL-2 产生，降低自然杀伤细胞的活性，并抑制调节性 T 细胞产生免疫抑制。此外，TGF-β 已被证明通过支持多形胶质母细胞瘤（glioblastoma multiforme，GBM）干细胞并增强血管生成，以促进肿瘤生长和侵袭，并与 PEG2 一起通过转换树突状细胞表型来抑制 T 细胞增殖。抑制因子 IL-10 在多种肿瘤中高水平表达，可通过多种方式调节免疫，从而促使肿瘤细胞免疫逃逸，如下调单核细胞的 MHC Ⅱ类的表达、减弱抗原提呈能力，或通过共刺激 CD28-CD80/86 途径，诱导浸润 T 细胞反应无能并且通过抑制初始 CD4$^+$T 细胞转化为 Th1 细胞，进而影响调节性 T 细胞（regulatory T cell，Treg）成熟。

4. 调节性 T 细胞促进肿瘤的免疫逃逸　调节性 T 细胞是一类控制体内自身免疫反应性的 T 细胞亚群，可能导致有效的抗肿瘤免疫反应的抑制作用，其表达 CC 趋化因子4 型受体，受肿瘤及巨噬细胞分泌的趋化因子配体 22（CCL22）所吸引，浸润至肿瘤周围，抑制多种免疫活性细胞，包括 CD8$^+$T 细胞、自然杀伤（NK）细胞、B 细胞和抗原提呈细胞。

5. NK 细胞表型转化抑制肿瘤的免疫反应　自然杀伤细胞（natural killer cell，NK）是机体重要的免疫细胞。NK 细胞是第一个被发现的固有免疫细胞，能自发裂解肿瘤细胞而不需要提前激活 MHC，可有效杀伤逃脱 CD8$^+$ 细胞毒性 T 细胞（CTL）清除的肿瘤细胞，在肿瘤免疫中发挥重要作用。在某些癌症，如肺癌、结直肠癌和乳腺癌鳞状细胞癌中，肿瘤似乎对 NK 细胞表型产生直接作用，肿瘤细胞抑制 NK 细胞功能并使细胞向促血管生成的表型转化，NK 细胞表达高水平的血管内皮生长因子（VEGF），从而促进肿瘤增殖而不是抑制肿瘤。NK 细胞的表型转变降低了肿瘤微环境中 T 细胞的数量，从而也抑制了肿瘤的免疫反应。

6. 肿瘤微环境诱导肿瘤免疫逃逸（图 10-1）　肿瘤微环境中除细胞因子、浸润免疫细胞以外，还有其他细胞也具有抑制免疫系统的功能。肿瘤微环境由于肿瘤细胞快速增殖消耗、不规则血管血流形成等因素导致缺氧，低氧刺激了肿瘤血管的生成。主要是因为低氧微环境激活信号转导和转录因子 –3（STAT-3）、免疫抑制和抗炎反应有效调节途径，从而引发低氧诱导因子 1α（HIF-1α）合成，随后诱导活化调节性 T 细胞和 VEGF。调节性 T 细胞是免疫反应的调节剂，而 VEGF 则具有免疫抑制作用。

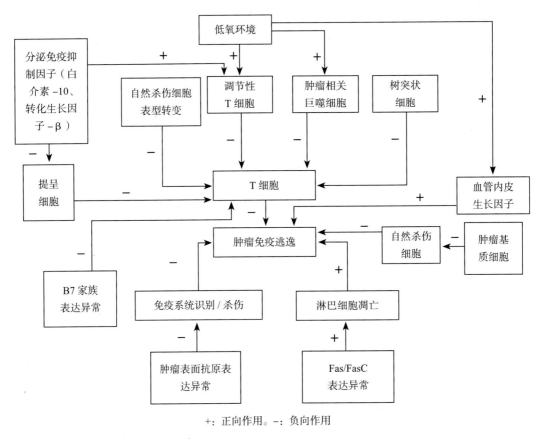

+：正向作用。–：负向作用

图 10-1 肿瘤微环境与肿瘤免疫逃逸

（三）肿瘤免疫疗法（图 10-2）

1. 单克隆抗体免疫疗法 单克隆抗体类药物可将 T 细胞招募到肿瘤部位，直接靶向肿瘤细胞，改变宿主对肿瘤的反应，从而起到抑制甚至消除肿瘤的作用。单克隆抗体包括结合肿瘤抗原的 Fab 端和结合免疫细胞表面受体的 Fc 端。在单抗的作用下，两种细胞结合后会通过补体介导的细胞毒和抗体依赖的细胞毒作用杀死肿瘤细胞。此外，单克隆抗体如贝伐珠单抗（bevacizumab）通过抑制肿瘤细胞的氧气供应和营养物质的输送，抑制肿瘤血管生成，发挥抗肿瘤作用。另一种基于单克隆抗体的疗法，即抗体药物偶联物，是通过特定的连接头与高细胞毒性药物偶联的靶向生物制剂，可以特异性结合肿瘤表面抗原，通过"自焚"机制释放药物杀死肿瘤细胞并激活免疫系统。

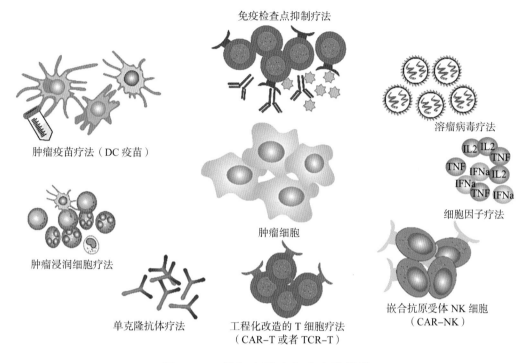

图 10-2　近年来肿瘤免疫疗法种类

2. 免疫检查点疗法　免疫检查点是机体免疫系统中的保护因子，可以防止 T 细胞过度激活而导致自身免疫性损伤。但是，肿瘤细胞可能会利用这些检查点，逃脱机体的免疫监视与杀伤，发生免疫逃逸。免疫检查点抑制剂通过阻断免疫检查点，可以有效恢复 T 细胞的功能。

3. 过继细胞疗法　过继细胞疗法是一种被动免疫治疗方法。首先从肿瘤患者体内分离出免疫细胞，在体外经过基因工程化改造或者筛选激活，大量扩增后重新回输到患者体内，以达到清除肿瘤的目的。依据效应细胞是否有外源基因的表达，过继细胞疗法可以分为两类：一种需要基因工程化改造，如通过基因修饰 T 细胞从而表达出嵌合抗原受体（CAR）或 T 细胞受体（TCR）的嵌合型抗原受体 T 细胞（CAR-T）和 T 细胞受体嵌合 T 细胞（TCR-T）疗法，以及在 NK 细胞膜表面表达 CAR 的 CAR-NK 疗法等；另外一种是从患者的外周血或者肿瘤原位分离筛选出免疫细胞，体外扩增活化后回输到患者体内进行抗肿瘤治疗，包括肿瘤浸润免疫细胞（TILs）疗法、细胞因子诱导的杀伤（CIK）细胞疗法、淋巴因子激活的杀伤（LAK）细胞疗法、自然杀伤（NK）细胞疗法等。

4. 治疗性肿瘤疫苗疗法　治疗性肿瘤疫苗疗法属于主动免疫疗法。与普通预防性疫苗不同的是，恶性肿瘤患者注射治疗性肿瘤疫苗会诱导或增强体内预存的靶向肿瘤抗原的体液免疫和细胞免疫，杀死肿瘤细胞同时形成长期免疫记忆，一定程度上可以防止肿瘤复发。

四、相关实验依据

实验一

正常情况下，机体可以通过天然和获得性免疫进行识别和杀伤，并最终在其形成肿瘤之前将其清除，即机体具有免疫监视的功能。尽管如此，仍有一定比例的原发性肿瘤在人体的免疫监视下产生、发展、转移和复发，表明某些肿瘤具有逃避机体免疫监视的能力。特别是免疫功能低下的患者，其肿瘤发生的概率比正常人要高 3 ~ 5 倍。澳大利亚一研究小组对肾移植患者长达 24 年的随访研究发现，72% 的患者至少会患上一种肿瘤。此外，肝移植的患者在移植后 5 年内也通常会患上肿瘤和产生免疫抑制。

实验二

主要组织相容性复合体（major histocompatibility complex，MHC）是一组与免疫应答密切相关的基因群。人的 MHC 称为人类白细胞抗原（human leukocyte antigen，HLA）基因复合体，其编码产物称为 HLA 分子或 HLA 抗原。HLA I 类蛋白缺失或下调是肿瘤细胞广泛使用的一种机制，以避免细胞毒性 T 淋巴细胞识别肿瘤，从而有利于肿瘤免疫逃逸。在 1997 年，费德里科·加里多（Federico Garrido）等发现 HLA I 类分子在多种肿瘤细胞中完全或部分丢失。在随后的 2004 年，伊莎贝尔·梅拉诺（Isabel Maleno）等则具体分析了 95 例结直肠癌患者中 HLA I 类分子丢失的多种形式中的一种即 HLA 单倍体缺失。该实验利用 PCR 技术扩增 95 例患者确定 HLA 是否发生单倍体型缺失的基因区段（6p21.3 区），然后利用特定序列寡核苷酸分析技术分析了 95 份样本是否发生了 HLA 单倍体缺失型突变，结果表明高达 40% 的样本中发生了 HLA 单倍体型缺失。

实验三

CD80（B7-1）和 CD86（B7-2）是 T 细胞活化所需要的重要的正性共刺激分子。曹善津等应用 RT-PCR 技术和免疫流式细胞检测技术对 6 例卵巢癌细胞系和 10 例卵巢癌患者癌细胞 CD80 的表达进行了检测，结果表明癌细胞缺乏 CD80 的表达。随后的研究相继报道了在非小细胞肺癌、肝癌、肾细胞癌、食管癌以及宫颈癌组织中，CD80 和

CD86 在癌组织中的表达明显低于癌周组织和正常组织。

实验四

加布里埃尔·K. 格里芬（Gabriel K. Griffin）等将敲除 SETDB 1 基因的肿瘤细胞注射到小鼠体内，再用免疫检查点抑制剂对其进行治疗，发现 SETDB 1 缺失的肿瘤细胞在经过免疫检查点抑制剂治疗后很难存活下来。这表明 SETDB 1 可能有助于癌细胞逃避免疫监测，而且癌症患者中的数据进一步表明 SETDB 1 的扩增可以产生免疫豁免型肿瘤（immune-excluded tumours），使其免受免疫治疗的损伤。

实验五

共刺激分子包括 B7-CD28 超家族、肿瘤坏死因子（TNF）-TNF 受体超家族和 CD2 超家族以及部分整合素。其中，B7∶CD28（配体∶受体）家族介导的第二信号（包括正性信号和负性信号）在调节性 T 细胞反应的过程中起着至关重要的作用。B7-H4 在多种肿瘤细胞及组织中均呈高表达，与肿瘤免疫逃逸关系密切。

唐格里（Tringler）等检测了 193 例原发性乳腺癌和 146 例转移性乳腺癌患者 B7-H4 表达情况，发现阳性率分别为 95.4% 和 97.6%，同时 B7-H4 表达阳性率与孕激素受体阴性率、HER-2 受体阴性率呈正相关。可见，B7-H4 可导致乳腺上皮细胞恶性转化，促进乳腺癌的发生、发展及转移。

Krambeck 等检测 259 例肾癌新鲜冰冻标本，结果显示肿瘤细胞和肿瘤血管内皮上 B7-H4 的阳性率为 81.5%，而正常肾组织仅为 6.5%，表明 B7-H4 可能参与肿瘤血管的新生和维持；在早期肾癌中，B7-H4 的阳性率仅为 17.6%，且与年龄、性别、TNM 分期、淋巴结浸润无相关性，但与肿瘤复发和患者生存率相关。

实验六

肿瘤干细胞（cancer stem cell，CSC）是肿瘤细胞群体中少量具有干细胞特征的细胞。抑制性免疫检查点的过度表达和免疫抑制性细胞因子的释放是 CSC 用来保护自身免受免疫细胞攻击的最常见机制；此外，抗原丢失或抗原提呈机制的下调，免疫抑制性肿瘤微环境的产生以及自身致癌信号通路也会帮助 CSC 躲避同源肿瘤抗原特异性 T 细胞和 NK 细胞的清除，使它们以静止或休眠的形式持续存在。

CTLA-4 是在 T 细胞激活的早期阶段起作用的免疫检查点分子，是 T 细胞介导免疫反应的重要负性调节因子，能够与树突状细胞中表达的 CD80 和 CD86 结合，抑制 T 细胞的激活，在各种类型的肿瘤中可能导致 T 细胞衰竭并因此引起 T 细胞功能障碍，减弱机体对肿瘤细胞的免疫应答。

ZHANG 等以黑色素瘤细胞系 B16-F0 和 B16-F1 为模型，利用流式细胞术鉴定 CTLA-4 抗原在黑色素瘤干细胞中的表达情况，发现有 30% ~ 40% 的 CSC 通过表达 CTLA-4 诱导肿瘤细胞增殖并抑制其凋亡。

实验七

Fas 系统是目前研究较多的信号转导系统，是一种重要的死亡受体。Fas 主要以膜受体形式附于肿瘤细胞表面，其生理学上的配体 FasL 主要表达于激活的 T 淋巴细胞表面。Fas 和 FasL 可特异性结合并传导凋亡信号，从而成功激活 Fas 表达阳性的细胞凋亡。Fas 和 FasL 的结合是介导细胞凋亡的重要途径之一。正常情况下，Fas 系统主要负责清除机体内生长过快的细胞群，是维持细胞增殖与凋亡平衡的重要力量。肿瘤细胞可以通过下调或沉默自身的 Fas 表达来进行免疫逃逸。

帕萨卡尔（Paschall）等研究表明，Fas 蛋白在人正常结肠组织中高表达，而在人原发性结肠癌组织中，Fas 蛋白水平比正常结肠组织中低很多，而在人转移性结肠癌组织中，Fas 蛋白通常全部丧失。这说明结肠癌可通过下调或沉默 Fas 的表达来逃避宿主的免疫杀伤作用。

刘颖等对 80 例非小细胞肺癌和 30 例正常组织标本进行 HE 染色和免疫组化染色发现，肺癌组织细胞膜上的 Fas 表达水平较正常组织降低，推测肺癌细胞通过降低 Fas 的表达来削弱免疫效应细胞的杀伤作用，这是肿瘤细胞逃避宿主免疫攻击的重要途径。

实验八

在肿瘤免疫逃逸过程中，肿瘤细胞可以逃脱机体免疫监视，使得肿瘤细胞免受宿主攻击从而继续生长。肿瘤细胞免疫逃逸是肿瘤细胞在体内生长的基础。在逃离阶段，具备免疫修饰功能的肿瘤细胞可以摆脱免疫杀伤，展示出侵袭与转移的能力。肿瘤免疫逃逸的几个重要的生物学事件为：①调节性 T 细胞（regulatory T cell，Treg）在肿瘤组织聚集。②肿瘤细胞释放细胞因子、微颗粒及外泌体等放大 Treg 细胞的抑制功能。③肿瘤细胞表达 Toll 样受体（toll like receptor，TLR），促进肿瘤细胞生长，诱导免疫逃逸。

实验九

外泌体为各种类型的细胞分泌的一种多形性囊泡样小体，含有蛋白质和 RNA 等多种组分。肿瘤细胞释放到肿瘤微环境中的外泌体不仅含有抗原肽、激活 T 细胞与 B 细胞识别，还能够下调免疫细胞功能，表达 FasL 促进 $CD8^+T$ 细胞的凋亡，表达细胞因子诱导免疫抑制性细胞分化，下调 NK 细胞与免疫清除相关的受体，抑制 NK 细胞免疫功能。

张氏（Zhang）等研究表明，肿瘤细胞可以分泌携带 PD-L1 的外泌体，抑制肿瘤微环境或外周循环中 CD8$^+$T 细胞的活化，抑制 CD4$^+$T 细胞的增殖，上调 Treg 细胞的免疫抑制功能，下调 NK 细胞 NKG2D 的表达水平抑制免疫杀伤，进而促进免疫逃逸。

实验十

补体系统是固有免疫系统的重要组成部分，被认为是机体抵御病原体的"第一道防线"，并且在维持机体内环境稳态、清除凋亡细胞和免疫复合物等方面发挥重要的免疫监视作用。该系统是由肝脏或免疫细胞等多种细胞产生的 30 多种分布在细胞内、细胞外或细胞膜表面的蛋白分子组成的，并通过特定的蛋白水解途径激活，产生级联放大效应从而发挥作用。

长期以来，补体被认为在抗肿瘤方面发挥重要的促进作用，但近年来的研究证实，补体也具有促进肿瘤生长、促进肿瘤血管生成、调节肿瘤生长微环境以及促进肿瘤细胞转移等作用。

一方面，通过直接激活补体或参与补体依赖性细胞毒作用的靶向抗体肿瘤治疗从而发挥抗肿瘤作用；另一方面，通过分泌补体抑制剂阻断补体激活的级联放大效应以及补体介导的吞噬作用等使肿瘤细胞逃避补体参与的免疫过程。

研究表明，肿瘤细胞可以产生特异性的补体成分 3（complement component 3，C3）并在细胞内活化后作用于 T 细胞以促进肿瘤生长，并且通过调节肿瘤相关巨噬细胞（tumor-associated macrophages，TAMs）的极化抑制抗肿瘤免疫效应。值得注意的是，研究人员发现对于 C3 高表达的小鼠较低表达的小鼠对于程序性死亡配体 1（programmed cell death ligand-1，PD-L1）抗体治疗更敏感，通过阻断肿瘤细胞来源的 C3 可以增加 ICIs 的治疗疗效。

此外，曼格尼亚（Mangogna）等通过对 Oncomine 数据库进行生物信息学分析发现补体成分 1q（complement component 1q，C1q）高表达在基底细胞样型乳腺癌和人类表皮生长因子受体 2 型（human epidermal growth factor receptor type 2，HER-2）阳性乳腺癌中具有良好的预后价值。

实验十一

低氧诱导因子（hypoxia-inducible factors，HIF）是最主要的应答细胞内氧气浓度降低、调控多种基因表达的转录因子，与恶性肿瘤的生物学行为密切相关。最近研究发现

HIF 与肿瘤免疫逃逸有关。在肿瘤微环境中，HIF 主要通过调节多种免疫细胞促进肿瘤发生免疫逃逸，主要的机制包括调控 T 淋巴细胞的分化和功能、抑制 CTL 的抗肿瘤作用、促进 Treg 细胞的促肿瘤作用以及诱导肿瘤相关的免疫细胞（如 TAM、MDSC）向肿瘤组织浸润。

含 IgV 区域的 T 细胞活化抑制剂（V-domain Ig suppressor of T cell activation，VISTA，也称为 PD-1H），与 PD-L1 相似，是 B7 家族中的阴性检查点调节剂。研究表明，在结直肠癌患者中，VISTA 与 HIF-1α 活性有相关性，缺氧诱导的 VISTA 在髓系抑制性细胞（myeloid-derived suppressor cell，MDSC）上的表达有助于抑制 T 细胞的增殖和活化，可见在肿瘤缺氧 TME 中，HIF-1α 通过上调 VISTA 的表达可以帮助肿瘤细胞逃避免疫反应的伤害。在高度表达 VISTA 的高风险组肝细胞癌患者中，总生存率和无复发生存率显著下降，VISTA 通过增加抑制性免疫细胞的活性来促进肿瘤细胞的免疫逃逸。

第二节　肿瘤免疫逃逸学说的局限性

上述相关实验均表明，肿瘤细胞会通过改变自身抗原、破坏免疫细胞功能、调节自身所处微环境来实现肿瘤免疫逃逸。既然存在逃逸现象，我们考虑机体对于肿瘤细胞是否存在一定的包容性，或者说，肿瘤的出现是否是一种正常的生命过程。所以，我们要在正常机体状态中去寻找相似的免疫逃逸现象，通过类比来发现肿瘤的本质。

由于胚胎是一种半同体异体抗原，胚胎种植过程就可以看作半同体移植，胚胎植入失败或流产是母体对胚胎移植排斥的结果，妊娠的成功需要母体对同种半抗原胚胎的免疫耐受状态，这一过程有赖于免疫系统的调节。受精卵形成后，母体便出现免疫抑制性物质，使母胎界面形成相应深度的免疫抑制环境，如胎儿 AFP（甲胎蛋白）诱导 Ts（抑制性 T 细胞）形成，Th1 型（反映细胞免疫功能）细胞因子如 IL-2（白细胞介素 -2）、IFN-γ（γ-干扰素）向 Th2 型（反映免疫抑制）细胞因子如 IL-10（白细胞介素 -10）、IL-4（白细胞介素 -4）漂移等，使妊娠的整个过程，胚胎组织不断诱导产生免疫抑制，从而使母体的机体免疫功能随着孕期的延长而逐渐降低。实际上，正是这个胚胎组织不断分泌某些免疫抑制因素，并随保护胎儿发育的需要而诱导相应深度的免疫耐受，才能使胎儿顺利生长、发育。如果这种免疫抑制或者免疫耐受被打破或者消除，那么就会出现病理性妊娠，造成孕妇流产。

妊娠过程从免疫学来看类似于器官移植，母体免疫系统识别带有父源抗原的胚胎，就会产生排斥，相反，就会产生保护性抗体，保护胎儿发育，直至胎儿娩出。产生保护性抗体的是正常妊娠过程。一旦母胎之间的相互作用失去平衡，就会造成病理妊娠，即免疫性流产。肿瘤，与半同种异体胚胎类似，是突变了的自身细胞，既然突变，就与原来的细胞有一定区别，这种差别就可能是肿瘤抗原。肿瘤抗原在人类肿瘤中已被发现。有肿瘤抗原就必然存在抗肿瘤抗原的免疫反应，这是一般的免疫学原理。但是，如果将肿瘤组织视为与受精卵一样的"半同种移植物"的话，它也会像受精卵一样，以同样的机理，诱导机体出现免疫抑制因素，随着肿物不断生长、增大，出现的抑制因素就更强了，就会形成深度的免疫耐受。免疫耐受一旦形成，就意味着机体完全接受了这种"自身组织"的肿瘤，使其生长，以致形成临床可见的肿瘤。Th 细胞是免疫调节性细胞，而 $CD8^+$（Ts）是抑制性细胞。在肿瘤患者体内可检测到 $CD8^+$ 明显升高，Th1 型向 Th2 型细胞因子明显偏移，说明肿瘤患者机体存在明显的免疫抑制。

免疫系统监视肿瘤的发生，而肿瘤的发生提示其作用可能不像对外来微生物一样有效。在肿瘤发生过程中，免疫系统起着监督作用，但在生理状态下，其作用可能有所不足。免疫系统要监视肿瘤，首先要识别抗原。在肿瘤方面，的确存在许多肿瘤相关抗原，但除了病毒诱发的肿瘤抗原性比较强外，多数肿瘤源于自身突变，抗原性一般或较弱，不能引起如外来抗原般的细胞免疫。癌基因本质上是生长基因，如 RAS、Myc、Src、Jun、Sis 等，抑癌基因是基因组稳定性基因，如 Rb、p53、p21、p16、BRCA、TERT 等，它们都经过了免疫耐受，突变后的肿瘤抗原与自身抗原相似，形成交叉耐受，不能引起有效的细胞免疫。

或许，我们在肿瘤免疫耐受中发现的相关逃逸机制便是母体在胚胎发育过程中免疫耐受的重现。肿瘤免疫监视与逃逸的出现便是一种正常的生理现象。这进一步说明肿瘤的发生发展是一种生命过程中的正常现象。

参考文献

1. 张锦鹏，李瑞超，高轩，等. 肿瘤免疫逃逸机制的研究进展［J］. 生命的化学，2017，37（3）：367-372.

2. 李龙，谢成英，郑明月，等. 肿瘤免疫治疗研究进展［J］. 自然杂志，2021，43（6）：391-399.

3. 程吉华，赵德强. 肿瘤免疫逃逸机制研究进展［J］. 卫生研究，2018，47（2）：330-334.

4. 阎永贞，那可，魏晓东，等. 肿瘤免疫逃逸机制的研究进展［J］. 复旦学报（医学版），2013，40（5）：619–624.

5. Garrido F, Ruiz–Cabello F, Cabrera T, et al. Implications for immunosurveillance of altered HLA class I phenotypes in human tumours〔J〕. Immunol Today, 1997, 18(2): 89–95.

6. Maleno I, Cabrera CM, Cabrera T, et al. Distribution of HLA class I altered phenotypes in colorectal carcinomas: high frequency of HLA haplotype loss associated with loss of heterozygosity in chromosome region 6p21〔J〕. Immunogenetics, 2004, 56(4): 244–253.

7. 曹善津，钱和年，冯捷，等.卵巢癌细胞共刺激分子的表达〔J〕.北京医科大学学报，2000，（1）：96–97.

8. 李亚坤，杜建新，吕志华，等.CD80和CD86在肿瘤组织及细胞中表达研究进展〔J〕.中国医师杂志，2015，17（4）：627–630.

9. Griffin GK, Wu J, Iracheta–Vellve A, et al. Epigenetic silencing by SETDB 1 suppresses tumour intrinsic immunogenicity〔J〕. Nature, 2021, 595(7866): 309–314.

10. 吴贞，章宏.B7–H4介导肿瘤免疫逃逸机制及临床研究进展〔J〕.上海医药，2016，37（10）：11–14.

11. Tringler B, Zhuo S, Pilkington G, et al. B7–h4 is highly expressed in ductal and lobular breast cancer〔J〕. Clin Cancer Res, 2005, 11(5): 1842–1848.

12. Krambeck AE, Thompson RH, Dong H, et al. B7–H4 expression in renal cell carcinoma and tumor vasculature: associations with cancer progression and survival〔J〕. Proc Natl Acad Sci U S A, 2006, 103(27): 10391–10396.

13. 张珊，李晓曼，戴小斌.肿瘤干细胞免疫逃逸机制及相关免疫疗法的研究进展〔J〕.中国肿瘤生物治疗杂志，2021，28（7）：738–745.

14. Wang CJ, Heuts F, Ovcinnikovs V, et al. CTLA–4 controls follicular helper T–cell differentiation by regulating the strength of CD28 engagement〔J〕. Proc Natl Acad Sci U S A, 2015, 112(2): 524–529.

15. Zhang B, Dang J, Ba D, et al. Potential function of CTLA–4 in the tumourigenic capacity of melanoma stem cells〔J〕. Oncol Lett, 2018, 16(5): 6163–6170.

16. 吴棪，陈乔尔.肿瘤免疫逃逸的相关分子及其作用机制研究〔J〕.安徽医药，2016，20（4）：621–625.

17. Paschall AV, Yang D, Lu C, et al. H3K9 Trimethylation Silences Fas Expression To Confer Colon Carcinoma Immune Escape and 5–Fluorouracil Chemoresistance〔J〕. J Immunol, 2015, 195(4): 1868–1882.

18. 刘颖，吴金如，高元勋.Fas、FasL在非小细胞肺癌中的表达及其与肿瘤免疫和细胞凋亡的关系［J］.西安交通大学学报（医学版），2011，32（1）：6-9.

19. 崔蕾，程璐慧.miRNAs、上皮间质转化与肿瘤免疫逃逸［J］.巴楚医学,2018,1（3）：117-120，124.

20. 杜娜雯，白日兰，崔久嵬.肿瘤免疫逃逸机制及治疗策略［J］.中国肿瘤生物治疗杂志，2019，26（4）：454-462.

21. Chen G, Huang AC, Zhang W, et al. Exosomal PD-L1 contributes to immunosuppression and is associated with anti-PD-1 response［J］. Nature, 2018, 560(7718): 382-386.

22. 李可馨，崔巍.补体介导的肿瘤免疫逃逸及其在免疫检查点抑制剂治疗中的应用［J］.中华检验医学杂志，2019，（12）：981-985.

23. Zha H, Wang X, Zhu Y, et al. Intracellular Activation of Complement C3 Leads to PD-L1 Antibody Treatment Resistance by Modulating Tumor-Associated Macrophages［J］. Cancer Immunol Res, 2019, 7(2): 193-207.

24. Mangogna A, Agostinis C, Bonazza D, et al. Is the Complement Protein C1q a Pro- or Anti-tumorigenic Factor Bioinformatics Analysis Involving Human Carcinomas［J］. Front Immunol, 2019, (10): 865.

25. 夏宁，刘丽华.低氧诱导因子促进恶性肿瘤免疫逃逸的机制与临床转化研究进展［J］.中国肿瘤生物治疗杂志，2021，（11）：1-6.

26. Deng J, Li J, Sarde A，et al. Hypoxia-Induced VISTA Promotes the Suppressive Function of Myeloid-Derived Suppressor Cells in the Tumor Microenvironment［J］. Cancer Immunol Res, 2019, 7(7): 1079-1090.

27. 张康.用逆向思维从免疫性流产方面探讨肿瘤免疫［J］.右江民族医学院学报，2005，（4）：570-572.

28. 朱义保.永生背景下肿瘤发生的探讨［J］.江西医药，2017，52（11）：1252-1255.

第十一章

肿瘤干细胞学说

第一节 肿瘤干细胞学说概述

一、定义

肿瘤组织是由异质性的细胞群体组成。异质性指的是肿瘤在生长过程中，经过多次分裂增殖，其子细胞呈现出分子生物学或基因方面的改变，从而使肿瘤的生长速度、侵袭能力、对药物的敏感性、预后等各方面产生差异。肿瘤组织中存在的一小部分具有干细胞性质的肿瘤干细胞，不仅具有无限的自我更新能力，可以产生与上一代完全相同的子代细胞，还具有多种分化潜能和高度增殖能力。这些肿瘤干细胞能够产生不同表型的肿瘤细胞，并使肿瘤在体内不断扩大，或形成新的肿瘤（图 11-1）。

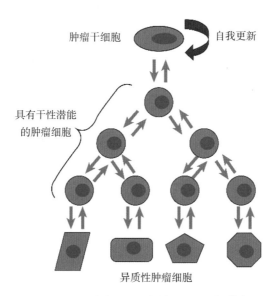

图 11-1 肿瘤干细胞增殖、分化潜力

二、研究发展历程

1875 年，病理学家科恩海姆（Cohnheim）在利用显微镜观察肿瘤组织与胚胎组织时发现二者存在高度相似，并提出肿瘤细胞可能来源于位置错误的胚胎样残余细胞。20 世纪初，罗特（Rotter）认为胚胎形成期的原始性细胞游走至成熟性腺组织以外并突发性地存留下来，最终可能形成肿瘤。后来，赛尔（Sell）和皮尔斯（Pierce）及波特（Potter）进一步延伸和修正了这个假说，他们认为肿瘤中存在一些具有增殖分化功能的细胞，这些细胞与正常组织中的干细胞有着相似的自我更新途径，可能是正常干细胞分化停滞的结果。

1956 年，牧野氏（Makino）等分析了大鼠腹水中肿瘤细胞的染色体，发现这些高度变异的染色体可能源自同一个克隆。1961 年，索瑟姆（Southam）和布伦瑞克（Brunschwig）等从 35 例晚期癌症患者体内提取出肿瘤细胞，并将这些细胞以皮下注射的方式输入同一患者体内，结果显示这些细胞致瘤的频率很低，只有达到 100 万个细胞时才能使肿瘤发生。1963 年，布鲁斯等从患有自发性白血病的雌性小鼠的胸腺中提取出淋巴瘤细胞，将其静脉注射到受体小鼠中，可以在其脾脏中观察到明显的黄色细胞群落，表明注射的淋巴瘤细胞中存在一小群具有干细胞特性的亚细胞群体。1977 年，汉布格尔（Hamburger）和赛蒙（Salmon）发现只有 0.02% ～ 0.1% 的小细胞肺癌、卵巢腺癌、神经母细胞瘤、黑色素瘤等实体瘤细胞能够在特制的培养基上形成集落。1993 年，拉皮多特（Lapidot）等鉴定报道了具有 $CD34^+/CD38^-$ 表型的人急性髓性白血病干细胞，首次证明了白血病干细胞的存在。1997 年，邦尼特（Bonnet）等报道了在急性骨髓性白血病中只有很少一部分细胞（0.002% ～ 1%）能够在非肥胖型糖尿病 / 严重联合免疫缺陷类型小鼠内形成新的肿瘤。

2001 年，雷亚（Reya）等在 *Nature* 上提出现代肿瘤干细胞学说，认为肿瘤组织存在小部分具有干细胞性质的肿瘤干细胞，可以产生与上一代完全相同的子代细胞，其具有无限的自我更新、多向分化潜能与高度增殖能力，能够产生不同表型的肿瘤细胞，并赋予肿瘤异质、增殖、浸润等特性。2002 年，克拉克（Clarke）等利用流式细胞术首次将肿瘤干细胞从乳腺癌中分离出来。2003 年，哈吉（Hajj）等首次通过肿瘤干细胞表面特异抗原 $Lin-ESA^+CD44^+CD24^{-/low}$ 分离纯化出乳腺癌干细胞，这种干细胞只占乳腺癌细胞的 2%，并且需要较少的此类细胞就能够在小鼠乳腺中形成肿瘤。此后，研究人员利用不同的细胞表面分选标记从神经胶质瘤、结肠癌、肝癌、肺癌等肿瘤中分离出了肿瘤干细胞。2006 年，美国癌症研究协会明确提出了肿瘤干细胞的定义：肿瘤内具有自我更新能力并能产生肿瘤内所有异质性细胞的细胞（群）。同年，FDA 批准了三种针对肿瘤干细胞的靶向药：Vismodegib 是一种信号通路抑制剂，能够靶向皮肤基底细胞癌里的肿瘤干细胞亚群；Ivosidenib 是一种异柠檬酸脱氢酶 –1 的基因抑制剂，用于治疗复发性白血病；Venetoclax 可以增强白血病干细胞内活性氧信号通路，进而诱发凋亡。

三、主要内容

（一）肿瘤干细胞的功能

肿瘤干细胞对肿瘤的存活、增殖、转移及复发有着重要的作用。从本质上讲，肿瘤干细胞通过自我更新和无限增殖来维持肿瘤细胞群的生命力；肿瘤干细胞的运动和迁徙能力又使肿瘤的转移成为可能；肿瘤干细胞可以长时间处于休眠状态并具有多种耐药性，对杀伤肿瘤细胞的外界理化因素不敏感。因此，即使常规的肿瘤治疗方法能够消灭大部分普通肿瘤，肿瘤干细胞仍然能够存活并最终导致肿瘤复发。

（二）肿瘤干细胞的特性

1. 肿瘤干细胞不是处于分化途径的末端，而是保持未分化的状态，具有无限增殖的能力和分化潜能；且肿瘤干细胞内抗凋亡家族蛋白过表达，可有效阻止肿瘤干细胞发生凋亡。

2. 肿瘤干细胞在肿瘤细胞中所占的比例非常小，并且主要通过两种方式分裂：一种是对称分裂；另一种是非对称分裂。在非对称分裂中，即肿瘤干细胞分裂后形成的两个细胞中有一个细胞不可逆地走向分化的终端，成为功能专一的分化肿瘤细胞，而另一个保持亲代的特征，仍作为肿瘤干细胞保留下来。这种类似干细胞的分裂方式，使得状态下肿瘤干细胞能在维持自身数量的同时生成分化的肿瘤细胞。

3. 肿瘤干细胞的 DNA 修复能力显著增强，且通常位于由发育良好的三维细胞外基质包裹的低氧环境中。这些细胞外基质起到很好的屏障作用，尽可能避免了肿瘤干细胞接触到抗肿瘤药物。因此，肿瘤干细胞可能表现出较强的耐药性，当然这种性质的产生除了与其强大的 DNA 修复能力和所处的环境有关外，也可能受其长时间处于休眠状态以及药物靶点的突变缺失的影响。

4. 肿瘤干细胞能够表达与某些干细胞相同的特殊功能蛋白或特异性表面标志。这些特异性蛋白或标志物在肿瘤干细胞的增殖、肿瘤干细胞分化成肿瘤组织周围必要的血管等结缔组织、肿瘤干细胞的迁移等过程中发挥至关重要的作用。

5. 肿瘤干细胞具有高端粒酶活性和扩增的端粒重复序列。高活性的端粒酶可抑制细胞增殖过程中端粒长度的缩短，从而延长肿瘤干细胞增殖寿命。

（三）肿瘤传播模型

在不同的肿瘤亚型中，肿瘤细胞表现出显著的功能异质性，形成了由具有不同增殖和分化能力的细胞组成的肿瘤群体。癌细胞之间的这种异质性导致研究人员创建了两个增殖模型来解释肿瘤再生能力的异质性和差异，即癌症干细胞模型和随机模型。这两个模型从本质上讲都认可肿瘤干细胞的存在，只是对肿瘤干细胞的定义有所不同。尽管两个模型是人为划分的，但最近的研究发现，二者实际上以互相补充的方式在肿瘤发生中起着重要作用。

1. 癌症干细胞模型　癌症干细胞模型，也被称为分层模型，认为肿瘤具有分层结构，其中有些肿瘤细胞具有干细胞的特征，能够长期自我更新并产生后代。该模型表明，只有某些癌症干细胞的亚群才有能力推动癌症的加重。这意味着肿瘤有特定的特征可以识别，即人们不需要对抗整个肿瘤，只需有针对性地摧毁某些具有干细胞特性的肿瘤细胞即可。

2. 随机模型　随机模型认为，尽管肿瘤细胞表现出异质性，但大多数细胞可以广泛增殖和形成新肿瘤，只不过这种能力可能受到遗传或表观遗传因素的影响，使得普通肿瘤细胞和肿瘤干细胞不同。

（四）肿瘤干细胞与干细胞共有的生物学特性与不同点

组织干细胞和肿瘤干细胞都具有自我更新、增殖和多向分化的能力，通过 Wnt、Hedgehog、Notch 等相似的信号通路调节细胞自我更新和分化，有耐药性和亚群细胞特性，都显示较低的免疫原性和较高的端粒酶活性，都有向远处移动的能力，都不表达或低表达主要组织相容复合体类分子和 / 或共刺激分子，都可分泌一些负性调节细胞因子对免疫系统产生抑制作用。

但是组织干细胞的增殖受到严格的调控，而肿瘤细胞的增殖受到异常控制；组织干细胞可以分化成正常成熟细胞，而肿瘤细胞增殖后则分化成异常细胞。

（五）肿瘤干细胞表面分子特异性标志物

肿瘤干细胞（cancer stem cells，CSCs）中常存在特异性上调、下调、突变或者缺失的蛋白质或糖蛋白。这些蛋白对肿瘤干细胞检测和定位至关重要，也是作为生物标志物的重要条件。这些蛋白质有的是细胞表面抗原，还有的存在于细胞质中。如位于细胞质中的可溶性蛋白质醛脱氢酶 1（aldehyde dehydrogenase，ALDH1），其活性与肿瘤干细胞的生物学特征密切相关。目前，CSCs 生物标志物检测过程中主要面临的问题是特异性不高，因此使用多种标志物共同识别 CSCs 更可靠。大部分研究常用细胞表面标志物检测肿瘤中的肿瘤干细胞，如乳腺癌中的 CD44、CD24、CD133、ALDH1，结直肠癌中的 CD29、CD166、CD133、EpCAM 等，脑癌中的 CD90、CD133、CD15，皮肤癌中的 CD20、CD271 等，肝癌中的 CD44、CD90、CD13 等，肺癌中的 CD44、CD133、CD166 等（采用单克隆抗体鉴定方法识别的白细胞分化抗原叫作 CD 抗原。检测 CD 抗原是实验室识别细胞及不同分化阶段细胞或细胞亚群最主要的方法）。

肿瘤干细胞的形成，通常是在错误的时间和位置上重新激活了在早期胚胎发生过程中活跃的信号通路。目前已知的调控细胞干性特征的信号通路主要有 6 条，包括 Hedgehog、JAK/STAT、Nanog、Notch、PI3K/AKT 和 Wnt/β-catenin 通路。这些信号通路的激活使肿瘤干细胞具有更强的增殖、迁移能力，并介导原发性或继发性肿瘤生长。同时，这些信号通路相关的调控分子也成为肿瘤干细胞特异性生物标志物。此外，对肿瘤干细胞保持自我更新能力的重要转录因子，如 SOX2、NANOG、OCT4、KLF4 和 c-Myc 也是潜在的靶点。还有研究发现子宫内膜样癌中的衰变加速因子信号传导（CD55）可以调节自我更新和介导耐药，且一些基本的多能转录因子如 NANOG、SOX2 和 OCT4 等均受 CD55 调控，这些因子是 CSCs 维持的重要因素，也有作为肿瘤干细胞生物标志物或治疗靶点的潜力。

肿瘤组织中肿瘤干细胞的存在与患者预后密切相关。目前，大多数研究表明肿瘤干细胞生物标志物表达过高可导致患者预后不良，主要表现为缩短的总生存期（overall survival，OS）或无病生存期（disease-free survival，DFS）。在乳腺癌、肺癌、胃癌、胰腺癌和结直肠癌中，CD133 表达上调的患者预后较差。ALDH1 的表达在神经胶质瘤、肺癌、卵巢癌和乳腺癌中均与不良结局相关。尽管 CSCs 生物标志物在肿瘤诊断以及预后评估中具有重要的参考价值，但目前尚未发现适用于所有肿瘤类型的 CSCs 生物标志物。

（六）肿瘤干细胞和肿瘤治疗

肿瘤干细胞的存在使得肿瘤具有耐药性，放疗、化疗不敏感等一系列特征，为了提高治疗的效果，可以对肿瘤干细胞采取靶向治疗的手段，靶向治疗肿瘤干细胞的方式大致有以下三类。

1. 特异性靶向分子清除肿瘤干细胞　肿瘤干细胞表面特异性表达的分子是靶向治疗肿瘤的关键，CD133 正是其中之一。这种特异性分子对肿瘤干细胞的干性作用与信号通路有关。人们认为 CD133⁺ 细胞形成的肿瘤类干细胞特性可能受 Notch 信号通路的影响，随后有人尝试通过抑制 γ – 分泌素来阻断 Notch 通路从而促进脑瘤细胞的凋亡。Notch 通路对细胞与细胞之间的信息通信非常重要，它通过调控干细胞增殖、分化和细胞死亡调控胚胎发育和成体稳态的维持。一方面 Notch 信号促进 T 细胞前体细胞的增殖、生存和分化；另一方面抑制 B 细胞前体细胞的生长并能诱导凋亡。这种阻断 Notch 通路的方法导致了接近 5 倍的 CD133+ 细胞的丢失，且使细胞生成肿瘤的能力下降。

2. 逆转肿瘤干细胞的耐药性　已经有不少临床结果表明，逆转肿瘤干细胞的耐药性对治疗肿瘤是有效的。ATP 结合盒式转运蛋白（ABC 转运蛋白）是逆转的关键，利用 ATP 分解所产生的能量，这些蛋白可以将药物排出细胞外，从而保护细胞免受药物的损害。抑制这类蛋白的表达和活性，可以使干细胞恢复对药物的敏感性。

3. 诱导肿瘤干细胞的分化　肿瘤干细胞不是处于分化途径的终端，而是保持未分化的状态，具有无限增殖的能力和分化的潜能。假如诱导肿瘤干细胞分化，分化后的细胞就不具有像干细胞那样长期存在的特性，便会不断衰老死去并脱离机体，最终达到治疗的目的。比如，粒细胞集落刺激因子能够有效诱导白血病干细胞进入细胞周期，其与化疗的结合治疗能有效诱导白血病干细胞的凋亡和去除。

（七）肿瘤干细胞与信号通路

人们认为肿瘤干细胞的产生有三个途径：①正常组织中原有的干细胞由于突变因素的积累发生突变而产生。②组织中含有的祖细胞发生基因重排，重新获得与干细胞类似的表型和特性，形成肿瘤干细胞。③骨髓来源的干细胞发生突变导致肿瘤干细胞的产生。无论是哪种途径，都与某些信号通路有关。

1. Wnt 通路　Wnt 信号通路是一类广泛作用于动物生长发育过程的信号通路，在细胞增殖、分化、迁移过程以及干细胞池的维持和不对称分裂等方面起着重要的作用，并且可以决定细胞的极性和命运。研究表明，在白血病和乳腺癌等多种肿瘤干细胞发生的早期均伴有 Wnt 通路的突变或调节异常，而且 Wnt 信号通路在肿瘤干细胞的稳定和自我更新过程中发挥着重要作用。

2. Notch 通路　Notch 通路是细胞与细胞直接作用的主要信号通路之一。它在遗传进化过程中有高度保守和一致性，其在胚胎发育、器官形成、组织平衡及肿瘤干细胞的发育、分化、增殖及凋亡过程中发挥着十分重要的作用。这种通路的改变往往会影响细胞的正常生存与增殖，从而引起肿瘤。

3. Hedgehog 通路　Hedgehog/Gli 信号通路是一条在胚胎发育中起着极其重要作用的通路，其信号转导开始于经脂质修饰的 Hedgehog 配体与跨膜蛋白受体 Ptch1 结合，激活 Smo，进而作用于 Gli2 和 Gli3，诱导目的基因 Gli1 转录。锌指蛋白 Gli 是

Hedgehog 信号通路最下游的转录因子，Gli1 蛋白既是转录激活子，又是 Gli 家族的靶基因，因而 Gli1 mRNA 的表达是 Hedgehog/Gli 信号通路激活的一个标志。Hedgehog 信号通路参与调控组织动态平衡、再生和干细胞维持。

4. PI3K/AKT 信号通路　磷脂酰肌醇 3 激酶（phosphoinositide 3-kinases，PI3K）在细胞生存、增殖和分化中起着重要作用。作为 RTKs 和 G 偶联蛋白的下游组件，PI3K 将各种生长因子和细胞外信号通过产生磷脂转化为细胞内信号，进而激活蛋白激酶 B（protein kinase B，PKB）和下游通路。人类肿瘤基因组学研究发现，许多人类肿瘤基因突变均以 PI3K 信号通路组件为靶点。PTEN 是 PI3K/Akt 通路重要的抑制物，其缺失导致 PI3K/Akt 信号通路过度激活，并与乳腺癌患者预后差及化疗和（或）靶向治疗耐药有关。在血液系统肿瘤中，PTEN 缺失可导致造血干细胞过分增殖，骨髓中造血干细胞耗竭。

四、相关实验依据

实验一

在 1963 年，布鲁斯等从 8 ～ 10 个月大小的患有自发性白血病的雌性小鼠的胸腺中提取出淋巴瘤细胞，并将其静脉注射到受体小鼠后，可在其脾脏上观察到明显的黄色细胞集落。这表明移植的淋巴瘤细胞中有一小群具有干细胞性质，能够在受体小鼠的脾脏上形成集落的亚细胞群。比克（Buick）等证明髓系白血病小鼠原始成髓细胞可以在甲基纤维素培养基上形成集落，并表示通过对其中的集落细胞进行检测和分析可以揭示其与白血病干细胞的关系。

1967—1981 年，菲亚尔克（Fialkow）等将雌细胞中一条 X 染色体失活，并以 X 染色体 – 连锁基因（6- 磷酸葡萄糖脱氢酶）作为标记的分析方法，对急性髓系白血病（acute myelocytic leukemia，AML）和慢性髓系白血病（chronic myelocytic leukemia，CML）以及特发性血小板增多症患者的研究分析表明，白血病及骨髓异常增生是由其中具有干细胞样的细胞或祖细胞增殖分化而形成的克隆性集落。随后格里芬（Griffin）和罗文伯格（Lowenberg）报道了人类急性髓系白血病（AML）细胞能以较低的频率在羧甲基纤维素培养基上形成集落。

实验二

迪克（Dick）等通过流式细胞术将肿瘤干细胞从急性髓性白血病中首次分离出来，发现在 AML 细胞中，只有细胞膜表型为 CD34$^+$CD38$^-$ 的 AML 细胞才能够在非肥胖型糖尿病/严重联合免疫缺陷类型（non-obese diabetic，severe-combined immunodeficient，NOD/SCID）小鼠中产生急性粒细胞白血病，表型为 CD34⁻ 的 AML 细胞不能在 NOD/SCID 小鼠中产生新的 AML 细胞；并且通过将白血病干细胞与造血干细胞比较发现，白血病 CD34⁺CD38⁻ 的表型与造血干细胞一致，在一定程度上，白血病干细胞可能来源于造血干细胞。

近年来，克里维斯托夫（Krivtsov）与图米（Twomey）通过比较白血病干细胞与粒 – 巨祖细胞的基因表达谱发现，二者的基因表达谱绝大部分相似。上述研究可以说明，急性髓系白血病的发生与干细胞存在很大关系，白血病细胞中存在相关肿瘤干细胞。

实验三

Al-Hajj 等利用流式细胞仪将不同表型的乳腺癌细胞分离开来，然后将分离出来的不同表型的细胞以 2×10^5、5×10^5、8×10^5 的量注入 NOD/SCID 小鼠体内。实验结果显示：所有 CD44⁺ 细胞、B38.1⁺ 细胞和 CD24⁻ 细胞会在 12 周内导致小鼠产生肿瘤，但 CD44⁻ 细胞、B38.1⁻ 细胞不能产生肿瘤；对于 CD24⁺ 细胞，通过触诊没有检测到肿瘤，但有两只小鼠在注射部位有小的肿块生长。接着将 CD44⁺CD24$^{-/low}$ Lineage⁻ 细胞和其他 Lineage⁻ 表型的细胞注入小鼠乳房脂肪垫中，发现 5×10^4 个细胞能长出肿瘤，而当细胞移植量为 10^4 个时却只有很少的一部分能长出肿瘤。另外，注入 10^3 个表型为 CD44⁺CD24$^{-/low}$Lineage⁻ 细胞的小鼠体内致瘤率为 100%。其后进一步研究发现，将 CD44⁺CD24$^{-/low}$Lineage⁻ 细胞在小鼠体内连续传 4 代，其仍旧具有较强致瘤性，并且这种表型的细胞可以分化产生其他表型的肿瘤细胞。

CD44⁺CD24$^{-/low}$Lineage⁻ 乳腺细胞的这种特性与干细胞特性极其相似，可以认为 CD44⁺CD24$^{-/low}$Lineage⁻ 乳腺癌细胞为乳腺癌干细胞。

实验四

2003 年，辛格（Singh）等从人原发性脑瘤的不同亚型的肿瘤细胞中分离纯化出了脑肿瘤干细胞（brain tumor stem cells，BTSCs）。这些细胞具有明显的增殖分化与自我更新能力，且这些细胞亚型能够表达细胞表面标记 CD133，含有 CD133⁺ 的这些细胞只占全部肿瘤细胞中极少的一部分。该研究团队发现 CD133⁺ 细胞在体外能够分化成其他亚型的肿瘤细胞，且这些肿瘤细胞的表型与体内肿瘤细胞的表型相同。肿瘤干细胞在一定程度上与正常的神经干细胞具有相同的表型，这些研究表明可能肿瘤干细胞来源于正常的神经干细胞。

实验五

奥布莱恩（O. Brien）研究发现所有的结肠癌起始细胞（colon cancer-initiating cells, CC-ICs）都是 $CD133^+$ 表型的，有限稀释分析试验表明：5.7×10^4 个未分选的肿瘤细胞中含有一个 CC-IC，而 262 个 $CD133^+$ 肿瘤细胞中就含有一个 CC-IC。这说明 $CD133^+$ 结肠癌细胞中含 CC-ICs 的数量为未分选的肿瘤细胞的 200 倍。通过连续的小鼠致瘤实验证明 CC-ICs 具有自我更新能力，并且能分化成其他类型的肿瘤细胞。

里奇·维蒂尼（Ricci Vitiani）等在用无血清培养基培养 $CD133^+$ 结肠肿瘤细胞时，发现其在体外能以未分化的肿瘤球的形式迅速增殖生长并持续 1 年以上，并且移植后产生的肿瘤与原始肿瘤表型相同。

实验六

方氏（Fang）等研究分析了黑色素瘤干细胞。他们发现在分析的样品中，约有 20% 的黑色素瘤细胞能够在人胚胎干细胞培养基中生长，并且其中有一小部分细胞能形成悬浮的细胞球；从黑色素瘤细胞球中分离出来的细胞在适当的条件下能分化成多种种类的细胞，如黑色素细胞、脂肪细胞、骨细胞、软骨细胞等，表明这种细胞重新获得了神经嵴细胞的可塑性。在进行一系连续的体外克隆试验和体内移植试验后，团队发现这种多潜能黑色素瘤球状细胞依然能保持这种特性，进一步研究发现这些细胞都可以表达细胞表面分子 CD20，即这些肿瘤发生细胞可以用 CD20 表面分子富集或者说黑色素瘤干细胞的表型为 $CD20^+$。

该实验表明黑色素肿瘤细胞中不仅存在肿瘤相关的干细胞，而且这些肿瘤相关干细胞同正常干细胞一样，能够在一定环境下发生逆转，分化成各种类型的细胞。

实验七

德里耶桑（Driessens）等另辟蹊径，通过致癌物 DMBA 和促有丝分裂原 TPA 的处理，建立了皮肤鳞癌的小鼠模型，从而客观分析了肿瘤干细胞在肿瘤发展过程中的作用及其细胞命运。他们通过对每个细胞的标记示踪，发现肿瘤干细胞的分化模式与正常组织中的干细胞分化模式十分相似：在遵循等级分化的同时，也存在细胞命运的随机变化，且这种随机变化和等级分化是动态交织的。

实验八

辛格（Singh）等向幼鼠和成鼠的大脑中注射 $CD133^+$ 肿瘤细胞，6 周后，从这些小鼠的大脑中切除原代的 CD133$^+$ 细胞，将剩余的细胞也就是传代细胞注入次级小鼠体内，5 周后，观察到大部分次级小鼠都产生了肿瘤；之后用 CD133$^-$ 肿瘤细胞重复上述实验，发现没有一只小鼠产生肿瘤，通过着丝粒探针对小鼠大脑切片进行间期 FISH 分析，可以在原始注射部位附近的小簇中发现 CD133$^-$ 细胞，但这些细胞没有形成结节或肿块。这表明它们不能形成肿瘤是细胞固有的，而不是因为移植后细胞在大脑环境中无法得到充分的支持才导致这个结果，也说明不是所有的肿瘤细胞都能让机体产生肿瘤。

实验九

研究发现在正常人乳腺上皮生长培养基中培养的细胞群中，有一小部分细胞以漂浮的方式在贴壁细胞群上生长，我们将它称为人乳腺上皮 – 漂浮细胞群（human mammary epithelium–floating population of cells，HME–flopcs）。这个群体有两种类型——HME–flopc–CD44^{high} 和 HME–flopc–CD44^{low}。由于 CD44 是肿瘤干细胞的标志物，所以我们将 CD44^{high} 细胞认定为肿瘤干细胞，而 CD44^{low} 则是非肿瘤干细胞。将这两种细胞纯化后单独培养，发现纯化后的 CD44^{high} 细胞群中没有 CD44^{low}，但在 CD44^{low} 的培养中却观察到 CD44^{high} 细胞亚群数量的增加。这个结果表明肿瘤干细胞和非肿瘤干细胞在一定条件下可以相互转化。

实验十

醛脱氢酶 1A1（aldehyde dehydrogenas 1A1，ALDH 1A1）是乳腺肿瘤干细胞（breast cancer stem cells，BCSCs）的重要生物标志物之一，也是乳腺癌发生发展和不良预后的预测分子，其表达及酶活性对肿瘤发生发展具有重要的调控作用。柳素玲等人发现 ALDH1A1 对乳腺癌免疫微环境具有重塑作用，使得乳腺肿瘤干细胞能够抵抗肿瘤免疫，促进乳腺肿瘤的发生发展。

作者构建过表达野生型 ALDH1A1（有酶活）和 K193Q/R 突变体（无酶活）的三阴性乳腺癌稳定细胞株，通过体外细胞增殖功能试验及体内乳腺原位移植瘤试验发现，ALDH1A1 依赖其醛脱氢酶活性发挥对 BCSC 自我更新以及肿瘤生长的促进作用。免疫细胞染色和流式细胞分析结果显示，ALDH1A1 依赖酶活性促进了肿瘤微环境中髓源性抑制细胞的富集，进而髓源性抑制细胞抑制了 CD8$^+$T 细胞免疫活性以促进肿瘤的生长；而且，抑制 ALDH1A1 酶活性或下调其表达都展示出了相反的效果。

从干细胞的角度我们也能够发现，肿瘤免疫逃逸现象的出现在一定程度上与肿瘤干细胞相关蛋白的表达有关。

实验十一

福尔金斯（Folkins）等研究发现，富含肿瘤干细胞的神经球比肿瘤干细胞黏着量低的培养基可表达更高水平的血管内皮生长因子，在将富含肿瘤干细胞的神经球异种移植后，发现微血管密度与血管灌注出现增加，并不断促进骨髓内皮祖细胞的动员和募集。

之前的研究已经证明，CD133在多种肿瘤干细胞中表达，是肿瘤干细胞的典型标记物。亦有研究发现，在人的神经胶质瘤细胞株中CD133$^+$细胞要比CD133$^-$细胞具有更强的促血管生成的能力。将CD133$^+$胶质瘤细胞注入小鼠体内，发现小鼠体内能够产生高血管化的肿瘤，但是在小鼠体内CD133$^-$胶质瘤细胞只能产生血管较少的肿瘤。

奥卡（Oka）等将过表达血管内皮生长因子的胶质瘤干细胞植入小鼠体内，发现会引起大规模富含血管胶质瘤的扩增，表达血管内皮生长因子的胶质瘤干细胞周围出现密度更高、组成更加复杂的相关促血管生成因子。

实验十二

巴巴（Baba）等研究发现CD133的表达受表观遗传修饰的直接调控，包括DNA甲基化和组蛋白修饰。他们对卵巢癌细胞系用DNA甲基化酶抑制剂地西他滨处理，发现CD133 mRNA转录水平升高，CD133阳性细胞增多，说明可以利用表观遗传学方法对肿瘤干细胞进行监测或调控，促进肿瘤干细胞的分化，极大可能减少卵巢癌的复发，为卵巢癌的治疗开辟新的途径，同时也能够说明，肿瘤干细胞膜上相关特异性表型出现的原因在于相关基因的表达。

实验十三

相关研究表明，肿瘤干细胞与分化后子代中的非肿瘤干细胞之间可以相互转化，也就是说肿瘤干细胞能够分化成为普通的肿瘤细胞，而且分化后的肿瘤细胞在一定条件下能够重新转化为肿瘤干细胞。

特殊微环境中的生长因子或应激因素可以诱导某些分化的肿瘤细胞向肿瘤干细胞转化。如肠癌中分泌的肝生长因子可使非肿瘤干细胞向肿瘤干细胞样表型转化，由低氧微环境所产生的低氧诱导因子可以维持成胶质细胞瘤并促进非干细胞（CD133$^-$）向干细胞样细胞（CD133$^+$）转化。

第二节 肿瘤干细胞学说的局限性

虽然我们对于肿瘤干细胞已经有了初步的了解，但在肿瘤干细胞的研究中仍然有多种阻碍，以肿瘤干细胞的分离鉴定与治疗而言，存在如下几个问题：①虽然已成功分离出了几种类型的肿瘤干细胞，但其分离和鉴定方法尚不完善，分离效率比较低，且肿瘤干细胞的分离鉴定往往仅限于少数几种肿瘤细胞。以前面阐述的两种分离方法为例，运用流式细胞荧光分选技术分离时，虽然能分离出肿瘤干细胞，但是其数量不是很多，不易扩大培养；而采用无血清培养基分选法时，虽然经过几代的培养能够获得较多肿瘤细胞球，但其周期长，且其中会含有非肿瘤干细胞，因而其纯度无法达到研究需要的要求。事实上不仅是肿瘤干细胞，即便是普通的肿瘤细胞，有时都无法提取分离。②多数肿瘤干细胞的特异性表面标志物还不是很清楚，且难以找到特异性的靶点来区分肿瘤干细胞和正常细胞。③肿瘤干细胞的离体研究忽略了肿瘤干细胞与肿瘤组织周围环境的相互影响，而肿瘤组织周围环境对肿瘤干细胞有着重要的调控作用，这种调控机制目前还未了解清楚。肿瘤干细胞的周围环境和普通干细胞的周围环境十分相似，使得肿瘤干细胞有多种方式来逃避治疗，往往导致药物无法运输到肿瘤干细胞所在的位置。④分离出的肿瘤干细胞在体外培养条件下，容易分化成肿瘤细胞。⑤在肿瘤干细胞培养中长期使用蛋白水解酶可能影响细胞表面分子的表达，影响进一步的研究。

目前，以免疫缺陷小鼠为受体的异种移植实验，是检测并定量多种人类肿瘤干细胞最灵敏的方法。然而，由于不能完美模拟人体内的真实环境，这种方法得到的结果有可能是不准确的。其局限性体现在：小鼠寿命较短，无法体现移植细胞在体内的长期效应；免疫缺陷的小鼠体内缺乏对肿瘤细胞的正常免疫监视作用；小鼠的内环境与人类有种间差异，如细胞因子、趋化因子，以及肿瘤脉管系统、肿瘤微环境等，鼠源与人源存在一定差异。此外，存在多种免疫缺陷型小鼠品系，且有多种肿瘤细胞的分离和移植方法，故对肿瘤干细胞的检测和计数采用不同的实验系统与操作，可能得出差异性的结论。最典型的证据来自对黑色素瘤的研究。昆塔纳（Quintana）等在对黑色素瘤细胞的筛查中，未发现在异种移植实验中导致肿瘤的较大的细胞类群。在实验检测的包括 CD71 和 ABCB5 在内的异质表达标记中，均未发现有在致瘤细胞中富集的趋向。而在老鼠体内发生转移的癌细胞，也可非特异地来源于 CD271$^-$ 或 CD271$^+$ 的细胞。另外，很多标记在致瘤性的黑色素瘤细胞中均能进行可逆性表达。这些实验显示，在某些肿瘤中，癌细胞可能表现出均质性而不符合肿瘤干细胞模型。这些肿瘤中的细胞可能只是随机地带有致瘤性。

在研究肿瘤干细胞的同时，对肿瘤细胞本身也不应忽略。有研究表明肿瘤细胞在一定条件下受周围环境的影响可以去分化成肿瘤干细胞以补充消耗的肿瘤干细胞，而这种新生肿瘤干细胞的化疗耐受能力不得而知。肿瘤内部异质性和其周围微环境的复杂性使得肿瘤治疗变得异常困难，那么了解肿瘤内部异质性和其外部环境，以及肿瘤细胞与肿瘤干细胞之间的关系就显得更加遥远和紧迫。在这种成瘤细胞和非成瘤细胞的转换方面，还有一点也值得关注，就是肿瘤转移的问题。目前还没有研究真正证实在异种移植实验中具有成瘤能力的细胞在生理条件下同样具有转移能力，虽然有结果表明某些成瘤细胞在生理条件下有转移能力，但不能确定非成瘤细胞是否也具有这样的能力，而且对于在原位肿瘤中的非成瘤细胞是否可以在转移至新的环境时获得成瘤能力，这个问题目前也没有确切的回答。目前对于肿瘤转移，人们大多关注成瘤细胞和非成瘤细胞本身，即表观遗传学上的差异，但是发生在基因上的不可逆突变也可使细胞具有转移能力，这就又有一个新的问题产生：到底是只有肿瘤干细胞能够通过基因上的改变而获得转移能力，还是非肿瘤干细胞也能通过基因上的改变获得成瘤能力和转移能力？

目前，人们对于肿瘤发生与发展的认识除了肿瘤干细胞模型以外，主要还存在一种与之相对的主流理论，即克隆进化模型。该模型认为肿瘤细胞是经过长期的克隆演变进化而来：肿瘤起源于正常的细胞，这些细胞突变后产生了异常的子代细胞克隆，而这些子代细胞继续突变，如此经过数代的突变累积，最终产生大量遗传变异的癌细胞并促成了肿瘤组织的异质性。近年来，不同实验室的研究结果均对肿瘤干细胞模型提出了质疑，且偏向于支持克隆进化模型。2003 年，研究人员从乳腺癌患者的肿瘤中提取出了他们推测到的乳腺癌干细胞。这些细胞表面上独特的分子（或称为标志物）$CD44^+$就等同于正常乳腺细胞上的标志物。当将这种细胞注射到缺少免疫系统的小鼠体内时，$CD44^+$细胞就能够引发乳腺肿瘤。研究人员还发现具有 $CD24^+$ 标志物的密切相关细胞，被认为是 $CD44^+$ 细胞的后代。2007 年 3 月，Dana-Farber 癌症研究院 Shipitsin 等的研究在分子水平上对"肿瘤干细胞"理论提出了质疑。研究小组通过基因扫描等技术，对人类乳腺癌样本中 $CD44^+$ 与 $CD24^+$ 细胞进行分子以及表型的分析，结果表明这两种细胞在基因表达水平及表观遗传方面并不相同。研究组的发现证实，克隆模型比癌症干细胞理论更接近事实。也就是说，$CD24^+$ 细胞与 $CD44^+$ 细胞非常相似，但是在遗传上并不总是等同，因为如果它们是亲代和后代的关系，那么它们在异常上就应该总是等同的。而且，波亚克（Polyak）还发现 $CD44^+$ 细胞由活化的 TFG-β1 途径驱动，但 $CD24^+$ 则不然。这与肿瘤干细胞理论所解释的 $CD24^+$ 细胞是 $CD44^+$ 细胞的后代的说法相悖，然而这种异质性与克隆进化模型更为相符。由此看来，目前对于特异性肿瘤干细胞的研究还处于初级阶段，根据肿瘤干细胞表面的特异性抗原来区分普通的肿瘤细胞与肿瘤干细胞还存在一定的局限性。

此外，肿瘤干细胞与瘤内非肿瘤干细胞相互转化的相关实验不断表明：肿瘤干细胞与普通肿瘤细胞没有绝对区分，当肿瘤细胞在正常的多功能干细胞微环境中进行体外培养一段时间后，会出现肿瘤恶性表型逆转的现象。

参考文献

1. 周凯旋，艾军，单保恩.肿瘤干细胞研究：一个漫长且不寻常的旅程［A］.第十四届中国科协年会第 17 分会场：环境危害与健康防护研讨会论文集［C］.北京：中国科学技术协会，2012：62-70.

2. BRUCE WR, VAN DER GAAG H. A QUANTITATIVE ASSAY FOR THE NUMBER OF MURINE LYMPHOMA CELLS CAPABLE OF PROLIFERATION IN VIVO［J］. Nature, 1963, 199: 79-80.

3. Hamburger AW, Salmon SE. Primary bioassay of human tumor stem cells［J］. Science, 1977, 197(4302): 461-463.

4. 窦骏.癌干细胞是肿瘤生长和复发的根源［J］.科学通报，2017，62（17）：1806-1814.

5. Bonnet D, Dick JE. Human acute myeloid leukemia is organized as a hierarchy that originates from a primitive hematopoietic cell［J］. Nat Med, 1997, 3(7): 730-737.

6. Reya T, Morrison SJ, Clarke MF, Weissman IL. Stem cells, cancer, and cancer stem cells［J］. Nature, 2001, 414(6859): 105-111.

7. Al-Hajj M, Wicha MS, Benito-Hernandez A, et al. Prospective identification of tumorigenic breast cancer cells［J］. Proc Natl Acad Sci U S A, 2003, 100(7): 3983-3988.

8. 张众，李连宏，王华新，等.间叶干细胞及其肿瘤转化与上皮分化［J］.临床与实验病理学杂志，2011，27（6）：569-573.

9. 宋东颖，王毅，孙岚，等.肿瘤干细胞理论及肿瘤干细胞分离和鉴定研究进展［J］.中国药理学与毒理学杂志，2012，26（5）：674-679.

10. 李聪，徐兵河.肿瘤干细胞临床应用研究进展［J］.中国癌症防治杂志，2021，13（1）：1-6.

11. 张华，李苏宜.CD133 与肿瘤干细胞研究进展［J］.癌症，2010，29（3）：259-264.

12. 马步鹏，陈晓波，吴志宏.肿瘤干细胞的研究进展［J］.转化医学电子杂志，2018，

5（8）：14-18.

13. 赵小芳，王红. Notch 信号通路在结直肠肿瘤干细胞中的作用［J］. 中国当代医药，2015，22（14）：18-20.

14. 陈婷，李金徽，李云凤，等. 参与胃癌干细胞调控的细胞信号传导通路及生物信号分子作用机制研究进展［J］. 山东医药，2021，61（33）：112-115.

15. 戴璐. 炎症环境下 PI3K/AKT 通路对人结直肠癌 SW620^{Lgr5+} CSCs 增殖与凋亡的影响［D］. 银川：宁夏医科大学，2020.

16. Buick RN, Till JE, McCulloch EA. Colony assay for proliferative blast cells circulating in myeloblastic leukaemia［J］. Lancet, 1977, 1(8016): 862-863.

17. Fialkow PJ, Faguet GB, Jacobson RJ, et al. Evidence that essential thrombocythemia is a clonal disorder with origin in a multipotent stem cell［J］. Blood, 1981, 58(5): 916-919.

18. Griffin JD, Löwenberg B. Clonogenic cells in acute myeloblastic leukemia［J］. Blood, 1986, 68(6): 1185-1195.

19. 罗海涛，许瑞安. 肿瘤干细胞的认知历程与研发热点［J］. 生命科学，2009，21（4）：549-555.

20. Krivtsov AV, Twomey D, Feng Z, et al. Transformation from committed progenitor to leukaemia stem cell initiated by MLL-AF9［J］. Nature, 2006, 442(7104): 818-822.

21. Singh SK, Clarke ID, Terasaki M, et al. Identification of a cancer stem cell in human brain tumors［J］. Cancer Res, 2003, 63(18): 5821-5828.

22. Ricci-Vitiani L, Lombardi DG, Pilozzi E, et al. Identification and expansion of human colon-cancer-initiating cells［J］. Nature, 2007, 445(7123): 111-115.

23. Fang D, Nguyen TK, Leishear K, et al. A tumorigenic subpopulation with stem cell properties in melanomas［J］. Cancer Res, 2005, 65(20): 9328-9337.

24. Driessens G, Beck B, Caauwe A, et al. Defining the mode of tumour growth by clonal analysis［J］. Nature, 2012, 488(7412): 527-530.

25. Singh SK, Hawkins C, Clarke ID, et al. Identification of human brain tumour initiating cells［J］. Nature, 2004, 432(7015): 396-401.

26. Chaffer CL, Brueckmann I, Scheel C, et al. Normal and neoplastic nonstem cells can spontaneously convert to a stem-like state［J］. Proc Natl Acad Sci USA, 2011, 108(19): 7950-7955.

27. Liu C, Qiang J, Deng Q, et al. ALDH1A1 Activity in Tumor-Initiating Cells Remodels Myeloid-Derived Suppressor Cells to Promote Breast Cancer Progression［J］. Cancer Res, 2021,

81(23): 5919–5934.

28. 张晓月，张维东.肿瘤干细胞在肿瘤血管生成中的作用［J］.国际肿瘤学杂志，2012，（6）：403–405.

29. Baba T, Convery PA, Matsumura N, et al. Epigenetic regulation of CD133 and tumorigenicity of CD133[+] ovarian cancer cells［J］. Oncogene, 2009, 28(2): 209–218.

30. Vermeulen L, De Sousa E Melo F, van der Heijden M, et al. Wnt activity defines colon cancer stem cells and is regulated by the microenvironment［J］. Nat Cell Biol, 2010, 12(5): 468–476.

31. Heddleston JM, Li Z, McLendon RE, et al. The hypoxic microenvironment maintains glioblastoma stem cells and promotes reprogramming towards a cancer stem cell phenotype［J］. Cell Cycle, 2009, 8(20): 3274–3284.

32. 宋东颖，王毅，孙岚，等.肿瘤干细胞理论及肿瘤干细胞分离和鉴定研究进展［A］.第二届世界天然药物和传统药物药理学学术会议论文摘要［C］.北京：中国药理学会2012：82–87.

33. 郭海啸，栾婷，王海峰，等.肿瘤干细胞在化疗耐药机制中的研究进展［J］.实用医学杂志，2019，35（1）：163–166.

34. Quintana E, Shackleton M, Foster HR, et al. Phenotypic heterogeneity among tumorigenic melanoma cells from patients that is reversible and not hierarchically organized［J］. Cancer Cell, 2010, 18(5): 510–523.

35. 潘有礼，赵成建，赵玉伟.肿瘤干细胞研究进展［J］.中国医药生物技术，2018，13（4）：344–348.

36. Shipitsin M, Campbell LL, Argani P, et al. Molecular definition of breast tumor heterogeneity［J］. Cancer Cell, 2007, 11(3): 259–273.

第十二章

肿瘤胚胎发育学说

第一节　肿瘤胚胎发育学说概述

一、定义

胚胎发育学说认为肿瘤源于胚胎发育某一阶段受阻，即干细胞在胚胎和器官发育某特定阶段分化受阻所致。从胚胎发生至新个体形成的任意阶段，干细胞分化阻滞形成相对应分化等级或成熟程度的肿瘤，停滞越早恶性程度越高，反之则恶性程度越低。

二、研究发展历程

早在 1829 年，法国生物学家罗布斯坦（Lobstein）和雷卡米耶（Recamier）就将肿瘤的生长与胚胎组织的生成进行了比较，首次提出肿瘤胚胎性起源的概念。他们认为肿瘤细胞和胚胎细胞有很多相似之处，肿瘤的发生是由于长期存在于体内的胚胎细胞的异常增殖形成的。1884 年，杜兰特（Durante）也提出类似观点。1854 年，胚胎学家罗伯特·雷马克（Robert Remak）首次提出了这样的理论：癌症与某些良性肿瘤一样，都是由胚胎"休养"或残留物组成的错位的细胞群体引起的。1859 年，鲁道夫·魏尔肖将瘤的形成称为"病理性新形成"，并且认为肿瘤按照调节胚胎发育的同一规律出现；布施（Busch）在关于癌的分子生物学一般概念中指出，肿瘤细胞的形成是由于正常胚胎发育过程被阻遏基因重新激活的结果。

20 世纪后，随着显微技术与分子生物学的发展，人们对肿瘤进行了细致的划分，研究也越来越趋向分子机制，但是对于肿瘤的治疗仍没有较好改观，所以有科学家提出，重新思考肿瘤与胚胎发育的关系或许可以为治疗肿瘤开启新的一页。

1970 年，皮尔斯（Pierce）提出了"肿瘤是一个发育生物学问题"的观点，并在 1983 年和同事利用畸胎瘤、乳腺癌、鳞状细胞癌模型，证明了恶性肿瘤细胞可以分化为良性细胞，认为肿瘤源自发育的某一阶段停滞受阻。威廉姆斯（Williams）等进行了核移植实验，将疱疹病毒诱发的豹蛙肾癌（Lucke's 肾癌）细胞核移植到去核受精卵中，得到了正常发育的蝌蚪，同时研究发现这些小蝌蚪不能养大，在 10 ～ 14 天内就会死亡。这在一定程度上表明，肿瘤细胞具有逆转分化的能力但肿瘤细胞的基因组也存在缺陷。1997 年，第一例体细胞克隆羊 "Dolly" 的诞生无可辩驳地证实了高度分化的体细胞在发育潜能上与受精卵相同，而肿瘤细胞也来自体细胞，其发育潜能同样成为发育学家和肿瘤学家讨论的问题（图 12-1）。

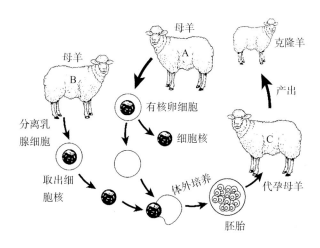

图 12-1　克隆羊的诞生

三、主要内容

（一）肿瘤细胞与受精卵在一定条件下具有互变性

将肿瘤细胞核移植到受精卵胞体中，可以发育为正常个体。如将小鼠黑色素瘤细胞的细胞核取出，注入小鼠卵母细胞，卵子像经受精般开始成长为胚胎。随后，研究员从这个小鼠胚胎取出干细胞，注射入另一些健康的小鼠囊胚，其中某些胚胎发育成健康正常的成年小鼠；同时当受精卵在某种环境下，也可以转化为肿瘤，如将正常 6 天龄小鼠胚胎细胞植入成年小鼠睾丸，可以发展成为畸胎瘤。

（二）肿瘤细胞与胚胎细胞高度相似

1. 胚胎植入与肿瘤形成过程均表达 OTC-4、c-Myc、c-met、c-fms、c-kit、fgf-2、src 等癌基因；在早期胚胎发育和肿瘤形成过程中均存在广泛基因组的去甲基化，而甲基化酶和 DNA 甲基化转移酶的水平均呈现出非常高的状态。

2. 早期胚胎与肿瘤共享生物标志物如甲胎蛋白、癌胚抗原、鳞状细胞抗原、Survivin 蛋白、癌抗原 199、前列腺特异性抗原、组织多肽特异性抗原等；胚胎早期发育过程中产生的一些激素如人绒毛膜促性腺激素（HCG）、促甲状腺激素（TSH）也在特定的肿瘤细胞中大量合成。

3. 肿瘤细胞中特异性酶的活性和其同工酶的谱型都向早期胚胎发育时期靠拢。

4. 肿瘤细胞与胚胎滋养层细胞表面主要组织相容性复合物Ⅰ类分子表达下调或丢失，逃避 T 细胞免疫监视，同时表达非经典的人类白细胞抗原 -G 类分子，逃避 NK 细胞的识别攻击。早期胚胎发育和肿瘤形成均通过刺激抑制因子 IL-4、IL-10 来调整宿主的防御反应导致宿主对异常细胞的免疫耐受，分享着相似的免疫逃逸机制。

5. 肿瘤细胞和胚胎细胞均是处于分化早期的细胞并高速增殖，有丝分裂形式相似，均有独立生存增殖和迁移的能力。

6. 许多调节因子既是细胞恶变的分子机制，也是胚胎发育重要的信号转导通路，胚胎发育与某些肿瘤的发生与发展共享如 Hedge、Notch 等信号传导通路。

7. 血管内皮生长因子在肿瘤组织及子宫内膜的胚胎植入点均有高表达，并诱导血管生成，为肿瘤的侵袭和胚胎植入提供足够的血液供应。胚胎发育过程中在滋养层形成胎盘绒毛血管通过脐带动脉、静脉为胎儿输送营养及排除代谢物；肿瘤细胞增殖过程突破上皮基底膜形成新生血管，血管是肿瘤增殖、转移所必需的。

（三）肿瘤发生是胚胎发育过程中的一种返祖现象

在发育过程中，许多蛋白只有在胚胎时期表达，随着胎儿的出生，逐渐停止合成与分泌。但是在肿瘤状态时，相关表观遗传的修饰会使某些"关闭"的基因重新激活、表达，出现返祖现象，重新合成与分泌这些胚胎期、胎儿期合成分泌的蛋白。正是相关蛋白的表达，肿瘤出现了胚胎时期的某些特点，如血管新生、逃避免疫细胞的攻击，以及无限增殖的特点。

现在，临床上应用胚胎时期特异表达产物作为肿瘤标志物来检测肿瘤，如甲胎蛋白、癌胚抗原、鳞状细胞抗原、Survivin 蛋白、组织多肽特异性抗原、人绒毛膜促性腺激素等。

（四）胚胎发育与肿瘤发生相互关联性

肿瘤发生与胚胎发育二者之间存在着错综复杂的联系和相关性。肿瘤细胞在胚胎微环境中可以失去其恶性表型，而胚胎离开其发育的微环境也可以产生肿瘤，可见胚胎微环境中存在诱导幼稚细胞走向成熟细胞分化的因素。

四、相关实验依据

实验一

玛鲁（Marleau）等将人的急性髓系白血病细胞 KG-1 和人原发性急性髓系白血病细胞注入妊娠期 3.5 天的小鼠囊胚后发现，在异源性嵌合中，无论孕期小鼠（孕 12.5 天）还是成年小鼠均无肿瘤形成。供体细胞分布分析显示，急性髓系白血病细胞在 15 种造血和非造血组织中种植（如卵黄囊、胎肝、外周血、肠道等），并在孕 12.5 天小鼠有人血红蛋白和血型糖蛋白 A 的表达。同样，布林斯特（Brinster）将单个畸胎瘤细胞注入小鼠囊胚后，再将囊胚移植至假孕母鼠子宫内，发现畸胎瘤细胞在小鼠的囊胚内失去恶性表型，正常分化并参与胚胎的发育，最终形成正常的嵌合体小鼠。

李氏（Li）等利用体细胞核移植技术，将鼠的成神经管细胞瘤的细胞核移植到非同系的去核小鼠卵母细胞后进行了体外的胚胎培养和小鼠体内移植。实验表明：这些核移植后的卵母细胞能够发育成 2 细胞期、4 细胞期、8 细胞期、桑椹胚、胚泡，甚至发育成具有典型细胞层次的胚胎、神经纤维丝和神经特异性。蛋白检测及 PCR 技术都证实了成神经管细胞瘤细胞核移植后克隆、发育的细胞具有正常神经细胞的特征，再一次验证了肿瘤细胞能够在外源性因素的作用下发生重排。

这些结果表明胚胎环境存在能够使肿瘤细胞逆转的分子，囊胚的微环境能够恢复肿瘤细胞的正常分化。

实验二

2010 年，王智彪研究团队将人卵巢癌细胞株 HO8910PM 与孕鼠发育中晚期质量良好的囊胚进行共培养，一段时间后检测人卵巢癌细胞凋亡情况并进行细胞侵袭与 Transwell 小室细胞迁移实验。实验发现，随着共培养时间的延长胚胎周围凋亡的肿瘤细胞数量开始增加，且凋亡细胞主要集中在胚胎周围，但是远离胚胎的肿瘤细胞凋亡较少。实验表明，共培养后肿瘤细胞的黏附能力下降、侵袭迁移能力下降。该研究结果表明，囊胚能够附着到肿瘤细胞中，并且导致肿瘤细胞某些表型发生改变。

实验三

威廉姆斯等将由疱疹病毒诱发的豹蛙肾癌细胞核移植到去核受精卵中，成功获得了正常发育的蝌蚪。与此类似的是 2004 年奥契德林格（Hochedlinger）等将小鼠黑色素瘤细胞的细胞核取出，注入小鼠卵母细胞，卵子开始像受精卵一样发育为胚胎，随后，研究员从这个小鼠胚胎中提取出干细胞，注入另一些健康的小鼠囊胚中，其中某些胚胎发育成健康正常的小鼠。这显示来自肿瘤的干细胞能发展成健康正常的细胞，如皮肤色素细胞、免疫细胞和结缔组织。利用肿瘤细胞复制出健康小鼠的实验进一步证明了肿瘤细胞的细胞核及肿瘤干细胞与健康正常的细胞没有结构上的本质差异，机体发育过程本身具有逆转恶性肿瘤的能力。

实验四

特顿斯（Tetens）等对体内和体外培养的牛的植入前囊胚进行了研究，使用了 RT-PCR、核糖核酸酶保护测定和免疫组织化学方法进行了原癌基因 c-fos、c-jun、c-ha-RAS 和 c-Myc 的表达分析。研究使用了第 13 天与第 14 天的植入前胚囊，在这两个阶段的前胚囊中都检测到 c-fos、c-jun 和 c-ha-RAS 转录物以及 c-Fos、c-Jun 和 c-Myc 蛋白的表达。

为了研究滋养层侵袭发生时，肿瘤抑癌基因可能在控制滋养层细胞群扩张中所起的作用，昆贝（Quenby）等分析了在滋养层分化和侵袭的不同阶段肿瘤抑制基因和原癌基因产物的定位。滋养层和蜕膜来自 8 名接受治疗性终止妊娠的妇女，利用免疫组织化学定位 c-Myc、c-erB-2、RB、BCL-2、p21 和 p53 基因的产物，结果发现在植入期胚胎细胞中有大量的原癌基因与抑癌基因的表达与信号传导。

在胎盘形成过程中，滋养层细胞侵入母体子宫组织，其行为学特征与肿瘤侵袭正常组织相同，所以 Kataoka 等采用 RNA 差异显示方法对 ICR 小鼠 8.5～17.5 天的胎盘滋养层细胞与不同侵袭转移潜能的肿瘤细胞进行研究发现，侵袭特性的滋养层细胞表达 6 个已知与 11 个未知的肿瘤转移相关基因的 cDNA 片段。此外，同源盒基因家族（控制发育的主要基因，对细胞发生与器官分化起关键作用，homeobox gene，Hox 基因家族）及热休克蛋白 -27 等可调控囊胚滋养层细胞、肿瘤细胞侵袭及新生血管形成等，参与胚胎植入及肿瘤侵袭转移。

这些研究结果表明，原癌基因、抑癌基因在胚胎发育阶段大量表达，是胚胎植入等生理过程信号通路传导的关键点。根据目前对于癌基因的功能研究，发现癌基因主要对于细胞周期、生长增殖具有重要作用，所以肿瘤细胞在一定程度上具有胚胎细胞的特性。

实验五

胚胎对于母体来说是一种半同种移植物，但是在子宫中，不仅没有表现出被排斥的现象，而且在母体子宫内还发生了增殖与生理状态下的侵袭，所以肿瘤与胚胎具有相似的免疫逃逸机制。

阿塞维多（Acevedo）等在电镜下发现，具有返祖特征的肿瘤细胞表面具有与滋养层细胞相似的膜状分布的异位人绒毛膜促性腺激素（human chorionic gonadotrophin，hCG），特别是高度糖基化的 hCGβ 链的过表达，导致肿瘤细胞呈强的负电荷，进而抑制自然杀伤细胞等免疫细胞的活化，导致肿瘤免疫耐受。

主要组织相容性复合体（major histocompatibility complex，MHC）是一组编码动物主要组织相容性抗原的基因群的统称。人类的 MHC 被称为 HLA（human leukocyte antigen，HLA），即人白细胞抗原。在植入期，绒毛外滋养层细胞以及肿瘤细胞表面 MHC Ⅰ类分子表达降低，避免了 T 细胞的监视。对于滋养层细胞来说，这种表达降低有利于向子宫内膜的植入；对于肿瘤细胞来说，这种降低促进了其逃避免疫监视系统并侵袭周围组织的表型。

HLA-G 由羊膜细胞、红系前体细胞、细胞滋养层等分泌，其主要作用是抑制母体 NK 细胞的功能，以防止 NK 细胞攻击具有抗原性的同种异体的胎儿。随着胎盘 HLA-G 表达的减少，妊娠失败率随之增加。与正常妊娠相比，子痫前期与复发性流产者的胎盘中 HLA-G mRNA 与蛋白表达降低。

同样，在某些肿瘤细胞中表现出 HLA-G 高表达的现象。1998 年，保罗（Paul）等报道了黑色素瘤细胞中 HLA-G 有异常表达，并发现 NK 细胞的功能被抑制，随后，在实体瘤及血液系统肿瘤中陆续发现了 HLA-G 的异常表达。此外，在一些肿瘤患者的血液和腹水中也发现了 HLA-G 的升高。这些肿瘤细胞异常表达的 HLA-G 可产生免疫抑制功能，保护自身以及附近不分泌 HLA-G 的肿瘤细胞。肿瘤细胞表达并分泌 HLA-G。HLA-G 利用其免疫抑制的特性，抑制 NK 细胞和细胞毒性 T 淋巴细胞介导的细胞溶解，从而使肿瘤细胞逃避人体的免疫监视和杀伤。

HLA-G 的表达与肿瘤临床生物学特性具有相关性。结直肠癌中，HLA-G 阳性的肿瘤患者生存期明显缩短。在非小细胞肺癌中，Ⅴ期患者的血清 sHLA-G 水平明显高于Ⅰ、Ⅱ期患者。胃癌患者血中的 sHLA-G 水平也高于正常人，并且 HLA-G 表达与组织学分型和临床分期密切相关，且此类患者生存期明显短于 HLA-G 阴性患者。

除此之外，在肿瘤与胚胎发育过程中，有很多相似的免疫现象，如大量表达转化生长因子 -β、白介素 -10 以及血管内皮细胞生长因子等免疫抑制因子，它们抑制 T 细胞的分化，促进 Th1-Th2 平衡向 Th2 移动，诱导特异性的免疫耐受。

通过上述结果与研究，肿瘤发生发展中某些免疫逃逸机制与胚胎发育中的免疫逃逸相似度很高，而且肿瘤细胞表面相关抗原与早期胚胎细胞中的滋养层细胞存在高度的相似性。所以，从发育生物学角度来看，肿瘤可被视作停滞在某一发育阶段中的组织性

"胚胎"。

实验六

血管生成对肿瘤的持续增长至关重要，而微血管的生成与血液的供应同样是胚胎植入后营养物质获取的关键。肿瘤血管新生与胚胎植入后血管生成存在着相似的调控机制。

肿瘤组织及囊胚植入部位母胎界面均存在大量的血管增生修复因子。血管内皮细胞生长因子（vascular endothelial growth factor，VEGF）在肿瘤组织及植入窗口期母胎界面高表达。通过与酪氨酸激酶受体结合，经 RAS–RAF–MEK–MAPK 信号转导通路刺激内皮细胞增殖，诱导肿瘤及胚胎血管形成。碱性成纤维细胞生长因子（basic fibroblast growth factor，bFGF）通过其受体促进内皮细胞的增生与迁移、脉管的形成及 VEGF 的表达，诱导子宫内膜癌及母胎界面新生血管形成。在绒癌、乳腺癌及卵巢癌、植入期滋养层细胞及子宫内膜中有一氧化氮合成酶表达，催化生成多功能信息分子一氧化氮，可刺激血管内皮细胞增生、增加血管通透性及参与 VEGF 信号转导通路等，改变肿瘤微循环及诱导内膜新生血管形成，与肿瘤的侵袭转移及胚胎植入有关。肿瘤组织中心部位处于乏氧环境，引起 VEGF、血小板衍生生长因子、bFGF 及胰岛素生长因子 –II 等血管增生修复因子表达，降低放疗、化疗的敏感性，上调基质金属蛋白酶（matrix metalloproteinases，MMP）、尿激酶型纤溶酶原激活物（urokinase–plasminogen activator，uPA）及其受体（uPAR）的表达，下调表达基质金属蛋白酶抑制剂，促进肿瘤侵袭转移。胚胎植入早期也存在一个相对低氧的微环境，人体通过相同的机制促进胚胎植入与血管生成。

实验七

肿瘤细胞与胚胎细胞都具有上皮 – 间充质转化（epithelial–mesenchymal transition，EMT）的表型特征。根据 2007 年在波兰举行的"肿瘤的侵袭与转移"国际会议达成的共识，发生 EMT 的特定生物学环境分为 3 种类型。Ⅰ 型 EMT 常见于胚胎发育、器官形成的过程中。如辅助胚胎植入、原肠胚形成过程中，EMT 可以介导上皮细胞转分化为间质细胞，有利于胚胎形成过程中的细胞类型多样化。Ⅱ 型 EMT 与创伤修复、组织再生及器官纤维化密切相关，在此过程中，可促进成纤维细胞增殖，从而重建、修复经创伤或炎症损伤的组织，而在实质性器官（肝、肺或肾）的修复过程中，损伤的细胞往往会被纤维组织替代，造成器官的局部纤维化。Ⅲ 型 EMT 表现为上皮来源的肿瘤细胞发生转分化，形成细胞间连接疏松而易发生细胞迁移和侵袭的间质细胞，侵入局部组织或侵入局部血管或淋巴管（淋巴结），通过血液循环或淋巴循环，发生远处转移。

在肿瘤细胞转移与浸润过程中，会出现 EMT 的逆转，即间充质 – 上皮转化（mesenchymal–epithelial transition，MET）。同样，在胚胎发育中也会出现 MET 现象，并且对于器官的形成具有重要意义。

Faddaoui 等也验证了 MET 是肿瘤细胞增殖的基础，继发性肿瘤起始于间充质样肿瘤细胞的扩散，后经 MET 形成增殖能力更强的上皮样细胞，从而促进转移灶的形成。他们的研究表明抗原受体 LY75 在晚期上皮性卵巢癌（epithelial ovarian cancer，EOC）中过表达，而抑制 LY75 表达可以在具有间充质形态的 EOC 中诱导 MET，降低了其体外迁移和侵袭能力，增强了肿瘤细胞在腹腔内异种移植 EOC 模型中的定植和生长。同样，在胚胎发育中也出现了 MET 现象。胚胎发育过程也是一个动态细胞转化的过程，即上皮样细胞经历短暂的 EMT 产生中胚层，最终通过 MET 分化为上皮组织。此外，MET 也参与到了胚胎以及细胞的重编程中，如表现出间质表型的成纤维细胞必须经历一个反向过程，其特征是从间质表型转变为上皮特征的胚胎干细胞样状态，即人类胚胎干细胞样状态。

实验八

胚胎与肿瘤具有类似的生物学特性。许多研究表明对于胚胎细胞有特异性作用的抗生育药物同时具有不同程度的抗肿瘤作用。例如，米非司酮临床上广泛应用于终止早期、中期妊娠与紧急避孕，研究发现米非司酮可通过促进细胞凋亡、调节细胞周期及各种细胞因子的分泌等发挥抗肿瘤作用，并通过抑制 P- 糖蛋白、多药耐药相关蛋白及葡萄糖基化神经酰胺参与对肿瘤细胞耐药的逆转，对乳腺癌、子宫颈癌、前列腺癌、脑瘤等有治疗作用。甲氨蝶呤能使妊娠时增生活跃的滋养细胞失去胸腺嘧啶的供应而死亡，临床可用于治疗异位妊娠。甲氨蝶呤通过抑制二氢叶酸还原酶使其不能转变为四氢叶酸从而干扰 DNA 合成，抑制肿瘤细胞的增生。

实验九

通常，只有某些胚胎干细胞在胎儿大脑发育过程中能够迅速移动。阿诺德·克雷格斯坦（Arnold Kriegstein）和他的团队观察到，癌细胞能在培养皿中快速移动，在分裂前的 1 小时内，这些癌细胞有时能够移动其自身长度 30 倍的距离。而这些癌细胞来自一种非常难以治疗的脑肿瘤——胶质母细胞瘤。该肿瘤之所以特别难以治愈，部分原因在于扩散速度极快。加利福尼亚大学旧金山分校的发育神经生物学家 Kriegstein 认为，这种行为暗示了癌细胞与干细胞的相似之处，而干细胞在胚胎发育中非常重要，重新激活原本只有在胚胎发育中表达的基因程序，往往是细胞癌变的一部分原因。

实验十

2020 年 10 月 15 日，由新加坡基因组研究所达斯格普塔的研究人员通过 scRNA-seq 测序对来自人类胎儿、肝细胞癌和小鼠肝脏的 212000 个细胞进行了分析，绘制了人类肝脏从发育到疾病的单细胞图谱。他们发现肝细胞癌肿瘤微环境具有明显的胚胎样重编程特征，并在跨物种比较分析中发现小鼠胚胎、胚胎肝脏以及肿瘤巨噬细胞存在显著的相似性。基因调节分析、空间转录组学和体外功能测定都提示了存在一个可以共同驱动胚胎肝脏发育和肝细胞癌免疫抑制的胎 – 瘤重编程系统。

实验十一

马芳等将肿瘤细胞注射到妊娠期小鼠羊膜或腹腔中，并以相同数量的癌细胞注射至成年和新生小鼠的腹腔中，作为荷瘤对照组的阳性对照，同时设立未受癌细胞干扰的胎儿作为阴性对照。实验表明，实验组与阴性对照组的发育指标没有明显差异，主要器官的发育也是正常的。宫内移植癌细胞后，分娩小鼠未发现腹水瘤，并且子代小鼠发育正常，没有肿瘤，但是移植相同数量的癌细胞会导致成年和新生小鼠出现明显的腹水瘤。所以其结果表明，尽管肿瘤细胞的胚胎移植不影响胎儿发育，但胚胎微环境中植入的肿瘤细胞可能会受到显著抑制，难以存活和生长。

实验十二

将不同类型的胎盘与不同物种的恶性肿瘤发生率进行比较发现：胎盘哺乳动物，尤其是具有高侵袭性绒毛膜胎盘的哺乳动物，在所有动物中的恶性肿瘤发生率最高；非胎盘哺乳动物（如单孔目动物）尚未报告转移性实体瘤，这些哺乳动物产卵而不是生育幼崽。非哺乳动物生物体更多依赖基于先天免疫的机制来防御微生物和寄生虫，它们患有与哺乳动物不同的肿瘤。鱼类的肿瘤主要影响血细胞，而实体肿瘤包括在这些物种中罕见的癌和肉瘤，主要是局部侵袭性的，很少发生转移。两栖动物也对癌症发展具有很强的抵抗力，在这些物种中只知道两种类型的肿瘤——Rana pipiens 的肾腺癌和非洲爪蟾的淋巴肉瘤。非哺乳动物生物体中发生癌症转移特征的频率非常低，可能是由于物种特异性的抗癌机制，但它与缺乏胎盘形成密切相关。

胎盘是胚胎发育阶段的一个特殊器官，已经有研究表明，在一些女性的胎盘细胞中存在染色体畸变的现象。剑桥大学相关研究人员通过对来自 37 个胎盘的 86 个活检组织样本和 106 个显微解剖样本进行了全基因组测序，并且与不同器官不同区域采集的样本进行了对比。结果显示，胎盘样本中有很多替换突变，在大部分胎盘主体样本中，替换突变的均值达到 145 个，同时，胎盘样本中还发现了一些其他类型的体细胞突变，包括插入和缺失，以及拷贝数的变化；同一个胎盘的不同样本间的体细胞突变也不太相似，每一部分好像都来源于不同的祖先细胞群。因此，从基因组结构上来说，胎盘不像是一个完整的组织，而是一个拼凑体，与肿瘤类似。

实验十三

在人类发育过程中，许多蛋白质仅在胚胎表达，随胎儿的出生而逐渐停止合成和分泌，但因某种因素的影响，特别是在肿瘤状态时，会使得机体一些"关闭"的基因得以重新激活，出现返祖现象。我们将重新生成和分泌的这些胚胎或胎儿期的蛋白叫作胚胎源性蛋白。这类蛋白虽然与肿瘤组织不一定都具有特定的相关性，但与肿瘤的发生发展存在着内在的联系。目前来看，这些蛋白主要作为肿瘤发生的标志物。如塔塔利诺（Tatarinov）在 1964 年从原发性肝细胞癌患者的血清中发现了甲胎蛋白。1965 年，Gold 等从人结肠癌中分离出一种存在于内胚层细胞分化而来的癌细胞膜上的特异性物质——癌胚抗原。后来，其他一些非肿瘤性疾病中也会出现相应蛋白的表达。这在一定程度上能够说明，肿瘤在基因表达情况上的确存在返祖现象。

以下是常见胚胎源性肿瘤标志物及主要相关肿瘤（表 12-1）。

表 12-1　常见胚胎源性肿瘤标志物及主要相关肿瘤

名称	主要相关肿瘤
甲胎蛋白	肝肿瘤、胚细胞肿瘤等
癌胚抗原	结直肠癌、胰腺肿瘤、肺部肿瘤、乳腺肿瘤等
鳞状细胞抗原	肺部肿瘤、皮肤肿瘤、头颈部肿瘤
Survivin 蛋白	乳腺癌、肺癌等
癌抗原 199	结直肠癌、胰腺癌、卵巢癌
前列腺特异性抗原	前列腺癌
组织多肽特异性抗原	乳腺肿瘤、结肠肿瘤
人绒毛膜促性腺激素	绒毛膜癌、葡萄胎

实验十四

2019 年，中山大学中山眼科中心王智崇团队根据早期胚胎微环境能有效调控肿瘤细胞的生物学行为这一理论，模拟了早期胚胎微环境并进行了脉络膜黑色素瘤相关研究。该研究团队在体外用胚胎干细胞模拟早期胚胎微环境处理脉络膜黑色素瘤细胞，发现肿瘤细胞恶性程度明显降低；同时发现骨髓间充质干细胞及其分化的角膜上皮细胞却没有逆转肿瘤恶性程度的作用；利用胚胎干细胞治疗成瘤小鼠，发现可以减缓肿瘤生长，降低肿瘤恶性表型，提升肿瘤周围正常细胞的增殖能力。研究表明，胚胎微环境具有逆转肿瘤恶性程度的作用。研究还发现，在体内外实验中，均是通过下调肿瘤细胞中 PI3K 信号通路及上调肿瘤细胞周围正常细胞的 PI3K 通路发挥逆转肿瘤恶性程度和抵抗正常细胞衰老的双重作用。

实验十五

在早期的胚胎发育与肿瘤发生发展过程中，存在明显的基因修饰情况，基因组表现出广泛去甲基化与甲基化修饰现象。去甲基化修饰对于启动特异性基因表达与基因组的重编程的起始有重要作用；而甲基化主要作用是使某些基因沉默。在胚胎发育阶段，基因表达的主要任务之一便是细胞不断增殖并逐渐分化，发育成器官与个体。在肿瘤发生发展中，肿瘤也表现出了恶性增殖的表型。

从小鼠配子发生和早期胚胎发育过程中表观遗传信息的动态变化可以看出：① DNA 甲基化水平在雌雄配子发生过程中逐渐增加，但成熟精子的 DNA 甲基化水平要显著高于卵子。②受精后，在主动去甲基化和被动去甲基化双重机制的作用下，DNA 甲基化水平迅速下降，到囊胚时期达到最低。③着床之后，胚胎基因组重新建立 DNA 甲基化。

肿瘤在基因组测序中表现出普遍的抑癌基因甲基化程度增加、癌基因去甲基化程度高的特点。胸腺嘧啶 DNA 糖苷酶是调节 DNA 甲基化的酶，其介导的 DNA 的 5- 甲基胞嘧啶去甲基化同样与恶性肿瘤的发生发展具有密切联系。例如在胰腺癌、食管癌和直肠癌等恶性肿瘤中均可发现胸腺嘧啶 DNA 糖苷酶的异常表达。

除此之外，胚胎与肿瘤在组蛋白修饰、乙酰化修饰等表观遗传修饰中同样存在相似性，或许这种修饰导致了在基因表达情况中二者出现了高度的相似。

实验十六

美国哈佛医学院丹娜 – 法伯肿瘤研究所的康斯坦丁·米提赛德（Constantine Mitsiades）团队通过三维培养类器官和体内肿瘤模型，发现了化疗药物治疗后的肿瘤抗药细胞具有胚胎滞育样的分子特征。他们将肿瘤细胞系和病人来源的癌细胞样品培养为类器官（organoids），并在此类模型中进行药物处理来模拟肿瘤抗药细胞。

研究人员发现，经过不同细胞毒性化疗药物处理后，约 20% 的肿瘤抗药类器官表现出抗药性，并进入休眠状态，暂停生物合成和代谢活动，从而继续生存。他们用病人来源肿瘤异种移植模型进行了验证，发现了类似结果。通过单细胞 RNA 测序发现抗药类器官模型中抗药细胞与病人来源肿瘤异种移植模型肿瘤抗药细胞和临床病人肿瘤抗药细胞的转录表达谱具有高度一致性，表明了 3D 培养的类器官模型是一个可行的临床前肿瘤抗药细胞模型。

后续分析表明将 3D 培养的类器官进行二维培养，发现这些细胞会丢失抗药性，之后通过 DNA barcode 示踪实验发现，抗药性并非由药物筛选或新的二次突变引起。

通过对类器官模型、病人来源肿瘤异种移植模型肿瘤抗药细胞和临床病人肿瘤抗药细胞的转录表达谱分析，他们发现癌细胞对药物处理的这种适应作用是通过抑制 MYC 的活性来实现的。MYC 是正常细胞和癌细胞中生物合成和代谢的主要调节因子。研究人员指出癌细胞使用的这种适应性生存机制类似于动物的胚胎滞育机制。滞育是指某些动物物种处于休眠状态或不利生存条件下会暂停正常的胚胎发育，并且只有在消除压力因素后才会恢复的现象。

由此可见，肿瘤细胞耐药性的产生在一定程度上是肿瘤细胞自身的一种保护机制，而且与胚胎阶段存在高度相似。

第二节　肿瘤胚胎发育学说的局限性

某些肿瘤在胚胎诱导物的作用下，可能会恢复到类似原始组织的形态和功能，表现出恶性特征的逆转，有些肿瘤会停止其浸润行为，但是，不是所有人进行的同类实验都是成功的。如 Ellison 等把肉瘤 180 或用 1，2- 二甲基苯蒽（DMBA）诱发的鸡肉瘤与 3 ～ 5 天鸡胚的脊索或脊髓结合培养，未发现诱导形成软骨或有任何分化象征。大鼠的移植性肾肉瘤与同源的 10 ～ 13 天大鼠背面脊髓用转移滤纸法进行器官培养，有少数培养物（28 次中仅 1 次）形成正常肾小管，但在不加诱导物的对照组中也有肾小管形成的征象。其他如 Walker's 癌肉瘤、肉瘤 180、鸡肉瘤和人肾肉瘤等曾用胚胎提取液加入培养液内进行诱导分化的培养，历时 10 周之久，也没有出现分化现象。当单独一种细胞生长的时候，即使供给另外类型细胞的抽出物也不能分化。

罗桑（Rossant）等的研究表明对于 P10 和 P19 两种胚胎癌细胞，P19 的生长是不能被小鼠囊胚腔环境调节的，这些细胞在囊胚腔内增殖、向外扩展。皮尔斯的实验也表明单个的畸胎瘤细胞 c145、247、402Ax 能在小鼠囊胚腔内获得逆转，但 3 个 402Ax 细胞被部分逆转，5 个 402Ax 细胞则不能；L1210、F9 畸胎瘤几乎不能被逆转；卵黄囊癌 PYS 部分获得逆转。肿瘤细胞之所以能够成活，推测其分子机制是其在囊胚的微环境中恢复了正常的分化程序。但是上述研究表明，不是所有的肿瘤细胞都能够在胚胎环境下逆转为正常细胞，进而形成嵌合体。

李氏（Li）等对小鼠胃发育过程蛋白质和 mRNA 水平全景图进行了测定，确定了胃在胚胎发育过程中的三个不同阶段。他们将蛋白质组学、转录组学的数据结合在一起，检测和验证可能对胃发育有根本影响的可变剪接转录本，通过比较胃发育的蛋白质组学特征与弥漫性胃癌的蛋白质组学特征，发现显著数量的途径调节因子，特别是在弥漫性胃癌中上调或经常突变的转录因子，在胃发育期间也差异表达，证明了胃癌和胃发育之间存在相关性。这说明胃癌的基因表达情况与胃胚胎发育的某一阶段基因表达情况存在相似性。

除此之外，由于伦理因素的限制，对于胚胎的研究只是停留在细胞、动物层面，对于人类胚胎发育的差异性，暂时没有相关研究，只是通过有关生物信息学基因图谱这个角度来分析胚胎与肿瘤的相似性。

目前，肿瘤的胚胎发育学说尚不能完全解释肿瘤"返祖"现象的本质，前人的研究只是停留在胚胎与肿瘤的相似性上，并且没有研究人员找到影响胚胎发育与肿瘤发生发展之间的真正差别。在肿瘤的发育胚胎学说上，科研人员的已有研究并未找到真正能够导致肿瘤细胞进行逆转的因素。

参考文献

1. 钟艳平，李啸然，刘劲松. 肿瘤起源二元论与生命密码［J］. 中华病理学杂志，2020，49（12）：1227-1231.

2. Murray MJ, Lessey BA. Embryo implantation and tumor metastasis: common pathways of invasion and angiogenesis［J］. Semin Reprod Endocrinol, 1999, 17(3): 275-290.

3. 马延磊，秦环龙. 早期胚胎发育与肿瘤发生的相关性研究进展［J］. 世界华人消化杂志，2008，16（12）：1337-1343.

4. 姚开泰. 克隆羊技术在肿瘤研究中的意义［J］. 中国肿瘤，1997，（5）：3-5.

5. 马芳，王智彪. 肿瘤，一个发育生物学问题［J］. 生命科学，2005，（5）：61-66.

6. Marleau AM, Greenwood JD, Wei Q, et al. Chimerism of murine fetal bone marrow by maternal cells occurs in late gestation and persists into adulthood［J］. Lab Invest, 2003, 83(5): 673-681.

7. Brinster RL. The effect of cells transferred into the mouse blastocyst on subsequent development［J］. J Exp Med, 1974, 140(4): 1049-1056.

8. Li L, Connelly MC, Wetmore C, et al. Mouse embryos cloned from brain tumors［J］. Cancer Res, 2003, 63(11): 2733–2736.

9. 马芳，王智彪，胚胎发育与肿瘤形成的研究进展［J］.肿瘤防治研究，2006，（4）：294–296.

10. 丁晓燕，张弘，方廖琼，等．小鼠胚胎对人卵巢癌细胞生物学行为影响的体外研究［J］.生命科学研究，2010，14（6）：471–475.

11. Hochedlinger K, Blelloch R, Brennan C, et al. Reprogramming of a melanoma genome by nuclear transplantation［J］. Genes Dev, 2004, 18(15): 1875–1885.

12. Tetens F, Kliem A, Tscheudschilsuren G, et al. Expression of proto–oncogenes in bovine preimplantation blastocysts［J］. Anat Embryol (Berl), 2000, 201(5): 349–355.

13. Quenby S, Brazeau C, Drakeley A, et al. Oncogene and tumour suppressor gene products during trophoblast differentiation in the first trimester［J］. Mol Hum Reprod, 1998, 4(5): 477–481.

14. Kataoka K, Nakajima A, Takata Y, et al. Screening for genes involved in tissue invasion based on placenta formation and cancer cell lines with low and high metastatic potential［J］. Cancer Lett, 2001, 163(2): 213–219.

15. 李大强，王智彪.胚胎植入与肿瘤侵袭转移的相似性［J］.中国病理生理杂志，2004，20（2）：273–277.

16. Acevedo HF, Hartsock RJ.Metastatic phenotype correlates with high expression of membrane–associated complete beta–human chorionic gonadotropin in vivo［J］. Cancer, 1996, 78(11): 2388–2399.

17. 陈黎，董延生，李敏，等.HLA-G 与肿瘤免疫的相关进展［J］.军事医学，2016，40（8）：691–694.

18. Salazar–Onfray F. Interleukin–10: a cytokine used by tumors to escape immunosurveillance［J］. Med Oncol, 1999, 16(2): 86–94.

19. Folkman J. Tumor angiogenesis: therapeutic implications［J］. N Engl J Med, 1971, 285(21): 1182–1186.

20. Lash GE, Postovit LM, Matthews NE, et al. Oxygen as a regulator of cellular phenotypes in pregnancy and cancer［J］. Can J Physiol Pharmacol, 2002, 80(2): 103–109.

21. Kalluri R, Weinberg RA.The basics of epithelial–mesenchymal transition［J］. J Clin Invest, 2009, 119(6): 1420–1428.

22. 鲍子戊，周海胜.肿瘤细胞的 EMT 与免疫逃逸的研究进展［J］.生命的化学，2017，37（6）：980–985.

23. Faddaoui A, Bachvarova M, Plante M, et al. The mannose receptor LY75 (DEC205/CD205) modulates cellular phenotype and metastatic potential of ovarian cancer cells［J］. Oncotarget, 2016, 7(12): 14125–14142.

24. 王斌，高明霞，沈豪飞，等.间充质－上皮转化在女性生殖系统中的研究进展［J］.国际生殖健康/计划生育杂志，2021，40（1）：44–48.

25. 李立杰，李丽，王树松.抗生育药物的抗肿瘤作用［J］.中国计划生育学杂志，2010，18（11）：700–701.

26. Madhusoodanan J. Elusive cancer cells dissected using developmental–biology toolkit［J］. Nature, 2021, 592(7855): 647–649.

27. Sharma A, Seow J, Dutertre CA, et al. Onco–fetal Reprogramming of Endothelial Cells Drives Immunosuppressive Macrophages in Hepatocellular Carcinoma［J］. Cell, 2020, 183(2): 377–394, e21.

28. 马芳.小鼠宫内移植腹水型恶性肿瘤细胞 H_{22} 和 S_{180} 的实验研究［D］.重庆：重庆医科大学，2006.

29. Kalousek DK, Howard–Peebles PN, Olson SB, et al. Confirmation of CVS mosaicism in term placentae and high frequency of intrauterine growth retardation association with confined placental mosaicism［J］. Prenat Diagn, 1991, 11(10): 743–750.

30. Coorens T, Oliver T, Sanghvi R, et al. Inherent mosaicism and extensive mutation of human placentas［J］. Nature, 2021, 592(7852): 80–85.

31. 殷平，李志强，董德武.癌胚抗原的基础研究进展［J］.牡丹江医学院学报，1995，（2）：151–152.

32. Liu J, Huang Z, ect. Embryonic Stem Cells Modulate the Cancer–Permissive Microenvironment of Human Uveal Melanoma［J］. Theranostics, 2019, 9(16): 4764–4778.

33. 卢绪坤，李元元，颉伟.哺乳动物早期胚胎发育中表观遗传信息的传递和重编程［J］.中国细胞生物学学报，2019，41（5）：822–833.

34. 宋星睿，凌晓婷，赵楚斌，等.DNA胞嘧啶的甲基化与去甲基化进展［J］.分析科学学报，2021，37（4）：473–478.

35. Li X, Zhang C, Gong T, et al. A time–resolved multi–omic atlas of the developing mouse stomach［J］. Nat Commun, 2018, 9(1): 4910.

第十三章

肿瘤——网络分子病

第一节 复杂网络概述

网络是由节点和连接这些节点的边组成。自然界与生产生活中存在的许多复杂系统可以用网络进行描述，这种网络被称为复杂网络（图13-1），如生态系统中以捕食关系形成的食物网、日常生活中的交通网络等。钱学森对复杂网络进行了严格的定义：具有自组织性、自相似性、吸引子、小世界、无标度性质中的部分或全部特性的网络被称为复杂网络。

网络可以根据边的方向性分为有向网络与无向网络。如果将网络中的每一条边赋予相应的数字，表示边的权重，那么该网络便被称为加权网络；如果网络中所有边的权重相等，或者边的权重不被考虑，那么该网络则被称为等权网络或者无权网络。

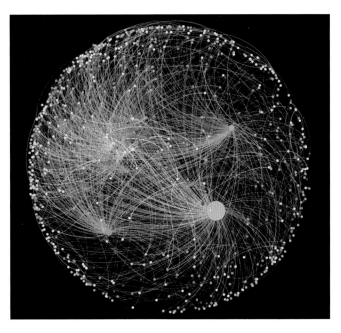

图 13-1 复杂网络模式图

一、复杂网络相关参数

度是指网络中某一个节点 i 与其他节点相连的边的数量，或者说某个节点 i 周围有几个节点与它相连，总边数或者总节点数就叫这个节点 i 的度。在无方向不加权的复杂网络中，一个节点 i 的度越大也就代表这个点在复杂网络中越重要（图 13-2）。但是在有向复杂网络或者加权复杂网络中，有向网络的边存在方向，加权网络中的边有权重，度的表示会更加复杂（图 13-3）。

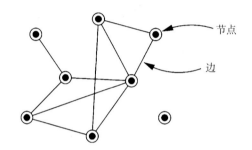

图 13-2　网络中节点与边的示意图

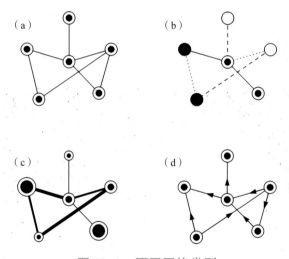

图 13-3　不同网络类型

（a）单一类型节点与边的无方向不加权网络；（b）若干不同类型节点与边的
无方向不加权网络；（c）无方向可变节点加权网络；（d）有方向不加权网络

度的分布特征是复杂网络的重要性质。通过度的概率分布函数可以描述网络中节点的分布情况（图 13-4）。在复杂网络中，任意选取一个节点，其度为 k 的概率就是度的概率分布函数的核心内容。大量研究表明，复杂网络的度分布通常符合幂律分布。也就是说复杂网络呈现出一种严重的异质性：各节点的度数（连接情况）具有严重的不均匀分布的情况，绝大多数节点的度很小，而少数节点的度极大。这些拥有较大度数的点称为中枢节点。中枢节点对无标度复杂网络的运行具有主导的作用。

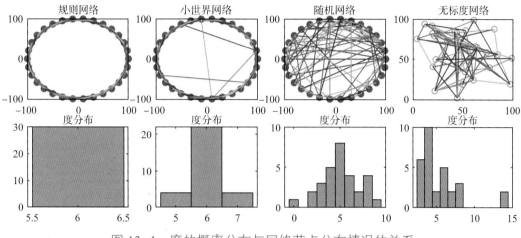

图 13-4　度的概率分布与网络节点分布情况的关系

介数是用来评价在某一个复杂网络中某一节点或者边重要程度的指标。点介数是指网络中所有两点之间最短路径中经过该点的路径数目占所有两点最短路径总数的比例。在复杂网络中，点介数越大，表明该点所承受的信息流量和负载越大。边介数是指网络中所有最短路径中经过该边的路径数目占所有最短路径总数的比例。如果边介数越大，那么该边承载的信息量和负载量也相应增大。

网络平均路径代表网络中任意两个节点 i 和 j 的平均最短距离（即最少边数）。一个网络的平均路径越短，说明这个网络的连通性越好。网络中两个节点 i 和 j 的最短距离 d_{ij} 为连接这两个节点所需要的最少的边的个数，而网络的平均路径长度 L 则为两个节点之间最短距离的平均值。

$$L = \frac{1}{\frac{1}{2}N(N-1)} \sum_{i \neq j} d_{ij}$$

其中 N 为网络节点数，而 N（N-1）/2 代表了总共所要计算的两两节点之间距离的个数，而右边求和的关系式则代表了网络中所有两个节点之间最短距离之和，相除之后得到的即为网络中连接一个节点到另外一个节点的平均最短距离，即平均路径长度。研究表明，对于复杂网络来说，尽管网络规模很大，节点数目非常多，但是平均路径 L 通常比较小。

聚类系数是用于衡量节点聚集程度的统计量。聚类系数反映出整个复杂网络或者网络中某个特定节点的集聚情况。复杂网络通常可以被划分为不同的模块，同一模块内的节点与节点连接很紧密，而模块与模块的连接比较稀疏。模块度是最常用的评价模块划分优劣的指标。它衡量了在特定模块划分下，网络与随机网络的差异。由于随机网络通常不具备社区结构，因此模块度值越高，表明该模块划分的效果越好。（图 13-5，图 13-6）。

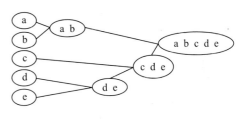

图 13-5 模块划分示意图

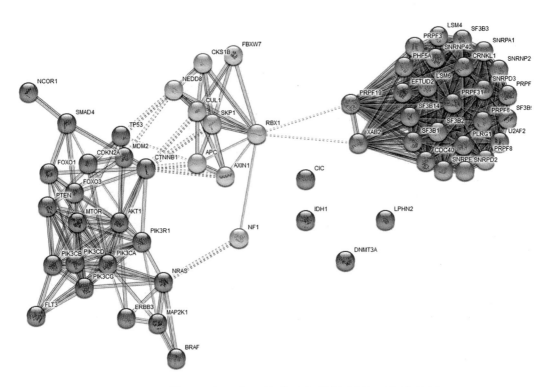

图 13-6 基于蛋白互作网络的功能模块划分及聚类分析

二、复杂网络特性

复杂网络具有小世界、无标度、高聚类（分层模块化）的特性。目前，复杂网络领域主要的研究方向有以下 3 点：①发现在网络结构与功能中起到关键作用的节点。②发现网络中的社团或模块结构，以便对网络节点的组成进行合理的划分。③预测复杂网络中任意节点间存在连接的可能。

（一）小世界性

1998 年，沃茨（Watts）首先提出了小世界网络的概念。小世界网络是指规则网络与随机网络中间的一种网络状态，具有局部的紧密连接和少量的长程连接，即具有大的聚类系数和小的平均路径（图13-7）。

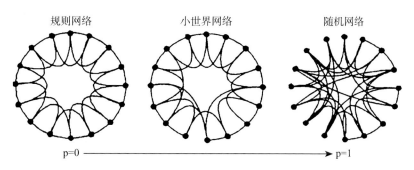

图13-7 小世界网络介于规则网络与随机网络之间

小世界特性在复杂疾病、重大传染病的传播及流行病调查中具有重要意义。通过小世界网络模型研究病毒传播的动力学，可以对流行病进行有效预测和控制。小世界网络的紧密连接会使病毒短时间在某个局部区域进行快速传播；长程连接的激活会表现出弱连接优势的特点，为病毒在不同模块中传播创造了条件。

生物分子网络小世界效应最早在细胞新陈代谢中被发现。一般来说，细胞通过3～4个反应路径即可连接多数代谢物；较短的平均路径表明，局部网络的扰动就能够迅速波及影响到整个网络。因此，具有小世界性质的网络使得生物信息能够在网络的节点之间得到迅速的传播，并且随着新的节点或者新的边的出现，分子网络也会随之改变，生物分子网络就在点与边的消失与重建中动态变化。

（二）无标度、鲁棒性及脆弱性

无标度表现在网络中节点的度概率分布函数满足幂律分布。这意味着网络节点的度值分布是不均匀的，具有明显的重尾现象，可以看出少数节点的度值很大，而多数节点的度值都比较低（图13-8）。

鲁棒性是指网络系统在异常和危险情况下的生存能力。无标度网络中幂律分布特性的存在极大地降低了高度数节点存在的可能性，因此，无标度网络同时显现出针对随机故障的鲁棒性和针对蓄意攻击的脆弱性。这种鲁棒性与脆弱性对网络容错和抗攻击能力有很大影响。复杂网络的无标度特性与网络的鲁棒性具有密切的关系。研究表明，无标度网络具有很强的容错性，但是对基于节点度值的选择性攻击而言，其抗攻击能力相当差，高度数节点的存在极大地削弱了网络的鲁棒性，一个恶意攻击者只需选择攻击网络很少的一部分高度数节点，就能使网络迅速瘫痪，进而网络表现出脆弱性。

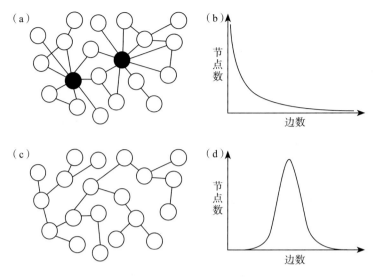

图 13-8 无标度网络及随机网络示意图

（a）为无标度网络，可见到少数点起到核心枢纽作用；（b）为无标度网络符合幂律分布；
（c）为随机网络；（d）为随机网络符合正态分布

鲁棒性表现在当外界环境变化或者内部个体不相容时，分子网络具有一定的承受能力。在生命个体不同的网络中，不同度值的节点的移除对于表型的影响差异很大，当移除网络中多数非关键节点的基因时，对网络几乎没有明显的表型影响，但是当改变少数度值较大的节点，会对整个网络功能造成明显改变，即表现出复杂网络的脆弱性。生物分子网络在抵抗外界变化的同时也会通过改变自身网络结构到达适应外界环境的结果。

（三）高聚类特性

复杂网络中，模块的筛选实际上是基于不同的聚类原则对复杂网络中的节点进行聚类。每一类（或簇）即为网络中的一个模块，其内部的节点具有相同或者相似的属性，或者具有更加紧密的连接；不同类（或簇）为不同的模块，它们各自的节点之间具有不同的性质和特征，或者具有较少的连接（图 13-9）。

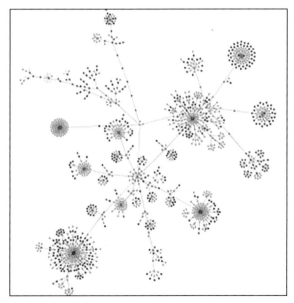

图 13-9 复杂网络呈现出高聚类特性

第二节 生物分子网络及重编程概述

生命体系实际上是一种由不同的生物化学反应通路模块构成的分子网络系统。大量的蛋白质、核酸等生物大分子以及部分生物小分子是构建这些分子网络的主要成员。同时，大量小分子、代谢产物以及影响反应的各种化学环境也是生物网络系统的重要参与者。生物分子网络作为一种描述生物分子间相互作用关系的方式，能够解释生物体生长、发育、衰老和疾病等生命系统的基本过程和规律。生物分子网络的构建，为我们更好地理解生命现象提供了直接有力的帮助。生物分子网络包含独特的一类过程，即生物学通路。生物体内一系列生物化学分子（包括基因、基因产物及化合物等）通过各种生化级联反应来完成某一具体的生物学过程称为生物学通路。生物体内最主要的生物学通路有物质能量代谢通路和信号转导通路。在生物学通路中，节点代表参与生化级联反应的底物、产物或酶，边代表节点之间的相互作用方式或联系，大部分生物学通路网络是有向网络。

生物分子网络除了具有复杂网络小世界、无标度、鲁棒性、脆弱性、高聚类等特性外，还具有生命特有的动态性。生物分子网络不是静态不变的。它的功能和结构会随时间和空间条件的变化而调整。例如，在富氧和缺氧的状态下，葡萄糖的代谢途径并不相同；在应激反应中，生物体针对不同的外界刺激开启不同的信号通路以应对；在受精卵发育成为胚胎的过程中，也表现出基因动态性开放关闭的生理性现象。这种动态性是生命体系的重要特征。

一、主要的生物分子网络

生物分子网络主要有转录调控网络、转录后调控网络、蛋白质互作网络、信号转导通路和代谢通路等不同层面的复杂网络。

（一）转录调控网络

生物在生长发育的过程中，在应对外部环境的反应中，各种相关基因有条不紊的表达对于生物体正常生理功能活动起着至关重要的作用。基因表达调控是指编码蛋白质的mRNA 产生和行使生物学功能的过程调节与控制。基因表达调控可以发生在遗传信息传递的各个水平上，其中转录调控是基因表达调控中最重要的一个环节。转录因子可以结合在基因上游特异的核苷酸序列来调控基因的表达。基因转录调控网络描述了转录因子与其靶基因的关系，可以用有方向的复杂网络来表示。其中，点代表转录因子或者靶基因，边则表示转录因子对靶基因的调控关系，箭头指向靶基因。根据转录因子是促进还是抑制靶基因的表达，调控网络中的边分为正调控和负调控。生命过程就是基于结构基础上的基因功能联系的动态体系。真核细胞转录的动态过程表现了调控因素或调控因子之间有序协调和复杂作用的动态过程。少数几个反式作用因子（主要是可诱导因子和上游因子）互相作用，再与基本转录因子、RNA 聚合酶搭配而有针对性地结合、转录相应的基因。可诱导因子和上游因子常常通过辅激活物或中介子与基本转录因子、RNA 聚合酶结合，但有时也可直接与基本转录因子、RNA 聚合酶结合。这些转录调控原件与转录原件的精准作用可激活或沉默下游靶基因，从而调节相关蛋白的表达，最终使细胞功能结构发生改变。

（二）转录后调控网络

microRNA（miRNA）是真核生物起转录后调控作用的小分子非编码 RNA。miRNA 在干细胞维持、细胞分化、增殖、凋亡、免疫应答等生命活动中发挥着重要的作用。miRNA 可以在转录后和翻译水平上调控多于 30% 的编码基因的表达。miRNA 与靶基因之间不是简单的一对一关系，而是复杂的多对多关系。其中，网络中包括两种类型的节点——miRNA 与靶基因，网络的边代表 miRNA 对靶基因具有调控作用。在转录后调控网络中，miRNA 集合与靶基因集合内部不存在调控关系，miRNA- 靶基因的转录后调控网络是一种典型的二分网络（图 13-10）。

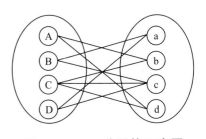

图 13-10　二分网络示意图

RNA 分子本身的成熟，也包括复杂的剪接过程。真核生物转录生成的 RNA 分子是前体 RNA（pre-RNA），也叫初级 RNA 转录物。几乎所有的初级 RNA 转录物都要经过加工才能成为具有功能的成熟 RNA。加工过程主要在细胞核中进行。前体 RNA 在剪接之前会经过 5' 端加上 7- 甲基鸟嘌呤的帽结构，在 3' 端特异位点加上多聚腺苷酸尾的结构，之后前体 RNA 会发生剪接去除内含子。以鸡的卵清蛋白基因生成 mRNA 为例，卵清蛋白的初级转录产物为前体 mRNA，前体 mRNA 经过 3' 端与 5' 端的首、尾修饰进入剪接修饰，在剪接过程中会形成套索 RNA，套索结构中包含内含子，随后套索结构去除，内含子结构也随之清除，最终在细胞质中出现 mRNA（图 3-11）。

对于前体 mRNA，不同空间位置的剪接状态也不同。在不同器官中，相同一段转录出来的 mRNA 经过剪接会有不同的功能作用，或者说前体 mRNA 经过剪接与剪切后可以形成多个 mRNA。这对于理解生命中仅仅使用少量的编码基因便能够指导如此庞大复杂的生命过程具有重要意义。图 13-12 为大鼠降钙素基因转录在不同器官中的可变剪接示意图。

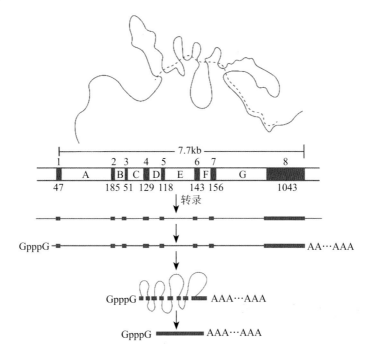

图 13-11　卵清蛋白 mRNA 的生成

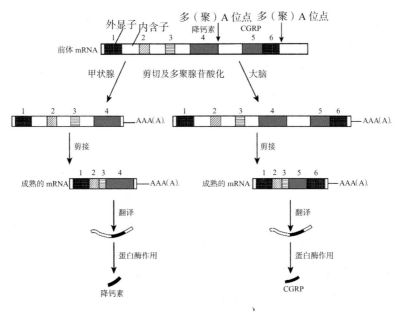

图 13-12　相同的降钙素基因在不同器官中的可变剪接情况

此外，rRNA、tRNA 也具有转录后相关前体经过加工后再执行相关功能的特征。研究还发现，除能够催化剪接功能处理外部一些调控因子外，在这些前体 RNA 内部也存在着催化剪接的功能。对于真核生物来说，一些非编码 RNA（如 snRNA、miRNA、lncRNA 等）除能够调节基因表达外，对于 mRNA 的剪切也具有重要作用。

（三）蛋白互作网络

蛋白质不仅是构成生物体的重要物质，也是行使生物功能的重要生物大分子。蛋白质通过彼此的相互作用构成蛋白互作网络来参与生物信号传递、基因表达调控、能量和物质代谢以及细胞周期调控等生命过程。蛋白质互作网络将蛋白质作为节点，蛋白质间的相互作用关系作为边，将整体蛋白质组连接到一个系统网络当中，是规模最大的生物分子网络，包含数千甚至上万个节点以及维数更多的边。当生命体受到内外环境变化的刺激时，能够看到其对蛋白网络产生的多重影响。最典型的就是，当细胞受到外部刺激时，如高温、紫外线、射线、机械损伤等物理刺激以及酸、氧化剂等化学刺激，小分子热休克蛋白开始显著表达，进而激发一系列信号通路，赋予细胞抵抗应激的一系列表型来调节细胞的生存与死亡。

（四）代谢通路和信号转导通路

代谢通路是指细胞中代谢物在酶的催化下转化为新的代谢物过程中所发生的一系列生物化学反应。代谢网络是指由代谢反应以及其调控机制所构成的描述细胞内代谢和生理过程的网络。生物信号转导是指细胞将某种生物信号转化为其他生物信号最终激活细胞反应的过程。与代谢通路一样，在信号传导的过程中，多个生物学分子在酶作用下按照一定顺序发生一系列生物化学反应，由此得到了信号传导通路。信号传导网络就是指参与信号传导通路的分子和酶以及其间发生的生化反应所构成的网络。

在人体中，细胞外信号转导分子的作用也具有网络调节的特点，如一种信号转导分子的作用会受到其他信号转导分子的影响，发出信号的细胞同时也受到其他细胞信号的调节。细胞外信号转导分子的产生与调控在一定层次维度上形成了复杂网络系统。在这种复杂网络下也使得机体内的信号转导分子具有一定程度的冗余与代偿性。信号转导分子单一的缺失或损伤不会对机体造成严重的损害，人体可以通过其他代偿分子来激活公用的转导信号途径，进而维持细胞的正常功能。

1. MAPK 信号通路　丝裂原活化蛋白激酶（mitogen-activated protein kinase，MAPK）是一种丝氨酸 / 苏氨酸蛋白激酶。MAPK 最早在细胞有丝分裂中被发现。几乎所有的真核生物都会表达 MAPK，并且高度保守。MAPK 是一个家族蛋白的统称，分为四个亚族——ERK、p38、JNK、ERK5。MAPK 家族蛋白调控细胞的生长、分化、应激、炎症反应等多个生理过程。ERK 受到上游的 RAS/RAF 等信号调控来传递相关细胞生长、分化信息。

MAPK 通路的基本组成是一种三级激酶模式，三种激酶依次激活，多级调控，级联放大。MAPK 信号参与调节肿瘤发生发展、免疫相关疾病、分化发育、组织器官再生等生理病理过程。

2. PI3K/Akt 信号通路 PI3K 是具有丝氨酸 / 苏氨酸激酶活性与磷脂酰肌醇激酶活性的蛋白，能够磷酸化其他蛋白如 ERK。PI3K 上游信号通常为生长因子受体等。Akt 为蛋白激酶 B，参与细胞增殖、凋亡等重要的生理活动。Akt 的活化可以通过磷酸化作用激活或者抑制下游一系列底物如凋亡相关蛋白的改变，进而调节细胞的增殖、分化、凋亡以及迁移等表型。此外，Akt 还可以激活一些抑癌基因来抑制细胞增殖，如 TSC1/2。mTOR 是 PI3K 与 Akt 的下游靶点，其活化有利于促进肿瘤的发生与生长。

PI3K/Akt 信号通路是一个依靠磷酸化传导信号的通路，其传递是从细胞膜向着细胞核传导的过程。该信号通路参与细胞的增殖与凋亡、细胞的形变与迁移、干细胞的维持与分化、免疫细胞的活化、肿瘤的发生发展、组织器官的纤维化、个体发育以及组织器官再生等重要的生物生理病理过程。

3. RTK 相关信号通路 受体酪氨酸激酶（receptor tyrosine kinases，RTKs）是一类酶联受体，既能够与配体结合而活化又能够磷酸化某些靶蛋白，包括以下相关受体（表 13-1）。

表 13-1 受体络氨酸激酶受体

中文名字	英文名字（缩写）	配体
表皮生长因子受体	epidermal growth factor receptor（EGFR）	表皮生长因子（EGF）
血小板生长因子受体	platelet-derived growth factor receptor（PDGFR）	血小板生长因子（PDGF）
胰岛素和胰岛素样生长因子受体	insulin and insulin-like growth factor receptor（IGFR）	胰岛素和胰岛素样生长因子（IGF）
血管内皮生长因子受体	vascular endothelial growth factor receptor（VEGFR）	血管内皮生长因子（VEGF）
成纤维细胞生长因子受体	fibroblast growth factor receptor（FGFR）	成纤维细胞生长因子（FGF）
肝细胞生长因子受体	hepatocyte growth factor receptor（HGFR）	肝细胞生长因子（HGF）
神经生长因子受体	nerve growth factor receptor（NGFR）	神经生长因子（NGF）

RTK 在没有与配体结合的时候是单体，当结合配体后形成二聚体，并发生自磷酸

化，活化受体内特定的酪氨酸残基的磷酸化为活化下游蛋白提供了条件。

RTK 激活后，能够激活下游 MAPK 与 PI3K/Akt 信号通路，呈现出多级调控，级联放大，基于磷酸化的信号传导形式。

4. TGF-β 超家族信号通路 TGF-β 信号通路通常被称为 TGF-β/SMAD 信号通路。SMAD 是 TGF-β 信号通路的效应转录因子。TGF-β 超家族中有 TGF-β、BMP 骨形成素、Activin 激活素、AMH 抗米勒管激素以及一些生长因子。

5. Wnt 信号通路（图 13-13） Wnt 分子是一类分泌型糖蛋白，通过自分泌或旁分泌发挥作用。低密度脂蛋白受体相关蛋白（LDL receptor related protein，LRP）与 Frizzled 蛋白家族是 Wnt 分子的受体。Wnt 信号通路是基于磷酸化和蛋白泛素化降解的信号传导形式，能够调节细胞增殖凋亡、干细胞自我更新和分化、肿瘤的发生发展、个体发育以及组织器官的再生。

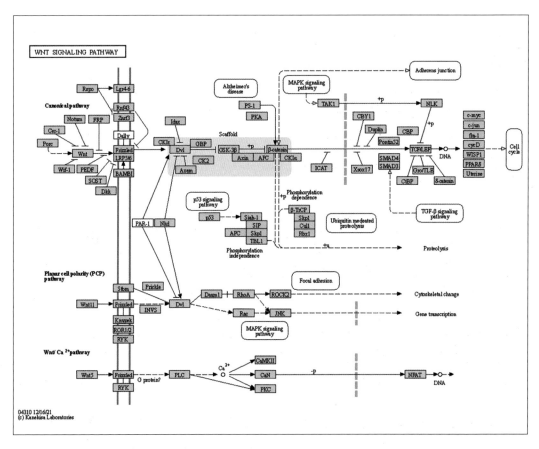

图 13-13　KEGG 富集的 Wnt 信号通路

6. NF-κB 信号通路（图 13-14） NF-κB 是真核细胞内控制细胞增殖和细胞存活的基因调节因子。因此，许多不同类型的肿瘤具有错误调节的 NF-κB。活性 NF-κB

启动基因的表达，使细胞保持增殖并保护细胞免受细胞凋亡导致其死亡。在癌症中，控制 NF-κB 信号传导的蛋白质发生突变或异常表达，导致恶性细胞与生物体之间的协调缺陷。这在转移以及免疫系统对肿瘤的低效根除中都是明显的。

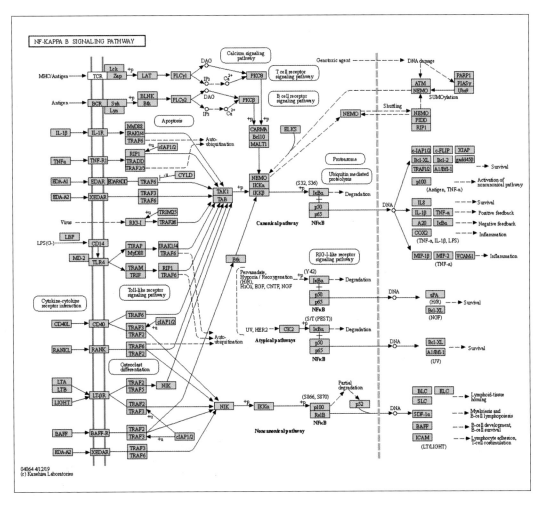

图 13-14　KEGG 富集的 NF-κB 信号通路

此外，还有 Notch 信号通路，调节细胞的增殖与凋亡、干细胞的自我更新和分化以及发育与抑制肿瘤的发生发展（图 13-15）；Hedgehog 信号通路，在胚胎发育、纤毛运动、肿瘤发生等细胞功能中活化，对细胞的增殖与凋亡、干细胞分化具有重要意义（图 13-16）。

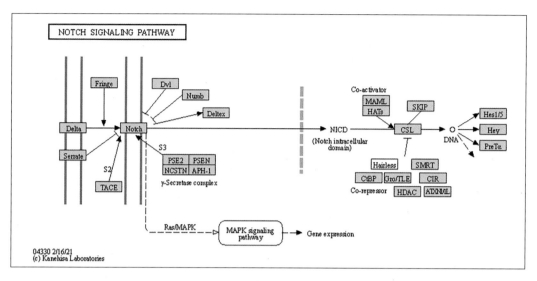

图 13-15　KEGG 富集的 Notch 信号通路

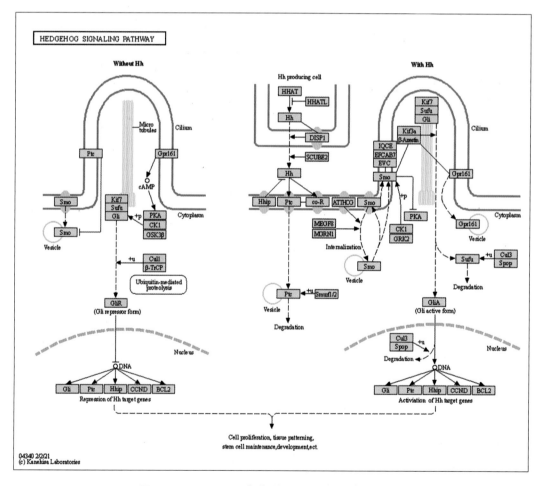

图 13-16　KEGG 富集的 Hedgehog 信号通路

二、生命运行规律的关键——分子网络的时空动态变化

在实际生命系统中，分子网络时刻在不断变化，正是这种变化才使得生物体能够对外界刺激快速做出反应，完成各种复杂的生物学功能。分子网络的时空动态化变化是生命系统运行规律的关键。

所有生物基因的表达都具有严格的规律性，即表现为时间特异性和空间特异性。基因表达的时空特异性是由特异的基因启动子（序列）或（和）调节序列与调节蛋白相互作用决定。

时间特异性是指基因表达按照一定的时间顺序发生。噬菌体、病毒或细菌侵入宿主后，呈现出一定的感染阶段，随着感染阶段的发展、生长环境的变化，这些病原体及宿主的基因表达都有可能发生改变，有些基因开启，有些基因关闭。如霍乱弧菌在感染宿主后，44 种基因表达上调，193 种基因表达受到限制，细菌表现出高传染性的状态。编码甲胎蛋白的基因在胎儿肝细胞中活跃表达，因此，合成大量的甲胎蛋白，在成年后这一基因的表达水平很低，几乎检查不到甲胎蛋白，但是，当肝细胞发生转化形成肝癌细胞后，编码甲胎蛋白的基因又重新激活，大量甲胎蛋白被合成。多细胞生物从受精卵发育成为一个成熟个体，经历多个阶段，在每个发育阶段，都会有不同基因严格按照自己特定的时间顺序开启或关闭，表现为与分化、发育阶段一致的时间性。

在多细胞生物个体某一发育、生长阶段，同一基因产物在不同组织器官表达水平也有可能不同。在个体生长、发育过程中，一种基因产物在个体的不同组织器官中表达，即在个体的不同空间出现，这就是基因表达的空间特异性。如编码胰岛素的基因只在胰岛 β 细胞中表达，进而指导胰岛素的生成；编码胰蛋白酶的基因在胰岛细胞中几乎不表达，而在胰腺腺泡细胞中有较高的表达水平。基因表达伴随时间或阶段顺序出现的这种空间分布差异，实际上是由细胞器官分布所决定的。同一个体内不同器官、组织、细胞的差异性基础是特异基因的表达或者称为差异基因的表达。基因表达种类和强度决定了细胞的分化状态和功能，或者说，在个体内决定细胞类型的不是基因本身，而是基因表达模式。

同种生物的不同个体生活的环境不完全相同，不同基因的功能和性质也不相同，所以不同基因对生物体内、外信号刺激的反应性不同。有些基因在生命过程中持续表达，有些基因的表达则受到环境条件的影响。基因表达调控就是指细胞或生物体在接受内、外环境信号刺激时或适应环境变化的过程中在基因表达水平上做出应答的分子机制，具体来说，包括基因组内基因如何被表达成为有功能的蛋白质或 RNA、在什么时候表达、

在什么组织细胞表达、表达多少等。有些基因产物对生命全过程都是必需的或必不可少的。这类基因在一个生物个体的几乎所有细胞中持续表达，不易受环境条件的影响。这一过程被称为基本表达。这些基因被称为管家基因。管家基因的表达水平受环境因素影响较小，在生物体各个生长阶段的大多数或几乎全部组织中持续表达或变化很小。这些基本基因的表达只受启动子和 RNA 聚合酶等因素的影响而基本不受其他机制的调节。当然这些基本基因表达水平是相对不变的，不是绝对不变的。

与管家基因不同，另一些基因表达很容易受到环境变化的影响，随外环境信号的变化，这类基因的表达水平可以出现升高或者降低的现象。在特定环境信号刺激下，相应基因被激活，基因表达产物增加，那么这种基因表达是可诱导的。可导致基因在一定环境中表达增强的过程被称为诱导。如 DNA 损伤时，修复酶基因就会在细胞体内被激活，使修复酶被诱导从而反应性表达增加。相反，如果基因抑制对环境信号的应答，这种基因称为阻遏基因。例如，当培养基中色氨酸供应充足时，细菌体内与色氨酸合成有关的酶编码基因表达就会被抑制。

在生物体内，一个代谢途径通常是由一系列化学反应组成，需要多种酶的参与；此外，还有许多其他蛋白质参与作用物在细胞内、外区间的转运过程。这些酶及转运蛋白等的编码基因被统一调节，使参与同一代谢途径的所有蛋白（包括酶）分子比例适当，确保代谢途径正常进行。在一定机制的调控下，功能上相关的一组基因，无论其是什么表达方式，均需要协调一致、共同表达，即协同表达。这种调节方式称为协同调节。基因的协调表达体现在生物体生长发育的全过程中。

生物体通过协同调节的方式调节不同基因的表达来适应环境，维持生长和增殖。生物体所处的内、外环境是不断变化的。所有生物的活细胞必须对内、外环境的变化做出适当反应，使生物体更好地适应环境状态的变化。生物体这种适应环境的能力总是与某种或某些蛋白质分子的功能相关联。细胞内某种功能蛋白质分子的有或无、多或少的变化由编码这些蛋白质的基因表达与否、表达水平高低等状况决定。通过一定的程序调控基因的表达，可使生物体表达出合适的蛋白质分子，以此来更好地适应环境、维持其生存。

在多细胞生物，基因表达调控的意义还在于维持细胞分化与个体发育。在多细胞个体生长、发育的不同阶段，细胞中的蛋白质分子种类和含量变化很大，即使在同一生长发育阶段，不同组织器官内蛋白质分子分布也存在很大差异，这些差异是调节细胞表型的关键。高等哺乳动物的细胞分化，各组织、器官的发育都是由一些特定基因控制的。当某种基因缺陷或表达异常时，则会出现相应组织或器官的发育异常。

细胞命运选择是指细胞在发生可识别的形态变化之前，就因受到约束而向特定方向分化，确定其未来的发育命运。细胞命运选择参与整个生命过程。如哺乳动物从单个受精卵开始经过不断增殖与分化，形成了 200 多种不同的细胞类型。这些不同类型的细胞不仅具有不同的形态，还具有特定的功能。细胞产生后，除了增殖和分化的命运选择外，还包含自噬、凋亡、癌变等不同的细胞命运选择。细胞分化的过程其实是分化潜能逐渐变窄的过程，表现为逐渐由全能到单能的功能变化。

正常细胞的分化过程具有高度的稳定性，但是在某些特殊条件下，细胞分化过程具有可塑性，即细胞重编程和跨谱系分化。细胞重编程是指在一定条件下，已分化细胞能够转化为另一种未分化细胞的逆行分化过程。跨谱系分化是指一种已分化的细胞可以转化为另一种类型的分化细胞。目前，通过基因表达扰动、内环境随机扰动以及化学诱导剂，在一定程度上可以发现细胞类型的切换。此外，细胞间交流无论在单细胞生物群落还是多细胞生物的细胞命运选择和组织发育过程中都起着至关重要的作用。在单细胞群落中，细胞间的交流通常是通过细胞分泌和感应可扩散的自诱导物来实现的；在多细胞生物中，细胞可以通过分泌和感知可扩散的信号小分子来和细胞膜表面分子接触实现细胞间交流。一般认为，细胞命运选择其实就是细胞对外界环境信号产生相应反应，从而激活相关信号传导通路，使特定转录因子发挥功能，经基因表达程序进行特异性调控。细胞命运的选择是一个基于多种分子间相互调控的动态过程。如多能性髓系祖细胞通过关键转录因子 GATA1 和 PU.1 相互调控决定分化为髓细胞或红细胞。其实这样的关键因子在生物全基因组中有很多，当外界环境信号发生变化时，就会影响这些基因的表达，驱使细胞做出命运选择。由此来看，细胞就是通过转录因子、基因、相关蛋白以及外界信号共同作用形成一个复杂的分子调控网络来控制自身的命运选择，并且这个选择或者说分化过程并非是一成不变的，当再受到一定的信号刺激时，调控网络发生变化，又会导致细胞发生状态的改变。

20 世纪 40 年代，沃丁顿首次提出了表观遗传景观。它描述的是细胞的命运选择过程就如同一个钢球从山顶沿着景观梯度的斜坡向山谷下落的过程。钢球代表一种细胞类型；它所处的位置的高低代表细胞分化程度；不同的山谷盆地代表不同的细胞类型（图13-17）。沃丁顿将未分化状态视为景观上的局部最大值，分化状态视为景观上的局部最小值。未分化状态下分化标记基因表达量相对较低，而分化状态下至少有一个分化标记基因表达量较高。细胞分化过程只是基因表达水平的不同，使得细胞呈现出不同表型，但是基因本身不会发生改变；另一方面，细胞内基因表达往往受到环境因素的影响，如果这个环境因素干扰足够大，就会改变这种细胞表型，这也就解释了为什么在特殊条件下细胞能够发生重编程和跨谱系分化。

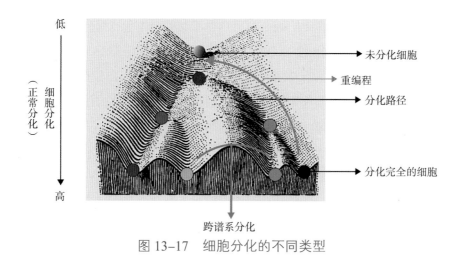

图 13-17　细胞分化的不同类型

目前看来，诱导体细胞重编程的方法主要有体细胞核移植、细胞融合、特定转录因子转染、细胞提取物诱导等。

体细胞核移植是将供体细胞核移入去核卵母细胞中，在卵母细胞质中各种因子的作用下，去分化恢复发育全能性，形成胚胎，移入受体子宫后发育成新个体的过程。1997年，世界首例成体细胞克隆绵羊 Dolly 诞生，证实了高度分化的体细胞有恢复全能性并发育成为新个体的能力。

细胞融合是在自发或人工的诱导下，两个或多个细胞合并成为双核或多核细胞的过程。实验验证在大多数杂交细胞中，分化程度较低的细胞往往占据主导地位。1976 年，米勒（Miller）等首次证明了细胞融合可以使体细胞重编程恢复多能性。他们将小鼠胸腺细胞与胚胎癌细胞杂交，产生的四倍体表达多潜能性细胞标志，将杂交细胞注入裸鼠中可以形成包含 3 个胚层组织的畸胎瘤。

特定转录因子能够诱导重编程。过表达一种或者几种特定的转录因子就可以影响细胞表型及特征。1987 年，戴维斯（Davis）等通过表达 MyoD 将成纤维细胞有效诱导转变为肌细胞，效率为 25% ～ 50%，这是转分化重编程领域的开拓性研究之一。2006 年，Takahashi 和 Yamanaka 的杰出工作是，过表达 Oct3/4、Sox2、Klf4、c-Myc 四种重编程因子使小鼠成纤维细胞逆转为类胚胎干细胞的多能干细胞。在 2012 年，因对"体细胞重编程技术"的研究，二人获得当年的诺贝尔生理学或医学奖。

细胞提取物诱导是近年来新发现的一种体细胞重编程的方法，利用卵母细胞、干细胞或不同类型的细胞提取物，诱导细胞发生重编程，恢复部分全能性或表现出其他细胞类型的典型特征。细胞提取物诱导重编程的机制目前尚未明确，但一定是提取物中的某些因子进入细胞中或者提取物中的某些蛋白刺激体细胞，引起细胞染色体重塑、表观遗传修饰发生改变、基因表达开启与关闭从而使体细胞重编程。汉西斯（Hansis）等用非洲爪蟾卵母细胞与不同时期胚胎轴提取物处理人 239T 细胞时发现，卵母细胞和早期囊胚轴提取物均可使细胞重编程，表达多能性标志基因 Oct4，而晚期囊胚轴提取物无重编程能力，这可能与晚期基因表达发生变化，重编程因子消失有关。同时，其研究还发现重编程能力随着提取物中染色质重塑酶 BRG1 的去除而消失，推测 BRG1 也是一种能够使体细胞发生重编程的重要因子。目前，研究仅发现个别物质对细胞重编程具有重要作用，对于由点及面还需要对于重编程调控网络进行深入研究。

第三节 肿瘤特征及肿瘤细胞内部相关分子网络

肿瘤是一类组织细胞恶性增生的疾病，其形成与细胞的增殖分化密切相关。在正常生理状态下，人体的生长发育、损伤修复、代谢更新也都涉及组织细胞的增生，但是生理状态下的增生是对人体有益的。所以，从宏观来看，肿瘤表现为一种细胞增生失控的恶性病态。是什么原因导致了恶性表型的出现？从肿瘤发现开始，科学家就对肿瘤的病因进行探索，同时也逐渐认识到肿瘤病因十分复杂，各种物理因素、化学因素、生物因素以及生活习惯、精神压力都有可能成为肿瘤发生的病因。科学家也逐渐认识到这些外界因素并不是肿瘤发生的本质原因，这些因素只能说是肿瘤发生的诱因。随着 DNA 的发现与中心法则的提出，人类对于肿瘤的探索也进入了分子生物学时代。从微观来看，肿瘤的发生与基因变化相关，从病毒致癌到抑癌基因、原癌基因的发现，都表明内部相关分子的紊乱是导致肿瘤发生的根本原因。目前，有关肿瘤的研究几乎涵盖了生物学研究的方方面面，如遗传学、病毒学、免疫学、基因组学、蛋白组学、胚胎发育学、干细胞、病理学等领域。

一、肿瘤相关特征

（一）持续增殖信号（sustaining proliferative signaling）

正常组织能精细调节控制生长信号的产生与释放。这些信号能够指导细胞生长和分裂周期，从而保证细胞数量的稳态，维持正常的组织结构和功能。癌细胞通过解除对这些信号的控制，成为自己命运的主宰。激活信号在很大程度上是由结合细胞表面受体的生长因子传递的，通常包含细胞内酪氨酸激酶结构域。后者通过细胞内信号通路级联放大发出信号，调控细胞周期和细胞生长的进程，通常这些信号还会影响其他的细胞生物学特性，如细胞存活和能量代谢。

控制组织中细胞数量与位置的生长因子信号被认为是以一种时间和空间上的调节形式从一个细胞传递到其周围相关细胞。生长因子的生物利用度受细胞周围空间和细胞外基质的影响，受蛋白酶、硫酸酯酶和可能的其他酶的复杂网络的作用所调节。这些酶的释放和激活明显以一种高度特异性和局部化的方式进行。

癌细胞可以通过多种途径获得维持增殖信号的能力。它们可以自己产生生长因子配体，可以通过同源受体的表达做出反应，从而产生自分泌增殖刺激。癌细胞可能会发送信号刺激支持肿瘤间质中的正常细胞释放各种生长因子来为肿瘤不断增殖提供信号。受体信号也可以通过提高肿瘤细胞膜表面的受体蛋白的表达水平，使这些细胞对数量有限的生长因子配体产生超灵敏的反应；此外，促进非配体激活的受体分子的结构改变也会导致同样的结果。

生长因子的独立性也可能来自这些受体下游信号通路组分的组成性激活，从而避免了通过配体介导的受体激活来刺激这些通路的需要。

癌细胞基因组高通量 DNA 测序分析显示人类肿瘤中出现了大量的体细胞突变，其中一些突变能预测由激活的生长因子受体触发的信号通路的组成性激活。40% 的人类黑色素瘤包含激活突变。这些突变能够影响 B-RAF 蛋白的结构，导致通过 RAF 到有丝分裂原活化蛋白激酶途径的组成性信号传导的激活。

同时，抑制增殖信号的反馈调节机制的中断也会造成肿瘤的持续增殖与生长。负反馈回路通常抑制各种类型的信号，从而确保通过细胞内回路的信号通量的内稳态调节，这种反馈机制的缺陷或降低能够增强增殖信号。如 RAS 致癌效应不是由于其转导能力的过度激活，相反，影响 RAS 基因的致癌性突变将会破坏 RAS GTP 酶活性，RAS GTP 酶作为一个内在的反馈机制运行，通常能够确保激活信号的传输是短暂的。类似的负反馈机制在增殖信号回路的多个节点上运行。PTEN 磷酸激酶能够通过降解磷酸肌醇 3- 激酶（phosphoinositide 3-kinase，PI3K）产物 3,4,5- 三磷酸磷脂酰激酶来抑制 PI3K 的功能。PTEN 功能缺失突变放大 PI3K 信号通路并促进肿瘤发生，在人类肿瘤中，PTEN 的表达常因启动子甲基化而丢失。

过度增殖信号可以触发肿瘤细胞衰老。不断增加的致癌基因的表达及其蛋白产物中所显示的信号会相应地增加癌细胞的增殖，从而导致肿瘤的生长（表 13-2）。同时一些研究也发现，肿瘤蛋白如 RAS、MYC 和 RAF 过度升高的信号可以引起细胞的对抗反应，特别是诱导细胞衰老与凋亡（表 13-3）。例如，高水平表达 RAS 癌蛋白的培养细胞可能会进入一种称为衰老的非增殖但有活力的状态；相反，表达这种蛋白水平较低的细胞可以避免衰老和增殖。这些表面上看似矛盾的反应似乎反映了内在的细胞防御机制，该机制旨在消除经历过度水平的某些类型的信号。因此，癌细胞中致癌信号的相对强度可能代表了最大有丝分裂刺激和避免这些抗增殖防御之间的妥协。另外，一些癌细胞可能会通过破坏它们的衰老或凋亡诱导回路来适应高水平的致癌信号。

表13-2　原癌基因编码的蛋白质分类及功能举例

类别	癌基因名称	作用
细胞外生长因子	SIS	PDGF-2
	INT-2	FGF同类物，促进细胞增殖
跨膜生长因子受体	EGFR	EGF受体，促进细胞增殖
	HER2	EGF受体类似物，促进增殖
	FMS	GSF-1受体，促进增殖
	KIT	SCF受体，促进增殖
	TRK	NGF受体
细胞内信号转导因子	SRC、ABL	与受体结合转导信号
	RAF	MAPK通路中重要分子
	RAS	MAPK通路中重要分子
核内转录因子	MYC	促进增殖相关基因表达
	FOS、JUN	促进增殖相关基因表达

表13-3　常见抑癌基因及其编码产物

名称	相关肿瘤	编码产物及功能
TP53	多种肿瘤	转录因子p53、细胞周期负调节、DNA诱发凋亡
RB	视网膜母细胞瘤、骨肉瘤	转录因子p105 RB
PTEN	胶质瘤、膀胱癌、前列腺癌、子宫内膜癌	磷脂类信使的去磷酸化，抑制PI3K-AKT通路
p16	肺癌、乳腺癌、胰腺癌、食管癌、黑色素瘤	p16蛋白，细胞周期检查点负调节
p21	前列腺癌	抑制CDK1/2/3/4/6
APC	结肠癌、胃癌	G蛋白，细胞黏附与信号转导
DCC	结肠癌	细胞黏附因子
NF1	神经纤维瘤	GTP酶激活剂
NF2	神经鞘膜瘤、脑膜瘤	连接膜与细胞骨架的蛋白质
VHL	小细胞肺癌、宫颈癌、肾癌	转录调节蛋白
WT1	肾母细胞瘤	转录因子

（二）逃避生长抑制（escape from growth inhibition）

除了具有诱导和维持积极作用的生长刺激信号的标志性能力，肿瘤细胞还必须绕过强大的负调控细胞增殖的程序，其中许多程序依赖于肿瘤抑制基因的作用。人们已经发现了几十种肿瘤抑制因子，它们以各种方式限制细胞的生长和增殖，这些抑制因子在动物或人类癌症中具有特有的失活特性。通过获得或失去功能的小鼠实验，这些基因中有许多已被证实为抑癌基因。其中典型的抑癌基因编码 RB（视网膜母细胞瘤相关）和 TP53 蛋白，作为两个关键的细胞调节回路中央控制节点，对启动控制细胞增殖或激活衰老和凋亡程序起到重要作用。

RB 蛋白整合了来自细胞外和细胞内不同来源的信号，并作为回应，决定细胞是否应该继续其生长和分裂周期。RB 通路功能缺陷的癌细胞因此失去了细胞周期进程的关键看门人的服务，该看门人的缺失允许持续的细胞增殖。RB 主要转导来源于细胞外的生长抑制信号，而 TP53 则接收细胞内操作系统的应激和异常传感器的输入。如果对基因组的损伤程度过高或者核苷酸库、促生长信号、葡萄糖、氧合水平不够理想，TP53 可以停止进一步的细胞周期进程，直到这些条件被正常化。另外，当这些细胞子系统受到压倒性或不可挽回的损伤时，TP53 可以触发细胞凋亡。

尽管这两种典型的增殖抑制因子 TP53 和 RB 在调节细胞增殖方面具有显著的重要性，但是各种证据表明，它们都是作为一个更大的网络的一部分，而这个网络是连接在一起的，以实现功能冗余。一些实验证明在 RB 与 TP53 基因缺陷的小鼠中，并没有出现肿瘤，组织与细胞也保持正常状态。

密集正常细胞群形成的细胞间接触作用可以进一步抑制细胞增殖，产生融合的细胞单层。重要的是，这种接触抑制在培养的各种类型的癌细胞中都被消除了。这表明接触抑制是一种在体内运行以确保正常组织稳态的机制，这种机制在肿瘤发生过程中被消除。TGF-β 以其抗增殖作用而闻名，但在许多晚期肿瘤中，TGF-β 信号不再抑制细胞增殖，而是激活上皮–间质转化的细胞程序来促进癌细胞远处转移。

（三）抵抗细胞死亡（resisting cell death）

凋亡调控信号通路的阐明，揭示了细胞凋亡是如何在肿瘤发生过程中或作为抗癌治疗的结果，被癌细胞经历的各种生理应激做出的反应而触发。在诱导凋亡应激过程中值得注意的是，致癌基因信号水平升高会导致细胞内部增殖分化信号不平衡以及增殖分化相关的 DNA 损伤。此外，细胞凋亡在那些成功发展为高度恶性肿瘤和对治疗产生耐药性的肿瘤中是减弱的。

凋亡机制由上游调控因子和下游效应因子组成。这些调控因子又被分为 2 个主要回路：一个接收与处理细胞外诱导死亡信号（包括 Fas 配体 /Fas 受体在内的外部凋亡程序），另一个感知和整合细胞内起源的各种信号（即内部程序）。每一个都以激活正常潜伏的细胞凋亡蛋白酶（caspase 8 和 caspase 9）达到高潮，然后开始一个涉及效应蛋白 caspase 的级联蛋白水解。该效应蛋白酶负责细胞凋亡的执行阶段。在这个阶段细胞逐渐被分解，然后通过它的相邻细胞和专业的吞噬细胞被处理。目前，内在的凋亡程序被广泛认为是癌症发病机制的屏障。

肿瘤细胞进化出多种策略来限制或规避细胞凋亡。最常见的是 TP53 肿瘤抑制功能的丧失，这使得细胞凋亡诱导回路中这个关键的损伤传感器消失了。另外，肿瘤可能通过增加抗凋亡调节因子（Bcl-2，Bcl-X$_L$）或生存信号（Igf1/2）的表达，下调促凋亡因子（Bax，Bim，Puma）或短路外源性配体诱导的死亡通路来达到类似的目的。细胞凋亡避免机制的多样性可能反映了癌细胞群在进化到恶性状态时所遇到的细胞凋亡诱导信号的多样性。

自噬能够介导肿瘤细胞的生存与死亡。自噬是一种重要的细胞生理反应，就像细胞凋亡一样，通常在细胞的基础水平层面上很低，但在细胞应激的某些状态下会被强烈诱导，其中最明显的是营养缺乏。例如，在营养缺乏的情况下，核糖体和线粒体的自噬产生的分解代谢物会被循环利用，从而用于生物合成与能量代谢。作为这一程序的一部分，被称为自噬小体的细胞内囊泡包络细胞内细胞器，然后与溶酶体融合，发生降解。在这种情况下，低分子量的代谢物被产生，以支持许多癌细胞在紧张、营养有限的环境中生存。与细胞凋亡一样，自噬同样具有调节成分和效应成分。后者是介导自噬小体形成和传递到溶酶体的蛋白质。研究揭示了调控自噬、凋亡和细胞稳态的调控回路之间的交叉。例如，生存信号刺激 PI3K、AKT 和 mTOR 激酶等信号通路阻断凋亡，同样抑制自噬；当生存信号不足时，PI3K 信号通路被下调，从而诱导自噬或凋亡。这两个程序之间的另一个连接存在于 Beclin-1 蛋白中。遗传学研究表明，Beclin-1 蛋白对诱导自噬是必要的。Beclin-1 是凋亡调节蛋白 BH3 亚家族的成员，其 BH3 结构域允许其与 Bcl-2/Bcl-X$_L$ 蛋白结合。压力传感器耦合 BH3 蛋白可以取代 Beclin-1 与 Bcl-2/Bcl-X$_L$ 的关联，使释放的 Beclin-1 触发自噬，就像它们可以释放促凋亡 Bax 和 Bak 触发细胞凋亡一样。因此，应激转移 BH3 蛋白（如 Bid，Bad，Puma 等）可以根据细胞的生理状态诱导细胞凋亡和 / 或自噬。带有 Beclin-1 等位基因或自噬机制的某些其他成分缺失的小鼠表现出了对癌症增加的易感性。

坏死具有促进炎症和促进肿瘤的潜能。与凋亡不同的是，死亡的细胞会收缩成几乎看不见的尸体，很快就会被邻近的细胞吞噬，坏死细胞会膨胀和爆炸，将其内容物释放到局部组织微环境中。坏死细胞死亡会向周围组织微环境释放促炎症反应信号，而凋亡和自噬则不会。因此，坏死细胞可以招募免疫系统的炎症细胞。免疫炎症细胞可以积极促进肿瘤，这些细胞可以促进血管生成，有助于癌细胞增殖和侵袭。此外，坏死细胞可释放生物活性调节因子，如 IL-1a 可直接刺激邻近活细胞增殖，再次具有促进肿瘤进展的潜力。因此，坏死细胞死亡，虽然表面上有利于平衡癌症相关的增生，但最终可能弊大于利。因此，早期癌变和潜在的侵袭性和转移性肿瘤可能通过耐受一定程度的坏死细胞死亡而获得优势。这样做是为了招募肿瘤促进炎症细胞，将生长刺激因子带入这些生长中的存活细胞。

（四）能够复制永生（enabling replicative immortality）

人们普遍认为癌细胞需要无限的复制潜能才能产生宏观肿瘤。这种能力与体内大多数正常细胞系的细胞行为形成鲜明对比，正常细胞只能进行有限数量的连续细胞"生长—分裂"周期。这种限制与两种不同的增殖障碍有关——衰老（一种典型的不可逆转的进入非增殖但有活力的状态）和死亡（涉及细胞程序化死亡的机制，如凋亡）。因此，当细胞在培养基中繁殖时，重复的细胞分裂周期首先导致诱导衰老，然后，对于那些成功绕过这一障碍的细胞，进入凋亡阶段，在这个阶段中，群体中的绝大多数细胞死亡。在罕见的情况下，细胞从处于凋亡中的群体中"逃脱"，并表现出无限的复制潜力。这种转变被称为永生，大多数已建立的细胞系都具有这种特性，因为它们能够在培养中增殖，而没有衰老或凋亡的迹象，肿瘤细胞也是如此。

有证据表明保护染色体末端的端粒在无限增殖能力中起着核心作用。端粒由多个串联的六核苷酸重复序列组成，在培养的非永生细胞中逐渐缩短，最终失去保护染色体 DNA 末端的能力，进而威胁细胞的生存能力。端粒酶是一种专门的 DNA 聚合酶，在端粒 DNA 末端添加端粒重复片段，在非永生细胞中几乎不存在，但在绝大多数（90%）自发永生细胞中，包括人类癌细胞，都有功能显著的表达。通过延长端粒 DNA，端粒酶能够对抗端粒侵蚀，否则将发生端粒缺失。端粒酶活性的存在，无论是在自发永生的细胞或在细胞工程表达酶的背景下，都与对抗诱导衰老和凋亡的抗性相关；相反，抑制端粒酶的活性会导致端粒缩短，并激活这些细胞增殖障碍。

细胞增殖的两大障碍——衰老和凋亡，已经被合理地解释为重要的抗癌防御机制。这些抗癌防御机制根植于我们的细胞中，被用来阻止肿瘤前期变化和肿瘤细胞的克隆生长。根据这种观点，大多数早期的肿瘤，被这些屏障中的一个或另一个阻止了。能够形成肿瘤的罕见变异细胞的最终长生不老，应归因于它们能够维持端粒 DNA 足够长的长度，以避免引发衰老或凋亡，最常见的是通过上调端粒酶的表达，较少的是通过一种基于重组的端粒维持机制。因此，端粒缩短被认为是一种时钟装置，它决定了正常细胞有限的复制潜能，因此癌细胞必须克服。

由于无法表达显著水平的端粒酶，早期癌细胞的克隆往往在多步肿瘤进展过程中相对较早地经历端粒丢失诱发的危机。因此，通过使用荧光原位杂交技术（FISH），已经在癌前生长中发现了广泛侵蚀的端粒。这也揭示了端与端的染色体融合是端粒失效和危象的信号。这些结果还表明，这些细胞在从完全正常起源的细胞进化过程中，已经通过了大量连续的端粒缩短细胞分裂。因此，一些人类肿瘤的发展可能在它们成功变成肉眼可见的肿瘤生长之前就被端粒诱发的危机中止了。

（五）诱导血管生成（inducing or accessing vasculature）

像正常组织一样，肿瘤需要营养和氧气，需要排出代谢废物和二氧化碳。肿瘤相关的新生血管系统，由血管生成过程产生，可以满足这些需求。在胚胎发生过程中，血管系统的发展包括新的内皮细胞的诞生，组装成血管，以及从现有的血管发芽。在这种形态发生之后，正常的脉管系统基本上是静止的。在成人体内，作为伤口愈合和女性生殖周期等生理过程的一部分，血管生成被开启，但只是短暂的。而在肿瘤进展过程中，"血管生成开关"几乎总是被激活并保持打开状态，导致正常静止的血管系统不断长出新血管，帮助维持肿瘤的扩张生长。

血管生成开关是由诱导或抑制血管生成的相关因子控制的。VEGF-A 基因编码配体在胚胎和出生后的发育过程中，在内皮细胞的稳态生存中，以及在成人的生理和病理情况下参与协调新血管的生长。TSP-1 是血管生成开关的关键平衡因子。它能结合内皮细胞表达的跨膜受体，从而引发抑制信号，对抗促血管生成刺激。VEGF 基因表达可通过缺氧和癌基因信号通路上调。肿瘤内由慢性激活的血管生成和促血管生成信号的不平衡混合作用产生的血管通常是异常的：肿瘤新生血管表现为毛细血管早发、血管分支弯曲和过度、血管扭曲和扩大、血流不稳定、微出血、渗漏、内皮细胞增殖和凋亡水平异常。

一旦血管生成被激活，肿瘤表现出不同的新血管形成模式。有一些肿瘤，如胰腺导管腺癌等高侵袭性肿瘤，血管减少，其间质大部分无血管；而另一些肿瘤，如人类肾和胰腺神经内分泌癌，有高度血管生成，血管呈密集化分布。在肿瘤发展过程中，血管生成开关涉及癌细胞和相关的基质微环境。

（六）激活浸润转移（activating invasion and metastasis）

上皮组织中的癌细胞发展到恶性肿瘤的更高病理级别的现象反映在局部侵袭和远处

转移上，相关的癌细胞通常在其形状以及与其他细胞和细胞外基质的连接上发生改变。最具特征的改变涉及癌细胞 E-cadherin（一种关键的细胞与细胞黏附分子）的丢失。通过与相邻上皮细胞形成黏附连接，E-cadherin 帮助上皮细胞覆盖区域的组装和维持这些区域内细胞的稳定。E-cadherin 表达的增加被证实是一种侵袭和转移的拮抗剂。在人类癌症中，经常观察到 E-cadherin 的下调和偶尔的突变失活，这为其作为这一特征能力的关键抑制因子提供了强有力的支持。

在一些高度侵袭性的癌症中，编码其他一些细胞到细胞、细胞到细胞外基质的黏附分子基因表达明显改变，那些有利于细胞停滞的基因通常被下调。此外，黏附分子通常与胚胎发生和炎症期间的细胞迁移有关，通常被上调。例如，N-cadherin 不仅在许多浸润性癌细胞中上调，还在器官形成过程中的迁移神经元和间充质细胞中表达。

多效转录因子，如 Snail、Slug、Twist 和 Zeb1/2，在胚胎发生过程中协调上皮间充质转化和相关的迁移过程。大多数因子最初是由发育遗传学鉴定的。这些转录调控因子在许多恶性肿瘤类型中以各种组合形式表达，并已经在癌形成的实验模型中被证明对侵袭过程具有重要的因果关系；有些已经被发现在异位过表达时引发转移。发育遗传学的证据表明，胚胎中，从邻近细胞接收到的上下游信号参与触发这些转录因子在那些注定要通过上皮间充质转化的细胞中表达，与此类似，越来越多的证据表明，癌细胞与相邻肿瘤相关基质细胞的异型相互作用可以诱导恶性细胞表型的表达，这些表型被已知的一个或多个转录调控因子所调控。

（七）细胞代谢重编（deregulating cellular metabolism）

肿瘤是一种慢性疾病，表现为不受控制的细胞增殖。这不仅涉及细胞增殖的失控控制，还涉及相应的能量代谢调整，以促进细胞生长和分裂。在有氧条件下，正常细胞处理葡萄糖，在细胞质中通过糖酵解生成丙酮酸，然后在线粒体中生成二氧化碳、内生水和能量；在无氧条件下，有利于糖酵解，相对较少的丙酮酸被分配到耗氧的线粒体。

瓦博格首先观察到癌细胞能量代谢的异常特征：即使在氧气存在的情况下，癌细胞主要利用糖酵解进行能量代谢，从而重编程其葡萄糖代谢。糖酵解的增加使糖酵解中间体转向各种生物合成途径，包括产生核苷和氨基酸的中间体，这反过来又促进了组装新细胞所需的大分子和细胞器的生物合成。此外，类似于瓦博格效应的代谢也存在于许多快速分裂的胚胎组织中，这再次表明它在支持大规模的生物合成计划中发挥了作用，而这是活跃的细胞增殖所必需的。

(八)逃避免疫摧毁（avoiding immune destruction）

长期以来的免疫监视理论认为，细胞和组织一直受到一个始终保持警惕的免疫系统的监控，这种免疫监控负责识别和消除绝大多数的早期癌细胞，阻止这些早期肿瘤细胞形成新生的肿瘤。实体肿瘤的出现在某种程度上说明肿瘤能够躲过免疫系统的监视，或者能够限制免疫杀伤的范围，从而躲过了免疫系统的清除。肿瘤免疫监视功能缺陷的作用可以通过免疫缺陷个体中某些癌症的显著增加得到证实。然而，这类癌症绝大多数是病毒诱发的癌症，这表明这类癌症的控制在很大程度上依赖减少受感染个体的病毒负担，部分是通过消除受病毒感染的细胞。因此，这些观察似乎对免疫系统在限制80%的非病毒病因肿瘤形成中的可能作用没有什么帮助。然而，近年来，来自基因工程小鼠和临床流行病学的越来越多的证据表明至少在某些非病毒诱发的癌症中，免疫系统是肿瘤形成和发展的重要屏障。临床流行病学也日益支持在某些形式的人类癌症中存在抗肿瘤免疫反应。例如，免疫功能亢进的肿瘤患者预后要优于那些杀伤性淋巴细胞不足的患者。

(九)促肿瘤性炎症反应（tumor-promoting inflammation）

从病理学角度来看，一些肿瘤被免疫系统固有和适应性免疫细胞密集浸润，表明肿瘤的发生发展伴随着炎症现象的产生与发展。

炎症可以通过向肿瘤微环境提供生物活性分子，包括维持增殖信号的生长因子、限制细胞死亡的生存因子、促血管生成因子、促进血管生成和侵袭及转移的细胞外基质修饰酶，从而促进其多种能力的形成。诱导信号导致上皮间充质转化和其他促进标志程序的激活。重要的是，在某些情况下，炎症在肿瘤进展的早期阶段是明显的，并且明显能够促进早期肿瘤发展为成熟的癌症。此外，炎症细胞可以释放化学物质，尤其是活性氧，这些化学物质对附近的癌细胞具有积极的致突变作用，加速它们向恶性程度升高的状态遗传进化。

(十)基因组不稳定与突变（genome instability & mutation）

癌症细胞基因组分子遗传学分析的进展表明，肿瘤进展过程中发生了功能改变的突变和持续的基因组不稳定性。比较基因组杂交是一种分析方法，它记录了细胞基因组中基因拷贝数的得失。在许多肿瘤中，基因组杂交所揭示的普遍的基因组畸变为基因组完整性的失控提供了明确的证据。重要的是，特定畸变（包括扩增和缺失）在基因组中特定位点的多次出现表明这些位点可能藏有有利于肿瘤进展的基因。某些突变基因型赋予细胞的亚克隆选择优势，使它们分枝生长并最终在局部组织环境中占主导地位。因此，多步骤肿瘤进展可以描述为一个连续的克隆扩张，每一个都是由偶然获得的突变基因型触发的。因为可遗传的表型（如肿瘤抑制基因的失活），也可以通过表观遗传机制获得（如 DNA 甲基化和组蛋白修饰），一些克隆扩增很可能是影响基因表达调控的非突变变化触发的。

在肿瘤中，DNA 损伤修复系统可以出现各种各样的缺陷，有缺陷的这些分子或基因参与以下生物学过程：①检测 DNA 损伤并激活修复机制。②直接修复受损 DNA。③在突变分子损坏 DNA 之前灭活或拦截它们。从遗传学的角度来看，这些修复基因的行为与肿瘤抑制基因非常相似，在肿瘤进展过程中，它们的功能可能会丧失，这种丧失是通过失活突变或表观遗传抑制实现的。许多这些修复基因的突变拷贝引入小鼠后，导致小鼠肿瘤发病率增加，这些实验支持它们在人类癌症发展中的潜在参与作用。

尽管不同类型的肿瘤基因组改变的细节差异巨大，但人类肿瘤中已经记录的大量基因组维护和修复缺陷以及大量证据表明，基因拷贝数和核苷酸序列普遍不稳定。这说明基因组的不稳定性是绝大多数人类癌细胞所固有的。这反过来又导致了这样的结论，即基因组维护和修复中的缺陷有助于肿瘤的进展。

（十一）解锁表型可塑性（unlocking phenotypic plasticity）

越来越多的证据表明，解锁表型可塑性是癌症发病机制的关键组成部分。这种可塑性有以下表现：首先，来自正常细胞的新生癌细胞原本沿着接近或预计完全分化状态的途径前进，但在途中可能通过去分化回到祖细胞样细胞状态来逆转该过程；其次，起源于祖细胞的肿瘤细胞分化的途径可能会缩短，使扩增的癌细胞维持在部分分化、祖细胞样状态；最后，肿瘤细胞的获得起源于正常细胞的不按预先顺序排列的组织特异性的性状。

分化完全的细胞也不稳定，其基因表达模式也可以发生可逆性变化，又回到其未分化或不完全分化状态，这一过程称为去分化或返祖。结肠癌的发生体现了分化的中断。其中有两种发育转录因子——同源盒蛋白 HOXA5 和 SMAD4。后者参与骨形态发生蛋白信号的传递，在分化的结肠上皮细胞中高度表达，在晚期结肠癌中通常丢失。晚期结肠癌的特征是表达干细胞和祖细胞的标记。

不完全分化祖细胞的调控变化，阻止它们继续进入完全分化的状态，这一过程被称为阻分化或分化阻滞。长期以来，急性早幼粒细胞白血病被证明是由染色体易位引起的，该易位将 PML 位点与编码维甲酸 α 核受体的基因融合。携带这种易位的髓系祖细胞显然不能继续向正常的粒细胞终末状态分化，导致细胞陷入增殖性早幼粒细胞祖细胞阶段。

如果一种类型的分化细胞转变成另一种类型的分化细胞，这一过程被称为转分化。食管复层鳞状上皮的慢性炎症诱导转分化为具有肠道特征的简单柱状上皮，从而促进腺癌的后续发展，而不是预期从鳞状上皮产生的鳞状细胞癌。

（十二）非突变表观遗传重编程（non-mutational epigenetic reprogramming）

基因组（DNA）不稳定性和突变是癌症形成和发病机制的基本组成部分。研究发现了一种明显独立的基因组重编程模式。这种模式涉及基因表达的纯粹表观遗传调节变化，可以被称为非突变表观遗传重编程。基因表达的非突变表观遗传调控的概念当然已被确立为介导胚胎发育、分化和器官发生的核心机制。越来越多的证据表明，肿瘤微环境的异常物理性质可导致表观基因组的广泛变化，导致癌细胞的克隆性生长，增强增殖性扩张的适应性。如缺氧是肿瘤区域的共同特征，由此引发血管化不足、去甲基化酶活性降低，癌细胞恶性表型增加。

微环境介导的表观遗传调控典型例子是上皮间质转化。最近研究表明，上皮间充质转化的主要调节因子 ZEB1 可诱导组蛋白甲基转移酶 SETD1B 的表达，而 SETD1B 又在维持侵袭性上皮间充质转化调节状态的正反馈回路中维持 ZEB1 的表达。

肿瘤内异质性在产生表型多样性方面发挥日益重要的作用。全基因组 DNA 甲基化、组蛋白修饰、染色质可塑性以及 RNA 转录后修饰和翻译，揭示了表观基因组的异质性。

表观基因组的修饰，改变了所有这些细胞类型中的细胞内信号网络。可以设想，多组学分析和药理学扰动将有助于阐明骨髓细胞以及填充肿瘤微环境的其他标志性辅助细胞类型中的重编程表观遗传状态。

（十三）多态微生物组（polymorphic microbiomes）

多态微生物组包括存在于结肠、其他黏膜及其连接器官或肿瘤自身的微生物组。微生物组广泛影响着癌症的标志性能力的获得。肠道微生物组在维持大肠的一部分功能及代谢稳态方面至关重要。肠道微生物的组成是大肠癌的危险因素之一。实体瘤中含有细菌，这一观察结果现已通过复杂的分析技术得到证实。例如，在对 1526 个肿瘤的病理研究中，研究人员发现 7 种类型的肿瘤（骨癌、脑癌、乳腺癌、肺癌、黑色素瘤、卵巢癌和胰腺癌）都具有各自独特的微生物组，而该微生物组主要位于癌细胞和免疫细胞内；同时，在每种肿瘤类型中，可以检测到肿瘤微生物组的变化，并推断其与临床病理学特征相关。这在某种意义上也体现了肿瘤自身的微生物组可能对肿瘤的相关临床特征乃至预后具有一定的相关性。

作为代谢稳态的一部分，肠道微生物组对大肠或结肠摄入和降解营养物质非常重要，结肠中微生态失调可引起一系列疾病。

结肠癌的发病机制受到肠道微生物组的影响，涉及特定的细菌种类。这些细菌可调节结肠肿瘤的发生率和发病机制。微生物群发挥调节作用的机制仍在阐明中，已有两种机制较为明确：第一种机制是结肠上皮突变，其生成的细菌毒素等分子损伤 DNA，破坏基因组完整性；第二种机制涉及丁酸盐诱导衰老的上皮细胞和成纤维细胞，诱发结直肠癌。

肠道微生物群的特定组成成分可系统性调节适应性免疫系统活性，增强免疫检查点阻断，诱发抗肿瘤免疫反应。例如，肠球菌（和其他细菌）的某些菌株表达一种被称为 SagA 的肽聚糖水解酶，可从细菌壁释放黏肽，然后进入全身循环并激活 NOD2 模式受体，反过来可增强 T 细胞应答和检查点免疫治疗的疗效。

肠道微生物群引起进入体循环的免疫调节趋化因子和细胞因子表达，也能够影响癌症发病机制和身体其他器官对治疗的反应。如在肝脏胆管癌发展过程中，肠道微生态失调允许细菌和细菌产物通过门静脉进入和转运到肝脏，在那里肝细胞上表达的 TLR4 被触发，诱导趋化因子 CXCL1 的表达，CXCL1 招募表达 CXCR2 的粒细胞髓样细胞，用于抑制自然杀伤细胞从而逃避免疫监视与清除。

（十四）衰老细胞（senescent cells）

细胞的衰老机制，本身有一定的防癌意义。当细胞经过数次复制分裂后，染色体两端的端粒不断缩短，就会失去增殖分裂能力，进入衰老状态，这一过程被称为复制衰老。此外，一些癌基因的激活，也会导致细胞衰老（被称为癌基因诱导的衰老，OIS），避免其进一步发展成恶性肿瘤。但是，人体中这个衰老防癌的机制并不是十分完善。衰老的细胞虽然一般不能癌变，却还会分泌各种炎性细胞因子、生长因子和蛋白酶，统称衰老相关分泌表型（SASP）。SASP 可以通过重新编程原发和转移性微环境，使其处于更有利于恶性细胞生长的状态，从而促进癌症进展。

HMGA 是一类 DNA 结合蛋白，可以调节基因表达。这类蛋白在多种肿瘤中过表达，与病人预后较差有关，同时它还可以促进衰老。研究人员通过激活癌基因 RAS 诱导了细胞衰老，然后对 HMGA 所结合的 DNA 片段进行测序，发现，在细胞衰老的过程中，HMGA 的靶基因是烟酰胺磷酸核糖转移酶（NAMPT）。在 OIS 细胞中，研究人员也确实发现了 NAMPT 的表达上调，而 NAMPT，正是人体中 NAD^+（对代谢和酶功能很重要的细胞因子）补救合成的一个关键限速酶。衰老细胞中，NAMPT 的上调，与各种促炎症 SASP 表达的上调是同步的，由此可见，正是 NAMPT 促进了衰老细胞分泌各种炎性因子。

二、肿瘤相关特征涉及的复杂分子网络

美国学者伍德等认为，肿瘤发生是癌基因和肿瘤抑制基因突变累积的结果。在分析了 11 例乳腺癌和 11 例结直肠癌标本中 18191 个基因的全部外显子序列后，他们发现：在这 2 种肿瘤中，只有很少一部分基因发生了高频突变，大部分基因的突变率低于5%；对于同一种肿瘤，不同个体间的基因突变亦少有重复。另一位美国学者琼斯分析了 24 例胰腺癌标本中的 20661 个蛋白编码基因，发现大部分基因突变为点突变，分布在 12 条细胞信号通路中。研究认为胰腺肿瘤的发生可归因于基因突变造成的细胞信号通路和生物学过程改变。

肿瘤的发生发展似乎不是相关基因发生遗传改变后的简单的作用叠加的结果，而是一种细胞生长、分化异常的分子网络病。一种肿瘤的发生有多个基因参与，一个基因参与多种肿瘤的发生发展。任何一个基因都不能独立执行功能，而是作为细胞网络中的一个环节，与其他基因相互协调来完成一定的生物学过程。在某条通路中，任何一个基因成分发生突变，都会导致相关通路发生异常，从而影响肿瘤生物学行为改变，故肿瘤的发生与整条信号通路的众多基因相关而不是仅与单个基因有关。肿瘤分子网络的异常程度及复杂性决定了肿瘤的恶性表型和个体差异，也决定了患者的疗效和预后差别。

肿瘤的突变基因不仅数目繁多、功能复杂，而且处在动态的细胞网络中。在细胞中，彼此相互联系的基因或蛋白构成了复杂的细胞网络，包括信号通路、基因调控网络和代谢网络等。生物系统中，任何一个基因都不是独立执行功能的，它们必须与其他基因相互协调，作为细胞网络中的一环协同完成一定的生命过程，从而决定细胞的行为与表型。突变基因在细胞网络中所处的地位不同，即与其他基因的相互作用关系的水平不同，对网络的影响也可能不同，而且不同的网络结构对基因突变的耐受能力也不同。

前文所说的肿瘤的 14 个典型特征，没有一个是单个分子单个通路调控的，无论是在分子层面的基因突变及基因组不稳定，还是在组织层面的免疫逃逸与炎症，都是多个层面的复杂网络共同调控导致的恶性表型的出现。

所以说，恶性肿瘤是一种分子网络病，脱离整体而孤立、片面地强调单个基因的作用是有偏颇的，肿瘤研究要从着重考虑单个癌基因、抑癌基因的作用转向基于系统生物学的网络分析。

第四节　肿瘤与胚胎、干细胞的相关性

一、肿瘤与胚胎的关系

斯皮曼（Speman）和蒙格尔德（Mangold）在两种含有不同色素的蝾螈（具有深色色素的 Triturus taeniatus 和无色素的 Triturus cristatus）胚胎间进行了核移植实验。如果将深色色素蝾螈胚胎早期原肠胚的胚孔背唇（背部边缘带组织）植入到另一个蝾螈胚胎早期原肠胚中腹侧的预定外胚层区，它不仅可以继续发育为背唇结构，还可以诱导周围组织发生原肠运动与胚胎发生，在受体胚胎中除了具有本身的体轴外，在其腹部又形成了一个次级体轴，最终发育成腹部相连的连体胚胎。在此实验中，胚孔背唇具有以下能力：①可以诱导受体胚胎的腹部组织改变原有的发育命运，形成神经管和背部中胚层组织。②将来自供体和受体胚胎的细胞组织在一起，形成一个高度有序的次级胚胎。胚孔背唇被称为组织者。胚孔背唇的这种与其他区域的胚胎细胞相互作用而影响后者的分化途径的能力，被称为诱导。

脊椎动物器官的形成是一系列连续的胚胎诱导的结果，除了初级胚胎诱导外，还有次级胚胎诱导和三级胚胎诱导。一组细胞改变邻近细胞的行为，导致邻近细胞改变其形态、分裂速度或分化，从而实现器官结构上的协同性。

细胞与细胞、细胞与细胞外基质相互作用、相互依存、相互制约，这就是细胞的社会性。细胞的生存、生长、分裂、分化等行为必须在细胞社会中进行。对于细胞来说，细胞通过通讯联系来更好地适应外界环境的变化，并且在胚胎发育的过程中，细胞间的通讯表现得更加明显，出现阶段较早的细胞能够释放一些相关分子来诱导未发生细胞命运决定的细胞进行分化命运的选择，并且借助细胞间的社会性，功能相同、结构相似的细胞聚集在一起，形成器官，更好地执行功能。

在胚胎诱导中，发出信号、产生影响的一部分细胞或组织叫作诱导者。接受信号而进行分化的一部分细胞或组织称为反应细胞或反应组织。

根据诱导双方诱导组织和反应组织相互作用的方式，可把诱导组织的相互作用分为2 种类型，即指导互作与容许互作。

指导互作是指需要诱导细胞发出信号，才能启动反应细胞新基因的表达，没有诱导细胞，反应细胞就不能按照特定方式分化。例如，所有神经管细胞都能对脊索信号起反应，但是只有那些离脊索近的细胞被诱导，其他细胞变为非底板细胞。如果去除胚胎中的脊索，正常情况下发育为底板细胞的细胞就不能分化为底板细胞。如果在神经板侧面再加一个脊索，这个新脊索就能诱导出第二组底板细胞。脊索就是一种指导性激活诱导组织。

容许互作是指反应组织包含所有需要表达的潜力，只是需要允许这些特征表达的环境。例如，许多发育中的组织需要一种致密坚固的底物，这种底物包括纤连蛋白、层粘连蛋白等以便有利于发育的相关因子作用，这些物质不改变产生细胞的类型，只是让其具有表达的能力。

相邻互作经常被蛋白调节。这些蛋白通过短距离扩散来诱导他们相邻细胞的变化。这些蛋白被叫作旁因子或生长分化因子。这些蛋白影响着许多器官的形成与发育，并且在整个动物界器官的形成中使用的几乎是同一套"蛋白工具盒"。这些蛋白主要分为4个主要家族——成纤维细胞生长因子家族、Hedgehog 家族、Wnt 家族以及 TGF-β 家族。通过肿瘤信号通路的研究发现，这些蛋白家族与肿瘤的发生发展密切相关。

二、肿瘤细胞与干细胞的关系

干细胞是一种具有自我更新能力，能够分化出至少一种高分化后代的细胞。成熟组织中也存在干细胞。它们对组织的正常更新代谢、组织受损时补充新生细胞、维持组织细胞的总量有着重要作用，也叫成体干细胞。

在机体的精密调控和生理需求的驱使下，体内干细胞可以保持静止状态，也可以进行分裂。干细胞可以保持在静止状态，不进入分裂期；分裂过后也可以进入休眠期。正在分裂的干细胞有4种发育途径：①以对称分裂方式自我更新或者产生分化子细胞，也可以通过不对称分裂方式产生一个分化子细胞和一个干细胞。②一旦干细胞开始分裂，就会产生大量的定向祖细胞，定向祖细胞会向分化区域迁移，在迁移过程中分化程度不断加深，直到到达一个需要的状态，停止分化而成为一个完全成熟的功能细胞。③通过细胞凋亡程序死亡，不再进一步参与细胞分化和发育。④成熟组织中的干细胞通过转分化成为另一种类型的干细胞。

干细胞存活、增殖及分化的调控机制既受到了外在环境因子的影响，也受到了内部因子的调节。

曾益新院士认为，由组织干细胞恶变产生的细胞可以称为"肿瘤干细胞"，而由普通肿瘤细胞因为基因组不稳定而产生的细胞应该称为"干细胞样肿瘤细胞"。

此外，肿瘤干细胞具有与正常干细胞相似的表面抗原（表 13-4），如 CXCR4、Sca-1、CDl33、α6-integrin、E-kit、e-Met、LIF-R。这些表面抗原将有助于从肿瘤组织中分离肿瘤干细胞。肿瘤干细胞与正常干细胞在一定条件下能够互相转化。如在生殖嵴或者胚胎中植入体内可以诱导形成畸胎瘤，而畸胎瘤细胞注入小鼠囊胚内的细胞团可以形成正常的胚胎。肿瘤干细胞与组织干细胞都可以分为短期增生细胞、分化细胞等。与组织干细胞相似的在于肿瘤细胞具有不对称分裂的特性，从而形成肿瘤复杂的异质性特征。这对于肿瘤耐药性的产生起到重要的推动作用。目前认为肿瘤干细胞是组织干细胞通过多次突变的积累导致的肿瘤特性形成，具有永生化、不断恶性增殖等特点，且更新越快的组织，肿瘤发生的概率越大。这是因为干细胞在增殖过程中由于细胞微环境的作用，内部基因是不稳定的，容易受到各种理化因素的影响。

表 13-4　肿瘤干细胞与正常组织干细胞在某些器官中的表面标志物

器官	正常组织干细胞的表面标志物	肿瘤干细胞表面标志物
造血组织	$CD34^+CD38^-Thy1^-Lin^-$	$CD34^+CD38^-Thy1^-Lin^-$
乳腺	$CD29^{hi}CD24^+Lin^-$	$CD44^+CD24^{-/low}ESA^+Lin^-$
大脑	$CD133^+Lin^-$	$CD133^+$
肺	$Sca1^+CD34^+Lin^-$	$Sca1^+CD34^+Lin^-$
皮肤	$CD34^+CD71^{low}\alpha 6\text{-}integrin^{high}$	$CD20^+$
前列腺	$CD133^+\alpha 2\beta 1^{hi}$	$CD144^+\alpha 2\beta 1^{hi}CD133^+$

与肿瘤干细胞不同的是，组织干细胞能够维持一定的状态。如分布在身体各处的组织细胞，只有当组织受到损伤或者组织自然更新时才会启动组织干细胞的分化过程。这表明，干细胞的分化与停滞一方面受到内部因素的影响；另一方面，环境因素在干细胞分化为功能细胞的过程中起到了重要影响。这里所谓的环境因素，可能是环境的物理因素，如温度、湿度、pH等，也可能是周围细胞损伤或自然凋亡释放的某些信号分子。这些因素通过信号传导来对转录因子进行调控，实现组织干细胞的顺利分化成熟。

然而，肿瘤干细胞的出现却是干细胞在分化成熟过程中受到阻滞，将细胞停留在了分化的某一阶段。我们认为细胞不仅仅存在分裂增殖周期，即细胞有丝分裂、减数分裂过程中的分裂周期；细胞还应该具有分化周期，即细胞从干细胞逐渐向着功能性细胞分化成熟的过程，这个过程要比分裂周期还要复杂，是细胞自主实现命运决定的过程。也正是存在分化周期与分裂周期，生物体才能从受精卵不断分裂分化，形成各种组织、器官，最终形成个体。

第五节 肿瘤细胞的全能性与可塑性

德国病理学家魏尔肖最早提出"细胞来自细胞"的论断。人们开始逐渐认识到人体所有细胞都来源于单个的受精卵细胞。DNA 双螺旋结构以及半保留复制的发现使生物学家认识到遗传物质可以一代又一代稳定相传，在生物体所有细胞中，遗传物质都是相同的。既然遗传物质在受精卵中能够指导生命的发育过程，那么子代细胞与高度分化的体细胞能否重新发育为新的生命个体呢？

1952 年，金（King）利用细胞核移植技术，利用美洲豹蛙的囊胚细胞核成功发育出正常的蝌蚪。1977 年，戈登（Gurdon）将白化蝌蚪的肠上皮细胞作为核供体，通过核移植获得了 30 只白化成体蛙。1997 年，维尔穆特（Wilmut）和同事采用成体母羊的乳腺细胞作为核供体，获得了第一例哺乳动物类体细胞克隆动物——克隆羊"多利"。

细胞分化的实质就是组成机体的不同类型的细胞合成不同的特异性蛋白，也就是说某一种类型的细胞仅有部分特定基因被激活。细胞分化是一个渐变的过程。卵细胞受精后，储存在卵母细胞中的某些 RNA 与蛋白质就会被激活，来启动和调节胚胎发育。这叫作母性调节。随着胚胎发育的进行，胚胎自身合子基因组开始转录、表达，并对发育调控的基因进行精细系统的调节。这叫作合子型调节。

随着发育的进行，这些全能性的胚胎细胞将受到不同因素的影响，向着不同方向分化。胚胎细胞的这种发育状态就叫作细胞命运决定。细胞一旦获得了决定，就意味着这种细胞内部发生了稳定的方向性变化，基因活动模式已经改变。各种细胞的基因被激活或抑制都在获得决定之后循序进行，直至最后分化成为末端分化细胞。能够影响细胞命运的因子可以来自细胞内部，如细胞质的特异成分对基因的作用。1973 年，童第周与牛满江把鲫鱼卵细胞质中的核酸注入金鱼的受精卵中，探究金鱼的性状是否发生变化，结果发现，在发育成长的 320 条幼鱼中，有 106 条由双尾变为了单尾，表现出了鲫鱼的尾鳍性状。这说明：不仅仅是细胞核控制着性状，细胞质中也存在着控制性状的物质；影响细胞命运决定的分子也可以来自胞外，如相邻细胞的诱导作用、激素的调节等。现在，更多的研究认为更重要的决定分子来自发展方向相同的细胞或细胞群。这就是细胞层面的相似相容原理。这是细胞的社会性和交互作用所决定的，对我们认知和操作细胞生物学行为有极其重大的意义。细胞的分化与发育取决于具有开关作用的早期极少数基因在时间和空间点上的选择性表达或者差异性表达，取决于整个基因网络在时间和空间上的紧密联系和配合。

第六节 细胞与程序化控制

对于巨大复杂系统的认知和调控而言，常识告诉我们往往不能用线性思维和数学计算进行表述与理解，如生态系统、生命体系等，在这些系统中要维持系统的稳定性（自稳态）就需要多样性和复杂性的存在。人们试图理解复杂体系提出了各种认知理论，著名的新三论就是代表。

1984 年，美国数学家诺伯特·维纳在《控制论——关于在动物和机器中控制和通讯的科学》中提出了一种全新的自动控制理论。维纳将控制论看作是一门研究机器、生命、社会中控制和通讯的一般规律的科学，是研究动态系统在变化的环境条件下如何保持平衡状态或稳定状态的科学。控制的基础是信息，一切信息传递都是为了控制，进而任何控制都依赖于信息反馈的实现。美国生理学家坎农将稳态的概念与控制论结合，使人们认识到人体内存在众多不同类型的控制系统，从细胞到器官、系统的活动，都依靠自身调节机制作用保持着相对稳定的状态，并且这些调节机制都有负反馈作用。

香农于 1948 年创造性地提出了信息论。信息论将信息的传递作为一种统计现象来考虑，给出了估算通信信道容量的方法。香农在信息的定义中，提出了信息就是信息，既不是物质也不是能量，是用来消除随机不确定性的东西，是确定性的增加，或者信息是熵。信息可以来源于物质，如一段可以自然复制的基因编码，也可以来源于意识，如音乐旋律、故事等。信息的存在依赖物质，但并不依赖任何特定的物质，可以通过不同的载体来传递信息。典型的如热休克蛋白的表达，是受到了外界如高温、物理损伤刺激等恶劣信息的传递。

1932 年，贝塔朗菲在《抗体系统论》中提出了系统论。系统论是研究系统的结构、特点、行为、动态、原则、规律以及系统之间的联系，并对其功能进行数学描述的学科。系统论认为系统整体功能大于部分功能之和。对于开放的系统，系统内部不是一成不变的，通过与外界环境进行物质、能量与信息的交换，系统不断发生动态变化。我们既要认识到系统的稳定性即系统稳态，也要注意系统的动态发展变化。正如生物体内部，正常生理状态下，体内复杂网络的确保持着自我稳定的状态，但是随着个体时间的推移、空间位置及周围环境的改变，内部的稳态也会发生波动，复杂网络也会做出自我调节来适应环境、时间的变化。系统论同时认为机体各个部分都是按照严格的等级组织起来的，具有明显的层次结构，处于不同层次的系统具有不同的功能。人体就是按照生物大分子—细胞器—细胞—组织—器官—系统—人体的层次结构组成的复杂巨系统。系统论认为系统由一定要素组成，这些要素是由更低一层要素组成的子系统，系统本身又是更大系统的组成要素。基于系统论，我们一方面要认识到整体与层次的关系，另一方面也要看到层次与层次之间的相互制约的关系。

系统具有整体性、相关性、结构性3个基本特性。整体性即指整体的功能要远远大于部分功能的简单加和。其中整体性的实现取决于三个方面：组成系统要素的性质；系统内各要素的数量与比例；系统的结构，即要素的空间排列形式。系统的相关性包括内部相关性与外部相关性。内部相关性是指系统内各要素相互联系、相互制约、相互依赖，如果某个要素发生了变化，其他要素也要随之改变，引起系统的变化。这就是中医辨证施治的出发点。外部相关性是指系统内部与外部环境是相互联系、制约和影响的。中医学"天人合一"的思想反映出系统的这种特性。结构性是指系统联系是以结构形式表现的。系统功能是由结构决定的，不同结构有不同功能。结构就是系统内部各要素相互联系、相互作用的方式或者秩序，即系统内部各要素之间的联系与作用方式。系统内部各要素的稳定联系形成了有序结构，这是保持系统整体存在的基本条件。稳定结构是相对的，变化是绝对的，任何系统都要动态地与外界环境进行物质、能量、信息的交流。只有在与外界环境进行交流的同时，保持内部系统的稳定，才能够使机体处于正常的生理状态。当机体受到外界环境信号的刺激，内部系统出现紊乱，一定会导致疾病的出现。肿瘤的发生就是这种紊乱的结果。

香农在信息论中将信息定义为熵。对此基于热力学第二定律，麦克斯韦及薛定谔等人早已从物理学的角度来解释生命的奥秘。熵的本质是体系混乱无序的程度。热力学第二定律认为孤立系统的熵是恒定的，熵只会越来越大，能量越来越不可用，宇宙终将归于热寂。这种热寂不是冰冷，所有能量都在，只是一潭死水，完全平衡没有起伏、全然寂静。薛定谔对生命的有序和活力与悲观的热力学第二定律的关系进行了阐述，并提出了生命靠"负熵"维持。细胞的衰老便是细胞内部细胞器无法从外界环境中获得负熵，最终走向死亡。当个体细胞普遍的衰老出现时，个体也就走向了衰老死亡。

细胞的生命周期就是在遗传物质的指导下，按照一定次序，内部复杂分子网络随时间不断波动、调整、适应，达到适应不同生理阶段的稳态。生物钟是生物体内一种无形的时钟，有以日为周期的生物钟，也有以周、月、年为周期的生物钟。DNA上存在着端点，也就是DNA上分支的交叉连接部位。该端点控制着基因发生变化的时间和顺序，端点一旦被激活，端点指令DNA就会依次解码。如果没有这种控制，基因的表达就会发生紊乱，对于功能的控制以及整个系统就会造成损害。人的发育生长行为的产生，都是染色体上的基因决定的。什么时候停止生长？什么时候产生性欲？什么时候停经？什么时候分娩？这些都是按照生物钟时刻来完成的。肿瘤的发生是细胞时空顺序的紊乱。研究肿瘤这种复杂问题就要用控制论、信息论、系统论、全息论、时间生物学等已有的人类认知复杂系统的强大理论体系加以动态辩证分析。

第七节　肿瘤的本质

泛肿瘤研究认为肿瘤的发生与两方面因素有关：一方面，肿瘤的发生与各种组织细胞代谢修复速率情况有关；另一方面，肿瘤的发生与各种外因作用的方式、强度、时间有关。按照组织学分类，肿瘤来源于四大组织。其中，来源于上皮组织的肿瘤最多见，占80%（上皮组织在人体中所占比重并不大，但起源于上皮组织的肿瘤却占全部恶性肿瘤的80%），结缔组织的肿瘤次之，肌肉组织和神经组织的肿瘤少见，神经组织虽也有肿瘤，但绝大多数是神经胶质细胞瘤及室管膜肿瘤，而神经元发生肿瘤或者癌变的却很少。人体内的细胞都在经历着不断的衰老与更新，正常人每天约有3000亿个更新的细胞，几乎都是血液细胞（86%）与上皮细胞（14%）。据统计，2020年中国癌症新发病例数中前十的癌症分别是：肺癌（815563，24.7%）、结直肠癌（555477，16.8%）、胃癌（478508，14.5%）、乳腺癌（416317，12.6%）、肝癌（140038，4.2%）、食管癌（324422，9.8%）、甲状腺癌（221093，6.7%）、胰腺癌（124994，3.8%）、前列腺癌（115426，3.5%）、宫颈癌（109741，3.3%），这十种癌症的新发癌症人数占总新发癌症人数的78%。2020年，中国癌症死亡人数前十的癌症分别是：肺癌（714699，29.4%）、肝癌（391152，16.1%）、胃癌（373789，15.4%）、食管癌（301135，12.4%）、结直肠癌（286162，11.8%）、胰腺癌（121853，5.0%）、乳腺癌（117174，4.8%）、神经系统癌症、白血病（61694，2.5%）、宫颈癌（59060，2.4%），这十种癌症死亡人数占癌症死亡总人数的83%。我们发现肿瘤的发生率与死亡率较高的部位主要聚集在呼吸系统与消化系统，是人体与外界进行气体与营养交换的器官。这两个位置相关细胞的更新速率也非常快，并且由于能够直接与外界接触，很容易受到外界环境的影响。例如，经常吸烟的人群患肺癌的风险大大提升；空气高度污染地区或者长期接触可吸入化学气体物质的人患呼吸道疾病的概率很高；消化道同样如此，长期饮食不规律、食用刺激性食物、大量饮酒的人群患消化道癌症的风险大大提高。

肿瘤来源于正常细胞且容易出现在更新速度相对较快的上皮组织中。病理学研究发现，肿瘤细胞具有不同的分化程度的组织学特点，根据肿瘤细胞的分化程度可将其分为高分化（Ⅰ级）、中分化（Ⅱ级）、低分化（Ⅲ级）、未分化（Ⅳ级）四个等级。处于高分化的肿瘤分化程度高，其形态学特点与正常组织相差较小，恶性程度较低，生长、转移速度慢；处于低分化或者未分化的肿瘤细胞，与正常细胞差别很大，Ⅳ级甚至可以表现为胚胎性的幼稚组织。研究表明，干细胞在某种环境下，会被诱发为肿瘤。如将体外不经筛选的胚胎干细胞注入动物体后，结果不可避免地产生畸胎瘤。这些现象表明，肿瘤的发生在一定程度上与胚胎细胞增殖分化不顺畅、受干扰、不完全有关，或者说，肿瘤便是某种干细胞停滞在了成熟分化过程中某一阶段，由于细胞的干性明显强于正常细胞，表现出来的是恶性增殖的普遍特征。

如下图，是胚胎各个阶段与发育完全的各个阶段的热休克蛋白、甲胎蛋白、白蛋白的表达情况。我们可以看到，甲胎蛋白的含量在胃的发育阶段中表达量较高，并且在胃发育中期达到一个高峰，在发育完全后，表达下降；而白蛋白，在发育完全后表达量才逐渐上调（图 13-18，图 13-19）。

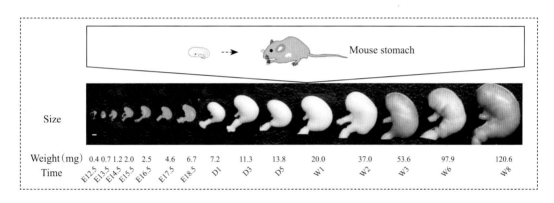

图 13-18　小鼠胃的发育时间历程

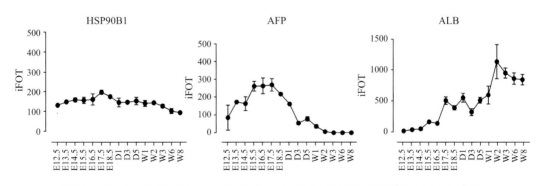

图 13-19　热休克蛋白、甲胎蛋白、白蛋白在不同发育阶段的表达情况

对胃发育阶段的差异表达基因与弥漫型胃癌中差异表达基因进行比较，发现在胃癌中许多的差异基因在器官发育阶段中出现相同的差异表达情况（图 13-20）。

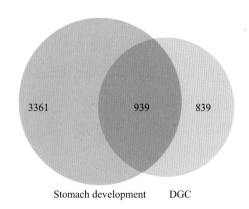

图 13-20　胃发育阶段中差异表达基因与弥漫性胃癌中差异表达的交集情况

很多肿瘤具有正常的基因组，这些肿瘤是否会变成恶性细胞取决于他们的环境，这也是为什么肿瘤的发生部位会呈现出显著的差异性。此外，畸胎瘤也能很好地说明这个问题。畸胎瘤属于一种生殖细胞或干细胞肿瘤。这种肿瘤细胞很像哺乳动物胚泡的内细胞团。如果将畸胎瘤细胞置入小鼠胚泡的内细胞团，它将整合到胚泡，失去恶性，进行正常分裂，其子代细胞将能变成众多胚胎器官的一部分。如果其子代细胞成为生殖系的一部分，那么这个肿瘤细胞形成的精子或卵子就会将肿瘤基因组传递到正常的下一代。

至于为什么肿瘤细胞所处环境能够改变，或者抑制肿瘤的恶性表型，可能是干细胞环境通过旁分泌途径抑制物的分泌而阻止肿瘤的形成。很多肿瘤细胞分泌旁分泌因子 Nodal，这有助于肿瘤细胞增殖并为他们提供血管。如果放置到胚胎干细胞（有分泌 Nodal 的抑制物）的环境中，恶性黑色素瘤就会变成正常的色素细胞。更明显的是，如果将其移植到早期鸡胚胎中，这样的恶性黑色素瘤细胞就会下调 Nodal 的表达，并像正常细胞一样沿神经嵴细胞进行迁移。

本理论认为，在受损组织或者自然更新组织的修复过程中，组织干细胞启动成熟过程，在从组织干细胞向成熟的功能细胞分化过程中，如果内、外界环境或者内部基因表达异常，导致与增殖分化相关的基因启动关闭而发生分子网络紊乱，细胞阻滞在了分化周期的某一阶段，此时细胞保持了增殖干性，就成了肿瘤干细胞。如果阻滞在分化早期，则干性表现较强，肿瘤干细胞大量增殖，形成的肿瘤为恶性肿瘤，容易发生转移，侵袭，复发；如果阻滞在分化晚期，肿瘤细胞接近成熟细胞，这时细胞的干性相对没有那么强，肿瘤干细胞具有一定的功能细胞的形态与功能，形成的肿瘤增殖慢、不易转移，对机体影响较小。

第八节 肿瘤本质理论与胚胎的实验依据

斑马鱼黑色素瘤的研究显示：当黑色素细胞（色素细胞）携带两种在很多癌细胞中发现的突变时，他们就会形成色素结节，而不形成肿瘤；黑色素瘤（黑色素细胞的癌性生长）只有在色素细胞也表达神经嵴前体细胞（在胚胎中能产生黑色素细胞）的标志物时才能发生。

1978 年，萨克斯（Sachs）发现，使白血病细胞分化而不是增殖能控制某些白血病。其中一种白血病——急性早幼粒细胞白血病，是由于体细胞重组而产生一个"新"转录因子所导致。其亚基之一就是视黄酸受体。该受体在没有视黄酸的情况下也能够结合 DNA 的视黄酸结合位点，抑制视黄酸应答基因产生致密的染色质结构。该转录因子在中性粒祖细胞的表达能使细胞向恶性转变。运用全反式视黄酸治疗急性早幼粒细胞白血病能够使 90% 以上的患者病情缓解，因为额外的视黄酸能够使白血病细胞分化为正常的中性粒细胞。

有研究将金箔与同体积的金箔球植入小鼠腹部皮下、表皮或者真皮内，定期观察两组小鼠是否有肿块形成，并对有肿块的小鼠进行组织学检查。实验组小鼠由于其表皮细胞分化过程中信息传递受到金箔片较大面积的阻断，故易诱发肿瘤；而对照组小鼠皮下只有小面积的金箔球，信息不易被完全阻断，因此不会发生肿瘤。这个简单的实验证明：细胞成熟分化受阻，可以形成肿瘤。

拉斯体格（Lustig）等将 19～20 小时的鸡胚原条或 7～9 天鸡胚的中肾与小鼠乳瘤、肉瘤 –180 接触并放在琼脂固体培基上进行器官培养。在 3～10 天的培养过程中，对照组（不加胚胎器官的肿瘤组织单独培养）出现去分化现象，瘤组织块只存活数天然后退化死亡。实验组（肿瘤组织与鸡胚原条接触培养）肿瘤细胞的转移被抑制，细胞被诱导形成具有基膜的管状结构，并在管腔中出现 PAS 阳性物质。这些肿瘤与 7～9 天鸡胚的中肾接触培养，肿瘤细胞的有丝分裂活跃，且有肿瘤细胞转移到胚胎组织中。若用卵黄膜把肿瘤细胞与胚胎组织隔开，仍可观察到诱导物对细胞形态发生的作用（证明信息传递是小分子物质）。如果把乳腺癌组织或肉瘤 –180 与鸡胚器官共同培养之后再接种到小鼠体内，则形成的瘤块要比单独瘤组织培养的对照组产生的瘤块体积小、数量少、潜伏期长。后来，他们把小鼠的巨大细胞骨瘤或人的具有巨大细胞的长骨瘤与 3.5 天鸡胚的脊索接触培养，结果观察到典型的巨大细胞发生萎缩和空泡化现象，同时，在癌细胞群中出现骨样物质的沉积。培养 1 周后，肿瘤细胞形成小群落，夹杂在骨样物质中间，如分散的小据点样。在这些工作的基础上，他们进一步用中胚层诱导物与人腮腺混合瘤接触培养，看到肿瘤的结构发生改变；用鸡胚原条或小鼠唾液腺间充质接触培养的，结果出现不同程度的反应，即从假导管结构的微弱反应到近似于正常腮腺导管的分化反应。总之，上述的实验结果表明，某些肿瘤在胚胎诱导物作用下，有可能恢复出现如同原始组织的形态和功能活动，即恶性特征可以被逆转，有些肿瘤会停止其浸润性。

克莱亚（Kleia）和皮恩思（Pience）将单个的恶性畸胎瘤细胞注入小鼠体内并观察到形成了一个恶性畸胎瘤和正常分化的良性组织构成的肿瘤，证实了恶性畸胎瘤细胞能够分化为正常组织。布林斯特（Brinster）则将恶性畸胎瘤细胞植入正常鼠囊胚，并发育出嵌合的健康子代，部分源自肿瘤细胞。

1960 年，皮尔斯等最早发现了小鼠睾丸畸胎瘤细胞可自发地分化成良性或正常细胞。1971 年，弗兰迪（Friend）等报道，小鼠红白血病细胞能被二甲基亚砜（DMSO）诱导分化，表现为在 DMSO 的作用下，血红蛋白的合成增多。同年舒伯特（Schubert）等报道，神经母细胞瘤也可被诱导分化。柯林斯（Collins）等发现：人类早幼粒细胞白血病细胞在 DMSO 及其极性化合物的诱导作用下，可向中末期细胞分化。同年，萨克斯（Sachs）报道在有些诱导剂的作用下，小鼠白血病细胞可恢复分化，其增殖可得到阻抑。美国国立癌症研究所（NCI）的布雷特曼（Breitman）等在 1980 年和 1983 年先后报道，人的髓系白血病细胞株 HL-60 和 U937 以及有些新鲜的白血病细胞，在 13- 顺式维甲酸（13-cRA）及其异构体全反式维甲酸（ATRA）作用下从形态到功能都可以向正常的髓系细胞分化和成熟。以上实验结果都说明肿瘤细胞在一定条件和诱导分化剂的作用下，可以向正常细胞逆转。后来，这些肿瘤诱导分化的研究逐步扩展到其他恶性肿瘤，从中也观察到了同样的实验结果。

第九节　基于肿瘤本质认知对目前肿瘤现有问题的解释

大多数肿瘤分为良性肿瘤和恶性肿瘤。良性肿瘤一般易于治疗，治疗效果好；恶性肿瘤危害大，治疗措施复杂，并且容易发生转移和复发。在肿瘤细胞的形成过程中，如果细胞分化阻滞在较早阶段，那么细胞更多表现为"干性"表型，细胞增殖速率较大，核分裂现象显著，异型性较大；如果阻滞在干细胞发育为成熟细胞较晚的阶段，那么细胞更多表现为"功能"细胞的表型，细胞增殖速度较慢，核分裂现象不显著，转移性较差。

目前，主流观点认为肿瘤是相关基因突变导致的，这些基因被定义为原癌基因及抑癌基因，此外与肿瘤发生密切相关的还有基因组维护基因。原癌基因通常能够促进细胞的生长和增殖，阻止细胞分化，抵抗凋亡。抑癌基因可以抑制增殖，促进分化，诱发凋亡。基因组维护基因能够参与 DNA 的损伤修复，维护基因组的完整性。但是人们逐渐发现，尽管癌基因出现突变，但在一定情况下，肿瘤却不会发生。突变是肿瘤发生的原因之一，但不是所有的突变都能够致癌，只有少部分（＜20%）突变导致癌基因激活，抑癌基因缺失和凋亡程序受阻。如今，科学家又发现了更高层次调控细胞增殖分化的调控系统，如 TATD-2 基因的发现及作用。原癌基因和抑癌基因等程序是细胞成熟过程中必须经历的基因序列事件，控制着细胞的分化和增殖。基因突变或其他因素影响造成细胞成熟基因序列未全程开放，致使细胞停滞在成熟过程中某一阶段，细胞表现为未分化和增殖状态即形成肿瘤。

如果细胞由于突变导致异常蛋白表达，则可引起机体对于异常蛋白的免疫反应，使突变的异常细胞被消灭在萌芽状态。这也是为什么人体免疫系统能够有效对肿瘤细胞进行监视的原因。研究表明：致瘤病毒诱发的肿瘤免疫原性最强，化学致癌物诱发的肿瘤免疫原性次之，动物的自发性肿瘤的免疫原性最弱。当免疫原性较弱时，发生突变的肿瘤细胞便会逃避监视，能够增殖分化为肿瘤。当形成肿瘤后，肿瘤细胞内部的免疫逃逸机制便会启动，与此类似的是胚胎的发育过程，作为半异种来源的细胞，胎儿能够逃逸母体的免疫系统的监视，并且在子宫中正常发育。正如在免疫逃逸相关章节所述，一些研究发现，肿瘤的免疫逃逸机制与胚胎在子宫的免疫逃逸机制存在高度的相似性。

由于肿瘤的恶性增殖是由于干细胞正常发育成熟受阻，所以表现出不断增殖的表型，且其增殖的生物学过程与胚胎从受精卵发育为胚胎的过程存在高度相似性，所以肿瘤中的一些生物学现象可以说是正常的生理现象的阶段性表现。

肿瘤血管新生，是在肿瘤生长到一定阶段，释放血管内皮相关生长因子，诱导周围血管发出分支到肿瘤周围，为肿瘤的进一步生长提供营养与氧气，同时肿瘤血管与正常血管相比表现出不完整状态。其实，肿瘤血管的生成过程就是正常血管发生的一段过程，只是由于肿瘤细胞正常成熟阶段受阻，导致血管未能够完整发育。在胚胎发育阶段，也会有相关血管内皮生长因子的大量生成。我们应该注意的是，肿瘤血管生成是一个复杂的、多因子调控的生物学过程，而且与正常组织处血管新生高度相似。由于肿瘤血管新生相关调节因子彼此相互作用，通路复杂，所以目前临床上单一的抗血管生成药物在肿瘤发生早期能够起到一定作用，但是使用时间过长后，容易诱发肿瘤细胞内血管新生其他因子及通路的开放，导致肿瘤耐药性的产生。此外，一些血管内皮生长相关因子对于正常器官、组织的血管新生同样具有重要作用，所以抗血管生成药物的使用会导致其他脏器血管异常等严重不良反应出现。

对于病毒致癌，其原因在于这些肿瘤病毒的基因组中含有癌基因。癌基因最早是在病毒中发现的，后来发现病毒携带的癌基因在进化过程中源于宿主细胞的癌基因。目前认为其进化起源的分子机制是逆转录病毒在感染宿主细胞后，在逆转录酶的作用下，以病毒 RNA 基因组为模板合成双链 DNA 并整合到宿主基因组的原癌基因处，在后续的病毒复制与包装过程中，逆转录病毒将细胞原癌基因整合到了自己的基因组中，成为具有致瘤能力的肿瘤病毒。当肿瘤病毒感染宿主细胞后，其基因组中的癌基因片段大量表达，导致宿主细胞的恶性增殖，其实也就是增殖调控网络紊乱的一种表现。当然病毒致瘤还有另外一种方式，病毒感染细胞后，其核酸链插入到该细胞系列经常使用的癌基因、抑癌基因和细胞凋亡相关基因的部位，常常是在基因脆点或热点部位，病毒整合部位与基因脆性部位和原癌基因的位点有明显的成簇性，显然，三者与肿瘤的发生确实存在某种内在联系。当诱发肿瘤病变的因素停止后，细胞呈现的状态有相对稳定性，过度生长仍继续进行。细胞停止在某一阶段，细胞分化受阻，增殖加速，表现为细胞周期功能紊乱，最终导致肿瘤形成。

基因组表观遗传现象的出现，是肿瘤重编程与分化阻滞理论的进一步证明。所谓肿瘤表观遗传学，其本质是基因的程序性表达。为什么整个基因组呈现出了随时间程序性表达的特征呢？这是因为表观遗传修饰控制基因按时间顺序选择性的开放与关闭。正常情况下干细胞并不表现出增殖的表型，只是在相应信号的刺激下，增殖、分化相关基因开始表达。肿瘤便是由于外界环境的刺激，致基因组受到表观遗传的修饰，增殖相关基因大量表达，由于分化基因阻滞，后续其他基因未能正常表达，增殖相关基因未能及时关闭，导致了异常增殖的发生。与此相似的是胚胎发育过程和正常成体干细胞成熟为功能细胞时，细胞内部基因依次开放关闭，最终形成正常的组织与器官。所以表观遗传修饰是外部刺激与基因表达之间的桥梁，借助表观遗传修饰，细胞才能够对外界刺激做出基因层面的适当反应。

生命体生存时间越长，其新陈代谢过程循环的次数越多，组织再生成熟过程的基因开放次数越多，暴露于外界周围环境（如化学、物理、病毒等）的机会越多，造成基因序列开放受阻的机会越多，即癌变发生率越大，所以肿瘤多发于老年人。由于近年来环境污染等原因使基因受阻出现的频率加大，所以肿瘤发生趋向于年轻化。也正是由于近年来环境污染的原因，肺癌的发生率逐渐上升。

第十节　肿瘤治疗手段辨析

一、以杀灭肿瘤为目标的治疗方法

外科手术是最先应用的治疗肿瘤的手段。公元 1 世纪，希腊莱昂尼达斯（Leonides）首先发现乳头凹陷是乳腺癌的一个重要体征，主张外科手术治疗乳腺癌，并首先实施了乳腺肿块切除。随着自然科学和社会科学的发展，如显微镜的应用、魏尔啸病理学的建立、近代唯物主义观的形成等，人们发现乳腺癌不是仅通过切除肿瘤或乳房就能治愈的，从而开始研究肿瘤的淋巴转移规律，提出在切除肿瘤的同时切除区域转移的淋巴结。1822 年，艾略特（Elliott）首次在切除的乳腺癌腋窝淋巴结中，用显微镜发现了肿瘤细胞的浸润，使肿瘤手术进入了早期科学指导下的肿瘤根治术阶段。霍尔斯特德（Halsted）等研究认为乳腺癌的扩散是遵循时间与解剖学规律进行的，先是肿瘤细胞的局部浸润，后沿淋巴道转移，最后出现血行播散。因此，他认为在一定时间范围内，乳腺癌只是一种局部病变，在此期间若能将肿瘤及区域淋巴结完整切除，就能获得治愈。在这种观点的指导下，1882 年，Halsted 等首创乳腺癌根治术，使乳腺癌的 5 年生存率达 30%，成为肿瘤外科的第一个里程碑，也是肿瘤治疗史上一次破天荒的革命。在此原则指导下，乳腺癌根治术又发展成包括内乳动脉及锁骨上淋巴结的乳腺扩大根治术，随后，在扩大根治术的基础上加行锁骨上淋巴结清扫，甚至还要行纵隔淋巴结清扫，分别被称为超根治与扩大超根治术，从而把乳腺癌的外科手术治疗推向"超根治切除"的时代。

1895 年，伦琴发现 X 线。1896 年，人们用 X 线治疗了第一例乳腺癌。1899 年，人们用放射治疗治愈了第一例患者。从此人类开始了用 X 线治疗疾病的历史。但人类在获得巨大利益的同时，也饱受其害，主要表现为电离辐射对人体正常组织的损害，同时电离辐射也会进一步诱导基因突变，从而诱发其他部位的肿瘤。

1905 年，纽约的阿贝（Abbe）医生首次将镭插植在肿瘤中进行治疗，从而诞生了肿瘤的放射源组织间插植疗法。1913 年，Coolidge 研制了 X 线管。1922 年，人们制造了第一台深部 X 线机；同年在巴黎召开的国际肿瘤大会上科塔特（Coutard）和豪塔坦（Hautant）报告了放射治疗可治愈晚期喉癌。1923 年，人们首次在治疗计划中应用等剂量线分布图。1934 年，科塔特奠定了每日 1 次连续分割照射的方法学基础，并一直沿用至今。20 世纪 30 年代，人们建立了物理剂量——伦琴（R），50 年代制造了钴 –60

远距离治疗机，放射治疗也逐渐成为继外科治疗以后的第二种主要治疗手段。20 世纪 60 年代，世界有了电子直线加速器，70 年代建立了镭疗的巴黎系统，80 年代发展了现代近距离治疗，各种放疗方法及射线在肿瘤治疗上的应用，更奠定了放射治疗在肿瘤学中的重要地位。但放射治疗仍然无法避免对人体正常组织的损害以及诱发其他位置肿瘤。

肿瘤化学治疗是肿瘤内科治疗的重要组成部分，是目前恶性肿瘤治疗的第三大治疗手段。肿瘤的化疗是随着对肿瘤本质认识不断深入的情况下逐渐发展起来的。近代化疗的最早尝试是 1865 年利绍尔（Lissaner）应用 Fowler 溶液治疗白血病。1946 年，烷化剂治疗霍杰金病获得成功，成为肿瘤化学治疗的第一个里程碑，标志着真正意义上的近代肿瘤内科治疗的开始。1957 年，合成的环磷酰胺和氟尿嘧啶，使化学治疗得到更为广泛的应用。1961 年，化疗治愈睾丸肿瘤，为肿瘤化疗开辟了新天地。20 世纪 80 年代末，化疗的剂量强度概念的提出，根治性化疗的概念形成，成为现代肿瘤化疗的基础理论之一。

生物治疗属于肿瘤内科治疗的范畴，科技革命赋予生物治疗新的活力，使之成为目前继内科化疗治疗方法以后的第四大治疗手段。生物治疗源于免疫学和肿瘤分子生物学的发展，包括细胞因子治疗、单克隆抗体治疗、基因治疗、抗血管生成治疗、诱导凋亡、干细胞治疗等。其中，单克隆抗体治疗和基因治疗是当前最活跃的研究领域。

针对癌症的特异性分子或信号转导通路的某个环节给予打击，有可能改善肿瘤的治疗效果。这一方法引发了肿瘤治疗理念的变革，即从"敌我不分"的化疗逐渐过渡到"精确打击"的靶向治疗。1997 年，第一个肿瘤靶向药物利妥昔单抗（Rituximab）在美国上市。它是抗 CD20 单抗，对化疗后复发的 CD20 阳性的恶性淋巴瘤仍有 50% 的缓解率，且无细胞毒性药物的强大毒副作用。

21 世纪以来，针对表皮生长因子受体、血管内皮生长因子及其受体、细胞周期依赖激酶抑制剂等，人们已经研究了近百种新型药物，如易瑞沙（Iressa）、格列卫（Glivec）等，在临床上产生了奇迹般的治疗作用，并通过了循证医学的验证。靶向药物作用的特定靶点、特定的筛选方法实现了肿瘤治疗的个体化。格列卫治疗慢性粒细胞白血病和胃肠间质瘤是一个突破性的进展。靶向治疗不仅在一些少见的抗药性肿瘤（如胃肠间质肿瘤）中取得了突破，还在常见恶性肿瘤的治疗中也取得了令人瞩目的疗效，使这些肿瘤治疗疗效在传统化疗的基础上又有了新的提高，如治疗非小细胞肺癌的易瑞沙和埃罗替尼（Tarceva），治疗晚期肾细胞癌的舒尼替尼（Sunitinib）等。

近几年来，免疫治疗也逐渐成为治疗肿瘤的新技术。CAR-T 疗法借助基因修饰技术，可将相关特异性抗原识别结构域或 T 细胞激活信号遗传物质转入到 T 细胞中，使 T 细胞直接与肿瘤表面的特异性抗原结合而被激活，进而通过 T 细胞释放相关杀伤物质来达到消灭肿瘤细胞的目的。PD-1 是免疫细胞的一种细胞程序化死亡分子，肿瘤细胞中也有相应受体 PD-L1，当两者结合后，会产生一个分子信号。这个信号能够降低免疫细胞的活性，从而阻断免疫细胞对肿瘤细胞的攻击，使肿瘤细胞达到免疫逃逸的目的。PD-1/PD-L1 相关抗体类药物就是使免疫细胞 PD-1 与肿瘤细胞 PD-L1 无法结合，让免疫细胞保持免疫活性，进而达到消灭肿瘤细胞的目的。

早在 20 世纪，美国医生威廉·科利发现患有恶性肿瘤的病人在链球菌感染后出现了丹毒病，但是恶性肿瘤却奇迹般消失了。这让威廉·科利想到利用链球菌来治疗肿瘤。于是，他将链球菌注入一个恶性肿瘤晚期患者体内，肿瘤同样变小了；但是在之后的患者身上，由于链球菌感染最终导致患者死亡。于是威廉·科利利用灭活的链球菌去治疗病人，结果表明这些灭活的链球菌不会造成机体感染，同时对肿瘤具有一定的限制作用。

后来由于免疫治疗的飞速发展，这种方法也逐渐被取代。但是在一定的历史时期，这种方法对于肿瘤免疫的发展起到了推动作用。

同样，我国学者陈小平利用疟原虫治疗肿瘤，在小鼠肺癌中获得了显著的治疗效果。大多数人认为利用病原微生物治疗肿瘤是由于肿瘤的发生是因为机体免疫功能的降低，而病原虫感染能够增强人体的免疫力来提高对肿瘤的杀伤作用。

我们认为，利用病原微生物治疗肿瘤的机制不仅在免疫水平，其本质在于，当感染到达肿瘤处，释放的相关毒素会对肿瘤细胞造成损伤，而这种损伤会使干细胞样细胞释放相关修复因子或者说是启动干细胞样细胞代替修复损伤细胞。其实这种现象在正常机体中很常见，当我们的组织在受到外界刺激或者自然衰老更新时，组织干细胞会启动分化成熟机制，补充到损伤衰老的组织细胞处，并具有相关功能。而分化成熟的启动，正是借助细胞间的社会性与通讯联系，将信息进行传递与放大，最终实现损伤修复与功能恢复。

在同恶性肿瘤斗争的过程中，人类已认识到手术、放疗、化疗等治疗手段都有其特点，但也有局限性。随着对各种治疗手段研究的深入，人们于 20 世纪 60 年代提出了综合治疗的概念，即根据病人的机体情况、病期、病理等，有计划地、合理地利用各种治疗手段以提高治愈率。综合治疗方案种类繁多，包括辅助放疗、辅助化疗、术中放疗、放化同步治疗等。对于手术，其适应证主要限于早期肿瘤，单纯手术切除即可治愈，然而，绝大部分患者手术时已经出现了周围浸润或远处转移，手术无法切除，因此，这些患者需要在手术前先行术前放疗或化疗，一部分患者还要在术后行放、化疗来进行巩固性治疗。放射治疗作为一种局部治疗手段，配合化疗可以杀灭照射野以外的亚临床病灶，同时可能起到增敏放疗的作用，提高了治愈率，达到根治的效果。随着科技的发展，用于肿瘤治疗的手段还有电化学治疗、热疗、超声聚焦刀治疗、光动力治疗、微波治疗等，并且成为肿瘤综合治疗的一部分，是手术、放疗、化疗等重要治疗手段的补充。

尽管手术切除、放疗、化疗、靶向药物对肿瘤的治疗起到了一定的作用，但是也存在相当多的问题。在早期肿瘤患者或良性肿瘤患者中，应用这些方法能够起到很好的效果，但是对于转移性肿瘤、晚期恶性肿瘤基本没有明显的效果，而且这些疗法还面临着治疗周期长、预后效果差、患者生存周期短、费用昂贵等一系列问题。靶向药物治疗，则仅仅发现了生物复杂网络中的核心节点，所以一定程度上能够起到缓解的作用，但是由于生物网络的复杂性，以及细胞高精度的自我调节能力，肿瘤常常会产生耐药的现象或者靶向药物对其他重要脏器及功能相关分子、通路造成不可逆的损害。

自人类认识肿瘤开始，人类便将目光全部放到消灭肿瘤上，但是肿瘤作为多细胞生物的一种普遍现象，与增殖分化这一生物学最基本、最基础、最重要的生物学过程相关联的一种疾病，我们治疗肿瘤的目光一定不能仅仅停留在杀灭肿瘤上，而是应该从其生物学本质上去寻找治疗的思路、方法、对策。

二、相关因子同源同步诱导肿瘤分化疗法

生物机体组织中存在着众多的成体干细胞，在正常状态下，一些细胞会不断老化、消耗，并由新生的同种细胞不断补充，保持原有的组织结构与功能。在这个过程中，成体干细胞起到了补充的重要作用，几乎所有组织中都存在具有分化潜能的成体干细胞，当受到损伤刺激或者正常生理新代谢老化后，细胞会释放相关因子促进成体干细胞的分化增殖，实现补充缺损细胞的作用。这些因子具有刺激同类细胞或者同一胚层发育来的细胞增生分化，促进修复过程，如血小板生长因子、成纤维细胞生长因子、表皮生长因子、转化生长因子、血管内皮生长因子、胞内的周期蛋白依赖性激酶等。

此外，人体内不同组织细胞的再生能力是不同的，这也是为什么肿瘤发生部位存在差异的内在原因。放眼生物界，低等动物的再生能力要强于高等动物的再生能力，所以高等动物与低等动物比较，肿瘤发生率要高。

根据再生能力的强弱，人体细胞被分为了 3 类。

1. 不稳定细胞 这些细胞可以不断增殖来代替衰老或损伤的细胞，如表皮细胞，呼吸道、消化道黏膜细胞，生殖器管腔的被覆细胞，淋巴及造血细胞，间皮细胞。

2. 稳定细胞 在生理状态下，这类细胞增殖不明显，但是当受到组织损伤时，表现出较强的再生能力，如胰腺、内分泌腺、肝脏、皮脂腺、肾小管上皮细胞等。

3. 永久性细胞 这些细胞不会进行再生，一旦损伤将永久性缺失，如神经细胞、骨

骼肌细胞、心肌细胞。

在损伤组织细胞修复的过程中，正常生理状态下，成体干细胞启动增殖分化程序，逐步分化为功能性组织细胞，填补组织细胞的缺损，但是如果在这个过程中成体干细胞受到外界环境异常刺激或者细胞内部环境出现紊乱便会阻断正常的细胞周期进程，使成体干细胞停滞在细胞周期的某一阶段，也就形成了具有"干性"特征的异常细胞，即肿瘤干细胞，并且由于增殖分化相关调节网络已经开启，相关增殖信号级联放大，肿瘤干细胞会不断增殖，最终形成肿瘤。

肿瘤的发生是一个"失控"的增殖过程，是从干细胞到功能性细胞分化过程受阻或停滞于某一状态的疾病。从这个意义上讲，肿瘤更像是细胞的一种特殊状态，而不是病态。正常器官的发育也是从胚胎干细胞通过相关因子的调控，逐步发育过来的。有趣的是，当我们将二者进行对比时发现，这两个过程如此惊人的雷同。如果干细胞受到了正常的调控，就会发育成为正常的功能细胞；如果干细胞失去正常的调控，在内、外部环境不断刺激下，内部调节机制紊乱，并且出现不可修复的干性基因开闭紊乱，那么就有可能发育成为肿瘤。当然这个过程还是受到机体其他因素的调节，如免疫系统的监视、自身的应激水平等。

二者本是相同来源的细胞，为何结局却呈现如此大的差异？我们认为是环境。在胚胎发育过程中，由于细胞间通信作用，从受精卵开始便启动了细胞增殖分化的程序，并从受精卵到三胚层的过程中，借助细胞间的信号通信，诱导增殖出来的细胞进行分群与分区，同时，这些不同区域的胚胎干细胞间又通过胞外信号诱导进行增殖分化，在诱导分化下，同一群或者同一分区的细胞群形成器官的原基，最终发育为相关器官。

通过目前发育生物学的研究，从受精卵到生物个体的形成过程中，细胞间彼此诱导，信号通信对于细胞分化增殖具有重要调节作用。在发育过程中，细胞所处的外环境或者说周围细胞分泌出的相关诱导增殖分化的因子对于器官的形成具有极其重要意义。

北京大学对小鼠胃发育过程中蛋白质与 mRNA 水平全景图进行了相关研究，并对胃的不同发育阶段的蛋白质组学特征与弥漫型胃癌的蛋白质组学特征进行了比较，发现二者存在众多的共同途径调节因子，尤其是在弥漫性胃癌中上调或者经常突变的转录因子在胃的发育期间也存在差异表达，证明了小鼠胃的发育与胃癌的形成在组学分析中存在着高度的重叠部分。这也说明了肿瘤与器官发育存在高度的同源性，只是由于细胞增殖周期的紊乱，导致了肿瘤细胞没有顺利完成正常的分化增殖过程，而是进入了另外一个恶性细胞周期循环，最终恶性增殖。

由于肿瘤与胚胎都来源于干细胞，那么是否胚胎内部或者外部相关因子作用到肿瘤细胞这样的"幼稚"阶段细胞，就能够促进分化程序的继续进行呢？

　　由于胚胎发育的过程覆盖了所有组织细胞的所有发育阶段，并有能力协调组织的同步发育，因此胚胎微环境在理论上应该有能力诱导所有的肿瘤细胞分化。特定发育阶段的胚胎微环境应该有能力编辑阻滞在相同发育阶段的肿瘤细胞，引导肿瘤细胞分化成正常细胞。这种编辑能力应该来源于类型相同的组织。根据越原始越相似原理，这种编辑作用是不受种属限制的。

　　如同中药君臣佐使等方药治疗疾病一样，利用胚胎细胞产生的生物活性因子之间的最适宜配比，利用中医的辨证与辨病相结合的思路方法，对肿瘤细胞的组织细胞来源与分化程度进行辨证分析，采用胚胎生物网络分子的生物活性作用，严格按辨证组织细胞来源和细胞分化程度排列，药物（生物活性因子）按时间先后呈现出君臣佐使和引经等中药用药规则，可以使不同来源和不同分化程度的癌细胞在众多的网络分子的作用下，重新启动其分化过程。肿瘤细胞为停滞于某发育阶段，具有无限增殖或"返祖"现象，由此我们提出"肿瘤细胞重构策略"：利用不同发育阶段的胚胎微环境诱导肿瘤细胞"重新编程"，进而促使其再分化为正常细胞，以期彻底治愈肿瘤，提供高效、无毒的新策略。

三、肿瘤细胞内部网络震荡重编程

　　运用中医以毒攻毒的思维方法，可以利用剧毒药物（如三氧化二砷、小剂量化疗药物），物理方法，如放疗、激光、高频电、低频电、手术破坏等方法，使组织细胞（包括正常细胞和癌细胞）大量破坏，释放众多生物修复活性因子，启动干细胞向成熟细胞分化以修复损伤。这一过程应该是一个级联放大过程，如同凝血机制的瀑布式调控过程，逐个传递、释放、激活各种网络因子。此过程可强力促使大量干细胞向成熟过程分化。在此成熟过程中，在不同的时相阶段，这些干细胞会产生大量的控制细胞向成熟分化的生物因子，促使停止在某一成熟阶段的肿瘤细胞在环境胁迫的情况下，做出命运抉择，要么继续分化成熟，要么启动死亡程序走向灭亡，使肿瘤得以治愈。这个过程就是细胞损伤后修复启动分化过程重演。

　　我们对 MKN45 人源胃癌细胞株，Hep3B、HuH7 人源肝癌细胞株进行了相关实验。我们将培养的人源肿瘤细胞接种到小鼠右侧胁肋皮下，在肿瘤生长至平均体积为 150mm³ 时分别给药，在每种细胞株下分别设计 2 组，对照组 2 只，治疗组 8 只，并按时间给药治疗。每日观察实验小鼠给药后反应与体重变化、肿瘤抑制情况，以及肿瘤形态变化。

　　在胃癌组中，给药后，肿瘤组织内部出现坏死、液化直至肿瘤组织完全液化的现象，给药一段时间后，小鼠肿瘤组织破溃结痂，停止给药后，结痂逐渐脱落，皮肤伤口逐渐愈合，皮下肿瘤消失，达到肿瘤完全消退的效果（图 13-21），试验用药制备流程如图（图 13-22）。

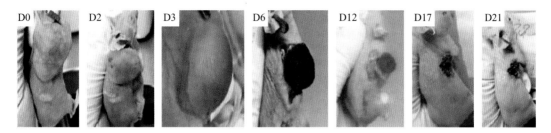

图 13-21　给药后，小鼠胃癌组织的典型变化

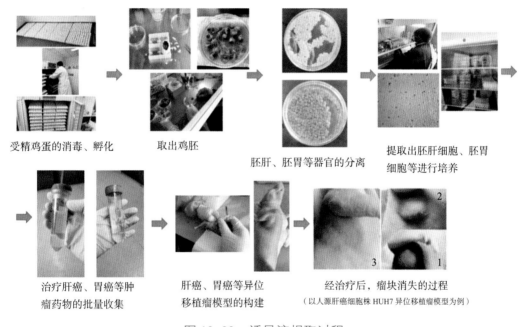

受精鸡蛋的消毒、孵化　　　取出鸡胚　　　　　　　　　　　　　　　　　　　提取出胚肝细胞、胚胃
　　　　　　　　　　　　　　　　胚肝、胚胃等器官的分离　　　　　　细胞等进行培养

治疗肝癌、胃癌等肿　　　肝癌、胃癌等异位　　　经治疗后，瘤块消失的过程
瘤药物的批量收集　　　移植瘤模型的构建　　　（以人源肝癌细胞株 HUH7 异位移植瘤模型为例）

图 13-22　诱导液提取过程

在两个肝癌组中，给药后，肿瘤组织出现了"肿瘤局部紫红—瘤体变白—瘤体局部液化塌陷并逐渐扩大—破溃结痂—瘤体全部坏死结痂—结痂脱落—伤口愈合—肿瘤消失"的过程，并且在实验过程中，小鼠对药物呈现出了良好的耐受性。

我们还对 Jurkat、Kasumi-1、THP-1 人源白血病细胞株进行了相关实验。我们将培养的人源肿瘤细胞通过尾静脉注射至动物体内，在接种 3 天后根据体重随机分组给药，在每种细胞株下分别设计 2 组，对照组 2 只，治疗组 8 只。

Jurkat、Kasumi-1、THP-1 人源白血病细胞株实验结果均显示：经过超长期观察（实验开始至出具体报告时）已达 144 天，治疗组小鼠均未发现有任何一只因本病因引起的死亡和致残，且整体状况一直良好，未发现复发和转移的现象。在实验过程中，小鼠对溶瘤导化液表现出良好的耐受性；并且小鼠的主要脏器（心、肝、脾、肺、肾、脑）病理分析结果显示，组织结构未见明显异常。

参考文献

1. 查锡良，周春燕，药立波.生物化学与分子生物学［M］.第九版.北京：人民卫生出版社，2018：305–344.

2. 刘伟，谢红卫.动态分子网络的构建与分析［J］.生物化学与生物物理进展，2014，41（2）：115–125.

3. 黄大松.基于网络动力学的细胞命运选择研究［D］.上海：上海大学,2021.

4. 范宗兴，朱化彬，杜卫华.细胞抽提物诱导的体细胞重编程［J］.遗传,2013,35（3）：262–268.

5. 李鑫，王加强，周琪.体细胞重编程研究进展［J］.中国科学：生命科学，2016，46（1）：4–15.

6. 程书钧.肿瘤——分子网络病［J］.医学研究杂志，2010，39（5）：1–2.

7. 冯林，徐宁志，程书钧.癌症——一种分子网络疾病［J］.癌变·畸变·突变，2011，23（1）：1–3.

8. 韩冬，宋涛，杨光.成纤维细胞生长因子在肿瘤中的研究现状［J］.医学综述，2017，23（2）：257–261.

9. 马晓丽，张红卫.Hedgehog信号途径在人类肿瘤中作用的研究进展［J］.国外医学·遗传学分册，2004，(6)：345–348.

10. 张长松，李克.Hedgehog信号途径与肿瘤［J］.中华肿瘤防治杂志，2006，（13）：1031–1034.

11. 张世蘋，张旭.Wnt信号通路在肿瘤调控方面的研究进展［J］.中国药理学通报，2017，33（1）：14–18.

12. 王旭东，战忠利.TGF-β 及其受体与肿瘤的研究进展［J］.中国肿瘤临床，2005，（17）：1016–1020.

13. 董鑫，宁静.浅论肿瘤干细胞与正常组织干细胞［J］.甘肃科技，2015，31（6）：129–130.

14. 凌斌，陈静，孙洁.肿瘤干细胞与干细胞：来源、分化及其相关性［J］.中国组织工程研究与临床康复，2009，13（49）：9743–9746.

15. 桂建芳，易梅生 . 发育生物学［M］. 石德利，等，译 . 北京：科学出版社 ,2006.

16. Li X, Zhang C, Gong T, et al. A time-resolved multi-omic atlas of the developing mouse stomach［J］. Nat Commun, 2018, 9(1): 4910.

17. S.F. 吉尔伯特，M.J.F. 巴雷西 . 发育生物学［M］. 第 11 版 . 北京：科学出版社，2020.

18. 曹远东，孙新臣，肿瘤治疗的演变和思考［J］. 医学与哲学（人文社会医学版），2009，30（3）：13-16，38.

第十四章

国内外相关的研究动态

目前来看，国内外越来越多的科研团队逐渐开始研究肿瘤发生的本质问题并将目光投入发育生物学上来，我们查阅相关的文献，许多团队都发现了相似的实验现象，并试图从这个出发点去治疗肿瘤。

2007年，美国芝加哥市儿童纪念研究中心等研究团队在癌症生物学与表观基因组学项目中，用人类干细胞、斑马鱼和小鸡的胚胎模型显示了侵袭性黑色素瘤细胞的转移表型的逆转，并揭示了胚胎和致瘤信号通路的相关性，提出了利用胚胎微环境重新编程转移性肿瘤细胞的观点，但该团队只是在黑色素瘤中展开了相关研究，在 *Nature reviews. Cancer* 杂志中发表 "Reprogramming metastatic tumor cells with embryonic microenvironments" 相关综述。

2008年，美国密苏里州斯托瓦斯医学研究所詹弗妮·卡塞梅尔（Jennifer C. Kasemeier）等研究团队介绍了在鸡神经嵴丰富的微环境中研究肿瘤细胞行为和可塑性的进展，对移植到各种胚胎模型（包括富含神经嵴的鸡胚微环境）中的肿瘤细胞进行的研究进行了总结，在 *Developmental dynamics: an official publication of the American Association of Anatomists* 中发表 "Reprogramming multipotent tumor cells with the embryonic neural crest microenvironment" 综述。

2009年，西班牙巴斯克大学亚历杭德罗·迪兹托尔（Alejandro Díez-Torre）等在 *The International journal of developmental biology* 发表 "Reprogramming of melanoma cells by embryonic microenvironments" 相关研究成果，研究了黑色素瘤细胞移植到鼠胚中的情况，并提出了胚胎微环境可能对肿瘤细胞进行重编程的观点。

同样，在2017年，加拿大蒙特利尔麦吉尔大学健康中心研究所高夫李德·奥拉斯·阿雷纳（Goffredo Orazio Arena）等也发表了有关肿瘤细胞处于胚胎干细胞微环境中向良性转化的研究结果，论文题目为 "Reprogramming Malignant Cancer Cells toward a Benign Phenotype following Exposure to Human Embryonic Stem Cell Microenvironment"。

2016年，南开大学何宁宁等证明小鼠胚胎微环境可能包含某些因子，这些因子能够抑制癌细胞的生长、迁移、转移和血管生成，这些因子可能通过 Stat3 信号通路，并具有将癌细胞重新编程为侵袭性较小的表型的潜力。于 *Stem Cell Research & Therapy* 杂志发表 "Embryonic stem cell preconditioned microenvironment suppresses tumorigenic properties in breast cancer" 相关文章。

2018 年，路易斯维尔大学干细胞研究所马里乌什·Z. 拉塔伊奇克（Mariusz Z. Ratajczak）等在 "Cancer from the perspective of stem cells and misappropriated tissue regeneration mechanisms" 提出了肿瘤细胞与干细胞的相似性，并总结了胚胎干细胞分泌的外泌体中的生物因子对于肿瘤细胞有抑制作用的相关研究。

2019 年，香港大学相关团队于 *Cancer communications* 发表题为 "Cancer cell reprogramming: a promising therapy converting malignancy to benignity" 的综述，认为肿瘤细胞重编程可以成为肿瘤细胞从恶性转变为良性的途径。

2020 年，美国马萨诸塞州波士顿塔夫茨大学医学院克罗斯·索南夏因（Carlos Sonnenschein）在 "Over a century of cancer research：Inconvenient truths and promising leads" 文中也对目前肿瘤研究进行了反思，提出了需要重新考虑肿瘤发生还原论的观点。

国内外目前该领域肿瘤研究主要集中于胚胎干细胞与肿瘤细胞共培养能够逆转肿瘤恶性表型，同时提出胚胎干细胞微环境存在能够使肿瘤细胞表型逆转的相关分子。

内蒙古医科大学褚震芳等人于 2017 年对蟾蜍胚胎提取物对肿瘤治疗进行研究并发表《胚胎提取物诱导体外培养肿瘤细胞凋亡的研究》论文。

中山大学中山眼科中心王智崇团队于 2018 年 *Theranostics* 杂志上发表论文 "Embryonic Stem Cells Modulate the Cancer–Permissive Microenvironment of Human Uveal Melanoma"，提出胚胎干细胞的微环境可以模拟胚胎早期微环境，从逆转肿瘤细胞的恶性程度和逆转衰老的促癌微环境两个不同的方向治疗脉络膜黑色素瘤，一改现有以杀灭肿瘤细胞为手段的治疗措施，实现不通过杀灭肿瘤细胞来治疗癌症，为了高效、低损伤逆转癌症的新方法。早在 2014 年，该团队利用胚胎干细胞微环境在白血病小鼠体内实现了有效抑制作用，提出了胚胎干细胞微环境具有降低肿瘤细胞侵袭性的观点，在 *Stem cells and development* 杂志发表文章 "Safety and Efficacy of Embryonic Stem Cell Microenvironment in a Leukemia Mouse Model"。

美国 MD 安德森癌症研究中心病理系病理终身教授刘劲松证明了多倍体肿瘤巨细胞具有卵裂球样癌症干细胞的特性，提出了体细胞去分化后返祖是肿瘤发生发展的全新理论，并认为目前我们将肿瘤研究搞复杂了，把肿瘤概念搞错了，对于肿瘤本质问题没有搞清。他于 2018 年在 *Seminars in Cancer Biology* 中提出 "人类肿瘤起源二元论"，在 2019 年于 *Seminars in Cancer Biology* 杂志发表 "The 'life code'：A theory that unifies the human life cycle and the origin of human tumors"进一步阐述了该理论。

2021 年，中国医学科学院北京协和医院妇产科司曼飞与郎景和院士，在《中华妇产科杂志》中发表题为《肿瘤起源之"生命密码"新学说》的综述，在文中作者对于刘劲松的观点表示了认可，并认为随着肿瘤研究的深入，体细胞突变学说受到了越来越多的质疑，有必要重新思考肿瘤的起源问题。

2020 年 9 月，新加坡基因组研究团队达斯古普塔（DasGupta）团队在 Cell 上在线发表题为 "Onco-fetal Reprogramming of Endothelial Cells Drives Immunosuppressive Macrophages in Hepatocellular Carcinoma" 的研究，发现了胚胎与肝癌之间存在共同的细胞类型、转录程序、基因调控网络、信号通路。

同时，我们了解到重庆医科大学、南京大学、东北师范大学也在进行相关研究，下面是相关论文。

2005 年，马芳等探究了早期妊娠小鼠荷瘤对胚胎着床的影响，并发表相关论文。在 2006 年《胚胎发育与肿瘤形成的研究进展》中，马芳、王智彪等提出了胚胎微环境能够导向和激活肿瘤发育潜能而使其表型逆转的想法。2010 年，马芳等在《生命科学研究》杂志上发表小鼠胚胎对人卵巢癌细胞生物学行为影响的体外研究成果。2012 年，张小梅研究了小鼠胚胎干细胞对黑色素瘤细胞体外生物学行为的影响并发表了小鼠胚胎干细胞与黑色素瘤 B16 细胞体外相互作用的硕士毕业论文。

南京大学曹萤团队也从事肿瘤与胚胎发育相关的研究，他们认为目前肿瘤研究对癌症发生发展的本质缺乏正确的认识。迄今为止，学界对癌症研究的主流是研究不同癌症之间以及同类癌症内部的差异，也就是异质性，以及不同分子（基因、蛋白等）在癌症中的作用，但是，不同的癌症形成过程是否具有规律性，不同癌症细胞之间是否具有共同的本质属性，是癌症研究领域的最本质问题，这个问题没有一个明确答案。该团队认为：癌细胞（致瘤性细胞）的本质属性是神经干细胞特性，也就是神经干性，并提出了"肿瘤的发生或发展是正常细胞逐渐失去其原有特性并获得神经干性的过程"。他们认为癌细胞的神经干性特征可以完整解释迄今发现的癌细胞的各种特征，完整解释肿瘤发生发展中的各种现象，而目前其他有关的概念或假说等都只能从一个侧面而无法完整地解释癌症的各种特征。事实上，癌症现象本质是一个发育生物学现象。神经干性将癌症和发育生物学领域的两个基本细胞特性，也就是致瘤性与分化潜能，整合在一起，重要的是这个理论在治疗癌症中的应用价值。

东北师范大学胡健团队指导硕士研究生完成相关毕业论文。2008 年，金青云在胡健指导下完成了"胚胎提取物诱导体外培养肿瘤细胞凋亡的实验研究"。2014 年，彭文裕发表《不同发育期鼠胚胎及多种动物胚胎提取蛋白诱导 Hela 细胞凋亡的差异化比较研究》。赵静于 2012 年发表《以响应曲面法优化提取可诱导体外培养 HepG2 细胞凋亡的胚胎蛋白质的效能比较研究》硕士论文；同年张巍敏发表《提取分离可诱导体外培养 HepG2 的鸡胚胎蛋白质效能比较研究》硕士论文。

目前来看，国内外已经逐步认识到肿瘤本质问题是解决肿瘤的关键所在，并逐渐将目光投到干细胞与胚胎发育上来。我们研究团队，暂时领先于其他团队，并提出了环境诱导与胁迫两个治疗方案，处于原创领跑水平。

附　录

本课题组发表相关论文及申请相关专利（按时间节点）。

一、硕博士论文及中文论文

2012 年，硕士研究生宗彦红《原代胚肝细胞诱导肝癌细胞株 HepG2 再分化的分子机制研究》，硕士论文。

2013 年，硕士研究生刘德美《胚肝细胞诱导肝癌细胞株 HepG2 在分化中调控环路的重建》，硕士论文。

2018 年，硕士研究生肖志刚《特定发育阶段胚肝细胞诱导肝癌细胞 HepG2 分化的作用及机制》，硕士论文。

2018 年，硕士研究生王博雅《芹菜素对小鼠胚肝细胞诱导肝癌细胞 SMMC-7721 的促进作用》，硕士论文。

2020 年，博士研究生钟艳《硫酸长春新碱作用后无药肿瘤上清液对人肝癌细胞株的影响》，博士论文。

2022 年，肖志刚发表《小鼠第 13.5 天胚肝细胞诱导 HepG2 细胞分化的作用机制》相关学术论文。

二、相关国际论文

2015 年，本课题组在 *Molecular Medicine* 杂志发表 "Developmental Stage–Specific Hepatocytes Induce Maturation of HepG2 Cells by Rebuilding the Regulatory Circuit"。

2016 年，本课题组在 *Digestive Diseases and Sciences* 杂志发表 "Developmental Stage–Specific Embryonic Induction of HepG2 Cell

Differentiation"。

2020 年，钟艳博士以第一作者在 *European Journal of Pharmaceutical Sciences* 杂志发表 "Tumor supernatant derived from hepatocellular carcinoma cells treated with vincristine sulfate have therapeutic activity"。

三、第三方检验

2021 年，相关生物制剂在第三方检测平台进行了药效试验研究；同时，我们对相关物质进行了蛋白质谱的分析。

四、国家发明专利

2021 年，相关技术申请了"制备动物胚胎干细胞培养液的方法与应用"专利，专利号 202111299939.9。

2022 年，相关成果申请了"一种化疗药物作用后的肿瘤细胞上清液的应用"专利，已获得批准证书，专利号 202010013864.2。